原发性肝癌介入治疗

名誉主编　夏宝枢

主　　编　唐　军　李子祥　殷好治　王晓东

主　　审　李彩霞　赵廷常

副主编　周　军　伦俊杰　李继军　曹　广

编　　委　（以姓氏笔画为序）

王晓东　北京大学肿瘤医院	陈　辉　北京大学肿瘤医院
伦俊杰　昌乐县人民医院	邵文博　山东省肿瘤医院
刘士锋　青岛大学附属医院	周　军　山东大学齐鲁医院青岛院区
李　伟　山东潍坊市人民医院	孟　聪　青岛大学附属医院
李子祥　青岛大学附属医院	赵廷常　潍坊市人民医院
李学达　青岛大学附属医院	赵俊玲　昌乐县人民医院
李继军　山东省医学影像研究所	胡俊刚　北京大学肿瘤医院
李彩霞　山东大学齐鲁医院中心院区	胡效坤　青岛大学附属医院
杨莉莉　青岛大学附属医院	徐海峰　北京大学肿瘤医院
张　伟　青岛大学附属医院	殷好治　昌乐县人民医院
张　凯　山东大学齐鲁医院中心院区	唐　军　山东省医学影像研究所
张　浩　青岛大学附属医院	曹　广　北京大学肿瘤医院
张　浩　昌乐县人民医院	

人民卫生出版社

图书在版编目（CIP）数据

原发性肝癌介入治疗 / 唐军等主编. — 北京：人民卫生出版社，2019

ISBN 978-7-117-28329-8

Ⅰ.①原… Ⅱ.①唐… Ⅲ.①原发性疾病－肝癌－介入性治疗 Ⅳ.①R735.7

中国版本图书馆 CIP 数据核字（2019）第 063588 号

| 人卫智网 | www.ipmph.com | 医学教育、学术、考试、健康，购书智慧智能综合服务平台 |
| 人卫官网 | www.pmph.com | 人卫官方资讯发布平台 |

原发性肝癌介入治疗

主　　编：唐　军　李子祥　殷好治　王晓东
出版发行：人民卫生出版社（中继线 010-59780011）
地　　址：北京市朝阳区潘家园南里 19 号
邮　　编：100021
E - mail：pmph @ pmph.com
购书热线：010-59787592　010-59787584　010-65264830
印　　刷：北京盛通印刷股份有限公司
经　　销：新华书店
开　　本：787×1092　1/16　印张：19
字　　数：462 千字
版　　次：2019 年 7 月第 1 版　2019 年 7 月第 1 版第 1 次印刷
标准书号：ISBN 978-7-117-28329-8
定　　价：145.00 元

打击盗版举报电话：010-59787491　E-mail：WQ @ pmph.com
（凡属印装质量问题请与本社市场营销中心联系退换）

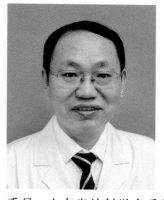

唐军

主任医师，山东省医学影像学研究所介入科主任，山东大学硕士研究生导师。现任山东省医学影像学会介入委员会主任委员，山东省放射学会介入学组组长，中华放射学会介入专业委员会委员，中国抗癌协会介入微创专业常务委员，中国医师协会介入医师分会委员，山东省医学会消化病介入分会副主任委员，山东医师协会周围血管、肿瘤介入副主任委员，山东省放射学会委员中国生物医学介入分会委员，《医学影像学杂志》《介入放射学杂志》和《中华介入放射学》编委，美国印第安那大学医学院高级访问学者。从事介入治疗工作31年，1991年5月在全国同行业率先开展了神经介入治疗，专长恶性肿瘤尤其是原发性肝癌的介入治疗、神经介入治疗及周围血管病的介入治疗。2004年6月8日在中央电视台科教频道做了"阻断大出血"的介入治疗专题节目。获省科技进步二等奖3项、三等奖2项，省医学进步二等奖1项；主编或参编著作5部；中华或省级杂志发表论文30余篇。

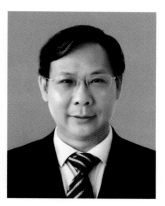

李子祥

主任医师，教授，硕士研究生导师，青岛大学附属医院介入医学中心主任。现任中国抗癌协会肿瘤微创治疗专业委员会肝癌微创综合治疗专家委员会副主任委员，中华医学会介入专业委员会综合介入学组委员，中国医师协会介入医师分会委员，中国抗癌协会肿瘤微创治疗专业委员会委员，山东省医学会放射学分会介入专业委员会副主任委员，山东省医师协会肿瘤介入专业委员会副主任委员，山东省医学会消化介入诊疗分会副主任委员，山东省抗癌协会肿瘤微创分会副主任委员，青岛市医学会介入诊疗专科分会主任委员。《中国介入影像诊断与治疗学杂志》《中国肿瘤临床》《中华医学杂志》等7种杂志的编委和审稿专家。2004年作为访问学者到德国进修学习介入放射，从事介入工作26年，介入手术过万例，有丰富的介入治疗经验，为国内知名的介入医学专家。发表学术论文40余篇，主编著作2部，副主编著作2部、参编著作9部，获青岛市科技进步三等奖1项，培养硕士研究生7名。

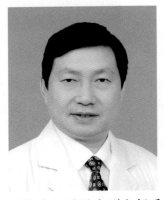

殷好治

昌乐县人民医院党委书记、理事长，潍坊市十七届人大代表，主任医师，潍坊市专业技术拔尖人才，潍坊名医，潍坊医学院兼职教授，硕士研究生导师。

昌乐县肿瘤及影像专业学科带头人，兼任山东省医学影像学研究会理事，山东省医师协会医学影像学医师分会委员，潍坊市医学会放射专业委员会副主任委员，潍坊市介入医学专业委员会副主任委员，潍坊市肿瘤微创靶向治疗委员会副主任委员。近年来，个人先后荣获省科技进步三等奖 2 项，市科技进步二等奖 5 项、三等奖 6 项、市职工创新成果奖 1 项，2 项国家专利，专著 2 部，发表国家级论文 49 篇，4 篇论文获得潍坊市优秀论文奖，2015 年带领肿瘤科创建成为潍坊市重点学科。

先后被评为"全国百姓放心示范医院优秀管理者""山东省富民兴鲁劳动奖章""山东富民强省功勋人物""2014—2018 年度潍坊市专业技术拔尖人才""潍坊市首届十大名医""潍坊名医""潍坊市劳动模范"等荣誉称号。

擅长诊治：综合影像诊断、恶性肿瘤及周围血管病的微创介入治疗。

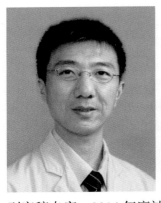

王晓东

医学博士，北京大学肿瘤医院影像教研室主任，介入治疗科副主任，主任医师、教授、硕士研究生导师。2010—2011 年美国纽约 Memorial Sloan-kettering Cancer Center 和纽约州立大学访问学者。2012 年度北京大学医学部优秀人才青年学者奖。2013 年入选北京市第三批卫生系统高层次人才"215 人才"学科骨干。担任 CVIR 和 JVIR 等多个国内外期刊审稿专家。2014 年度被欧洲介入放射学协会授予 CVIR 杰出贡献奖。担任中国抗癌协会肿瘤介入专业委员会委员兼秘书，及多个国家级和北京市级学术专业委员会常委及委员。

从事影像导向下肿瘤微创介入治疗，擅长动脉化疗栓塞术、肝动脉泵植入术、椎体成形术、肿瘤微波消融术、冷冻消融术、放射性粒子植入术等。承担国家自然科学基金课题 2 项、省部级课题 3 项。发表学术论文 20 余篇，第一作者发表 SCI 收录论文 9 篇，如 Radiology、美国介入放射学杂志 JVIR、欧洲介入放射学杂志 CVIR 等。副主编和参编专著多部：《肿瘤微创治疗技术》《临床肿瘤学》研究生教材、《急诊介入诊疗学》《腹部肿瘤学》《食道影像学》《急症出血介入诊疗案例分析》等。获得国家发明专利 2 项。

原发性肝癌是临床上常见的消化系统恶性肿瘤，在我国由于乙型肝炎病毒感染患者众多，肝癌的发病率和死亡率占到全球的一半以上。自 20 世纪 70 年代血管内介入治疗技术的发展和进步，使之成为中晚期肝癌的标准姑息治疗手段。20 世纪末，随着现代肿瘤治疗学理念的进步，多种技术和方法结合的介入综合治疗学得到业界的高度重视并取得初步成效。现代影像导引设备的进步，极大促进了非血管技术的进步。超声、CT、MRI 等多种影像设备用于介入诊疗引导手段，使影像设备的应用从单纯诊断到介入引导迈出了关键一步。近些年来，随着影像设备的更新换代、立体影像技术的建立和完善、消融设备及器械工艺的改进，病理诊断技术的提高，使得非血管技术得以不断地发展和提高，日趋成为临床不可或缺的肝癌的治疗方法之一，也对肝癌介入综合治疗提供了更丰富的内涵。

大量的循证医学证据以及多年来的临床经验告诉我们，单纯的经动脉化疗栓塞治疗肿瘤已不再是肝癌介入治疗的唯一手段和最佳方案，而与射频消融、微波消融、冷冻消融、粒子植入等多种治疗手段相结合，对改善患者生活质量、延长患者生存期，愈发突显出其治疗地位和优势。本书编者由我国多个中心对于原发性肝癌介入治疗有着丰富经验的众多临床第一线介入治疗专家，结合自身经历，综合国内、外现有资料，系统地阐述了原发性肝癌各种治疗方法和技术。术中结合工作中遇到的典型病例图文并茂，深入浅出展示给读者。重点介绍了原发性肝癌综合介入治疗规范化以及个体化方案的有机结合，体现了编者理论与实践紧密结合的严谨治学态度。

祝愿并期盼本书的出版，必将为临床一线从事肿瘤内科、肿瘤外科、介入放射、影像诊断、放疗等专业的医师提供很高的参考和指导价值，推动我国肝癌综合介入治疗规范化及个体化特色发展做出积极的更大贡献。

李麟荪

2018 年 8 月 10 日

序二

原发性肝癌是危及我国人民生命健康的重大疾病之一，发病率仍然居高不下，恶性程度高，死亡率高。因为大多数患者就诊时已属于进展期不可切除的肝癌或合并严重肝硬化不能切除的肝癌，早期能够行根治性手术切除和肝移植的患者不足 20%，所以需要有效的治疗方案延长患者生存期。

20 世纪 70 年代日本学者首先采用碘化油经动脉栓塞治疗肝癌，开拓了经导管肝动脉化疗栓塞（TACE）治疗，亦称"介入疗法"（interventional therapy）治疗原发性肝癌的里程碑。之后经皮穿刺肿瘤内注射无水酒精、经皮穿刺射频消融、微波消融、冷冻消融等微创介入技术也首先在原发性肝癌患者探索使用，并分别取得了良好的局部控制作用。

进入 21 世纪，随着各种先进的影像设备的进步、微导管技术的进步、各种消融设备的完善，使综合介入治疗技术得到快速发展，介入治疗的准确性明显提高，并发症更少。介入治疗技术在肝癌的应用已经得到全球范围内广泛认可，无论在美国、欧洲、日本、韩国还是中国，肝动脉化疗栓塞和经皮消融等微创介入技术的使用比例远远超过外科手术；介入微创技术不只是局限在晚期不可切除的肝癌患者，对早期小肝癌，也能达到和外科相媲美的治疗效果；中期肝癌通过多种介入技术的联合也能使部分患者得到根治。介入治疗已经成为原发性肝癌非手术疗法的主要治疗手段，"带瘤长期生存"应该是肝癌综合介入治疗的主要目的。

本书主编唐军、李子祥、殷好治、王晓东教授和审阅李彩霞和赵廷常教授等都是国内介入领域的知名专家，他们长期工作在临床第一线，有着丰富的临床经验。专著是编写者长期医学实践的心血结晶，有以下几大亮点：详细介绍了各种经动脉途径的介入治疗和经皮穿刺途径的介入治疗技术，其在原发性肝癌的适应证，优势和不足，指导读者在临床中合理的选择患者和相应的介入治疗技术；精准介入治疗理念的突出，当代介入治疗在各种三维影像引导的帮助下，其准确性和安全性大大提高，如何精准的影像引导完成精准的介入治疗是该书的重点之一；个体化、综合介入治疗概念的提出，各种中晚期原发性肝癌的治疗往往需要多种介入综合治疗才能达到最佳的治疗效果，如何合理的优化利用这些介入技术该书给予很好的阐述；该书以病例为主、图文并茂的编写形式便于读者理解和直观的掌握技术。

该书对从事肿瘤内科、肿瘤外科、介入放射、影像诊断、放疗等专业的医师都有很高的参考和指导价值。我很乐于向读者推荐该书，相信阅后会大有裨益。非常感谢诸位教授著书的辛勤劳动和奉献，相信该书的出版对大力推广肝癌的综合介入治疗必将起到很好的指导作用。

王建华

2018 年 10 月 21 日

目前我国仍然是原发性肝癌的发病大国，占全球总发病人数的 55%。原发性肝癌的病死率高，居我国恶性肿瘤相关死亡中第二位，是严重危害我国人民生命健康的重大疾病之一。尽管原发性肝癌的早期筛查体系在我国逐渐得到重视和推行，但仍有众多的乙肝患者没有进入定期的筛查体系，临床上初诊的原发性肝癌大多数已属中晚期，失去根治性手术切除的机会。传统的放化疗认为对原发性肝癌不敏感，如此众多的肝癌患者如何选择治疗方案，有效提高生存期，是现代肿瘤学专家面临的重大难题。

现代肿瘤学发展到 21 世纪，介入治疗学技术迅猛发展，除了传统的血管造影机，各种先进的三维影像学设备如 CBCT、US、MDCT、MRI、PET-CT 引入的肿瘤介入治疗领域，使现代介入治疗学的定义发生了本质的改变，区别于 20 世纪介入治疗称为透视和 DSA 引导下的介入放射学（interventional radiology）；现代的介入治疗学又被称为影像引导的介入治疗（image-guided intervention）。在各种三维影像引导技术下，肿瘤介入治疗技术呈现出多样化发展，满足更多原发性肝癌患者的治疗需要。除了传统化疗栓塞术（TACE）外，现代影像学引导完成各种经皮的消融技术，如无水酒精化学消融、射频消融（RFA）、微波消融（MWA）、冷冻消融（cryoablation）、激光消融（laser ablation）、不可逆性电穿孔（IRE）技术分别引入到肝癌的综合治疗中，大大丰富了肝癌介入治疗内容，提高了综合介入治疗效果。而经动脉的介入治疗中，除了传统碘油动脉化疗栓塞术（cTACE）外，各种新型的灌注栓塞材料如载药微球（DEB）、内照射栓塞材料（^{90}Y-Embospere）、放射性核素标记的分子靶向药（^{131}I- 美妥昔单抗）的使用，进一步提高了患者的获益率。超细 2.2Fr 同轴微导管技术对肿瘤的超超选择栓塞和 CBCT 的使用，在一定程度上也提高了精准 TACE 的治疗效果。

依赖于先进影像学设备、先进栓塞材料、先进介入器械的现代肿瘤介入治疗学使肝癌的治疗发生翻天覆地的变化，主要体现在介入引导的"精准性"和介入综合技术的"个体化"治疗策略的选择。现代肿瘤介入治疗对于原发性肝癌的治疗适应证已经远远不限于对于原来认为的中晚期不可切除原发性肝癌。对于早期直径小于 3cm 的小肝癌，"精准影像引导"的经皮消融治疗可以起到与外科手术切除相媲美的生存获益。而对于中期不可手术切除的原发性肝癌，部分患者通过"精准 TACE"联合经皮消融治疗，仍然可以获得根治性治疗机会。而对于更晚期患者，通过"个体化"选择联合多种介入治疗技术或联合系统治疗如分子靶向治疗及多学科治疗模式的应用等，患者的总生存获益也较前单一介入治疗方式明显提高。

现代肿瘤介入治疗技术的长足进步使我们重新思考和定义原发性肝癌的治疗技术和原发性肝癌的治疗模式，包括如何优化的选择患者、如何进行介入治疗的联合应用、如何发挥肝癌的多学科治疗模式的作用，使患者获得最佳的治疗计划，进而获得最佳的生活质量获益和总生存获益。目前国际上 NCCN 指南、AASLD 指南、日本和欧洲的指南及我国的肝癌治疗共识均对肝癌的经动脉介入治疗和经皮消融治疗给予了明确的肯定，但在适应证和联合治疗模式方面存在一定的分歧。

本书编写汇集了我国多个中心的在原发性肝癌多方式介入治疗专业有着丰富经验的众多介入放射学专家，对上述问题进行共同讨论，通过众多成功病例分享和失败病例的展示，阐述原发性肝癌的各种先进的介入治疗技术、突出现代影像引导下的"精准介入治疗"理念，介入适应证的选择、并发症及处理、不同分期不同类型"个体化"肝癌介入联合治疗方式的选择和应用、介入治疗的多学科综合治疗模式。希望本书能成为临床医师的良师益友，指导广大从事肿瘤介入治疗学工作者的临床实践。

唐　军　李子祥　殷好治　王晓东
2018 年 10 月 20 日

>>> 目录

第一篇

原发性肝癌概论

第一章　原发性肝癌概论　　　　　　　　　　2
第一节　病因及流行病学　　　　　　　　　　2
第二节　肝癌筛查　　　　　　　　　　　　　4
第三节　诊断　　　　　　　　　　　　　　　5
第四节　病理　　　　　　　　　　　　　　　10
第五节　分期　　　　　　　　　　　　　　　11

第二章　原发性肝癌治疗选择　　　　　　　　16
第一节　手术治疗　　　　　　　　　　　　　16
第二节　肝移植　　　　　　　　　　　　　　18
第三节　介入治疗　　　　　　　　　　　　　20
第四节　放射治疗　　　　　　　　　　　　　26
第五节　系统治疗　　　　　　　　　　　　　28
第六节　肝癌的抗病毒治疗　　　　　　　　　32
第七节　肝癌治疗效果评价　　　　　　　　　36

第三章　随访　　　　　　　　　　　　　　　44

第二篇

原发性肝癌介入治疗

第一章　经动脉途径的介入治疗　　　　　　　50
第一节　传统经动脉化疗栓塞技术　　　　　　50
第二节　经动脉单纯栓塞技术　　　　　　　　78
第三节　经动脉灌注化疗术　　　　　　　　　84
第四节　经动脉载药微球化疗栓塞术　　　　　88
第五节　经动脉内照射栓塞技术　　　　　　　93
第六节　经动脉灌注靶向治疗
　　　　　（美妥昔单抗 ^{131}I 注射液）　　97

第二章　经皮非血管途径的介入治疗　106
第一节　经皮穿刺化学消融术　108
第二节　经皮穿刺射频消融术　114
第三节　经皮穿刺微波消融术　127
第四节　经皮穿刺氩氦刀冷冻消融术　135
第五节　经皮穿刺放射性粒子植入术　144
第六节　经皮穿刺光动力治疗术　154

第三章　原发性肝癌介入联合治疗　162
第一节　TACE 联合射频消融术　162
第二节　TACE 联合微波消融术　171
第三节　TACE 联合冷冻消融术　176
第四节　TACE 联合 ^{125}I 放射性粒子植入　181
第五节　TACE 联合放疗　190
第六节　三种介入治疗的联合　193
第七节　介入联合索拉非尼治疗　197
第八节　介入治疗联合手术切除　201
第九节　介入多学科综合治疗模式　206
第十节　门静脉栓塞联合手术切除　211

第三篇

原发性肝癌并发症与合并症的介入治疗

第一章　肝内并发症的介入治疗　218
第一节　原发性肝癌破裂出血的介入治疗　218
第二节　原发性肝癌合并梗阻性黄疸的介入治疗　221
第三节　原发性肝癌合并静脉癌栓的介入治疗　227
第四节　原发性肝癌合并动 - 静脉分流介入治疗　233

第二章　肝外并发症的介入治疗　240
第一节　肺转移的介入治疗　240
第二节　腹部淋巴结转移的介入治疗　249
第三节　骨转移的介入治疗　251
第四节　脑转移的介入治疗　257

第三章　原发性肝癌合并症的介入治疗　264
第一节　原发性肝癌并脾亢进的介入治疗　264
第二节　原发性肝癌合并消化道出血的介入治疗　273
第三节　原发性肝癌并布加综合征的介入治疗　282

后记　290

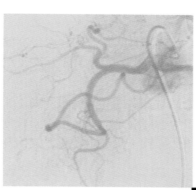

第一篇
原发性肝癌概论

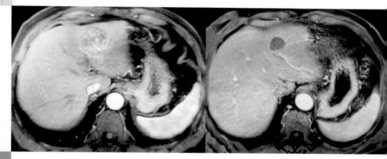

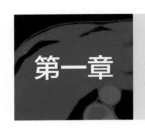

第一章　原发性肝癌概论

第一节　病因及流行病学

原发性肝癌（primary hepatic carcinoma，PHC）是目前世界上发病率最高的恶性肿瘤之一。据 2012 年全球癌症统计报告显示：全球 2012 年新发肝癌 74.8 万人，在所有癌症发病率中位列第六位。在中国，肝癌的发病率居恶性肿瘤第二位（仅次于肺癌）。肝癌能够对人类造成如此大的威胁，一个重要原因就是人们对其病因和发病机制尚不十分清楚，不能做到有效预防。目前，人们对肝癌病因的共识为：肝癌是内外环境因素长期作用的结果，包括环境与遗传两大因素，他们之间相互作用，导致正常细胞转化，又以环境因素为主，常见环境因素包括以下方面。

一、病毒性肝炎

1966 年人类发现乙型肝炎病毒（hepatitis B virus，HBV）之后，国内外大量研究证实 HBV 感染与肝癌发病之间存在密切关系。1989 年美国研究人员分离出丙型肝炎病毒（hepatitis C virus，HCV），流行病学研究同样证实了 HCV 感染与肝癌的相关性。HBV 是发展中国家病毒性肝炎的主要病因，HCV 是发达国家的主要病因。乙型病毒性肝炎流行于非洲、东南亚及我国，2002 年全国流行病学调查显示我国一般人群中 HBV 抗原阳性的流行率为 9.09%。而流行病学资料表明，慢性 HBV 携带者患肝癌的危险度比非感染人群高 25 ~ 37 倍。国内多地调查结果均显示，我国肝癌患者中 HBV 抗原阳性率为 60% ~ 90%。因此，可以认为乙型病毒性肝炎在我国是肝癌的主要危险因素。HBV 具有逆转录活性的 DNA 多聚酶，其基因组可以整合入宿主细胞，当位于细胞生长、生存与分化相关的基因附近时，可能影响基因表达的稳定性。另外，现已知 HBV 的 HBx 基因同肝细胞癌变有关联，HBx 可通过参与调控细胞转录、细胞周期进程、DNA 损伤修复和细胞凋亡等影响宿主细胞功能。HBx 主要存在于细胞质，小部分存在于细胞核，其可能通过 2 条途径进行转录调控：细胞质中的 HBx 可影响多条信号传导通路，促进细胞分裂；细胞核中的 HBx 通过与核转录因子相互作用在启动子水平发挥作用。HBV 还能够引发 T 细胞免疫应答，引起肝细胞坏死、炎症和再生。对于慢性感染病例，此过程循环往复，肝细胞持续复制可能会使致癌损伤得到扩散和端粒缩短，从而影响基因组的稳定性。

日本和欧美国家的病毒性肝炎以 HCV 感染为主，日本肝癌患者中 HCV 感染率达到 70%。HCV 引发肝癌的机制可能是 HCV 的 C 蛋白、NS3 结构区通过调控相关基因的表达和参与信号传导调控，破坏细胞增殖动态平衡，导致细胞癌变。NS5A 结构区和 HCV 感染而激活的 NF、K、B 的抗凋亡作用，多因素多步骤地导致肝癌的发生。

二、食物黄曲霉毒素污染

黄曲霉毒素（afcatoxin，AFT）是由黄曲霉菌（aspergillus flavus）产生的真菌毒素。20 世纪 60 年代人们首次分离出 AFT，随后在世界范围内进行的 AFT 与肝癌关系的调查证实摄入 AFT 高者发生肝癌的危险性明显增加。食品中玉米、花生、稻米、小麦等均可生长黄曲霉菌。霉变的花生中含 AFT 最高，AFT 化学性质稳定，高温难以破坏。因此 AFT 对我国肝癌发病率的贡献不容忽视。AFT 可以直接诱发肝癌，还可以破坏机体的免疫监视系统、抑制细胞免疫反应，增加 HBV 的携带率，HBV 又可促进 AFT 对肝癌的诱导，二者有协同作用。

三、饮水污染

我国在肝癌高发地区开展的流行病学调查结果表明，饮用水污染越严重，肝癌发病率越高。饮用不同类型水的居民肝癌发病率也不同，饮用塘水者最高，饮深井水者最低。据分析，肝癌高发区饮用水源中腐殖酸、铵离子、亚硝酸盐含量较高，也有研究证实饮水中的微囊藻毒素可诱导肝癌发生。饮用水中所含化学成分复杂，哪些成分对肝癌发生起主要作用，是否还存在其他未知因素，都未找到确切的证据。饮水污染作为肝癌病因的证据仍不及 HBV 感染和 AFT 等充分，但根据国内的报道，改良水源，停止饮用污染较重的塘水，对降低肝癌死亡率会有积极的作用。

四、饮酒

以往，酒精性肝病在西方国家较多见，但近年来，随着人们生活习惯的改变，在我国有明显增多的趋势。调查发现大量饮酒人群中原发性肝癌者明显增多。动物实验证实，酒精本身不诱发肝癌，但在其他危险因素存在时，有辅助致癌作用。李岩等分析吉林省 1071 例原发性肝癌患者发现，HBV 感染、HCV 感染或重叠感染的嗜酒者患原发性肝癌的危险度明显升高。虽未能明确饮酒与病毒感染的先后关系，但两者确实协同增强肝脏损害，极易发展成原发性肝癌。

五、微量元素

流行病学调查显示，硒缺乏与肝癌发生率有关。但是肝癌的发病率与硒缺乏的地理分布并不一致，因此考虑缺硒仅是肝癌发生的条件因子。

六、其他因素

慢性胆道系统炎症、肝吸虫病被认为肝癌的诱发因素。另外遗传性因素、社会心理因素及医源性原因（长期服用某些药物等）也与肝癌发生有关。

总之，病毒性肝炎、AFT 和饮水被认为是诱发肝癌的三大主要原因，饮酒是重要的辅助致癌因素。环境因素（尤其 HBV 感染）、化学致癌剂接触以及免疫状态、遗传背景等多方面综合作用经过不同阶段才导致癌的发生。

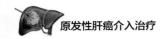

第二节　肝癌筛查

肝癌起病隐匿，早期症状不明显，但进展迅速，因此早期诊断对治疗效果和长期生存至关重要。由于早期肝癌缺乏明确症状，检出主要依靠对危险人群的筛查。

一、筛查方法

目前，常规筛查手段为检测血清甲胎蛋白（alpha-fetoprotein，AFP）和腹部超声检查（ultrasonography，US）。AFP是一种较为特异的肝癌肿瘤标志物，1963年首次发现后就被广泛应用于肝癌的临床诊断。血清AFP的测定是原发性肝细胞癌（hepatocellular carcinoma，HCC）的诊断、评价疗效及复发的主要手段，其特异度和灵敏度高，70%以上的HCC患者血清呈AFP阳性。大部分HCC患者的AFP呈持续高水平升高，已被证实是发现早期HCC的主要手段，可在临床症状出现前6～12个月做出诊断。但在临床实践中，AFP异常需与其他良恶性疾病相鉴别，以排除假阳性。可根据AFP与谷丙转氨酶（ALT）的绝对值及其相应关系、AFP的动态变化做出排除性诊断。

但是仍有30%HCC患者的AFP为阴性，需要结合腹部超声检查以增加检出率。超声检查价廉、简便、无创，可以对肝内占位病变直接定位，近年来随着超声仪器的改进，图像质量有了显著的改善，检出的肿瘤直径最小可达1.0cm甚至更小。AFP检测与B超检查相结合仍为现在最佳的人群筛查方法，建议高危人群每隔6个月进行至少一次检查。

二、目标人群及筛查方案

我国的肝癌早期筛查大致经历三个阶段：

1972—1981年：以检测AFP的方法在自然人群中筛查肝癌。

1982—1991年：随着医学影像学的发展，肝癌早期诊断准确率大为提高。随着肝炎与肝癌关系认识的提高，大量临床流行病学研究证明，HBV阳性或慢性肝炎患者为肝癌的高危对象，其肝癌检出率较自然人群筛查高35倍，因而提出了选择特定的高危人群进行肝癌筛检的概念。

1992年起开始注重在高危人群中的定期筛检，根据对肝癌自然病程的研究，主张对肝癌高危对象的筛查为每6个月一次。目前，大于40岁的男性或大于50岁女性，具有HBV和/或HCV感染，嗜酒、合并糖尿病以及有肝癌家族史者被视为高危人群。

三、现行筛查手段的不足

一般认为，AFP是原发性肝癌中最多见的HCC相对特异的肿瘤标志物，AFP持续升高提示发生HCC的危险。近年有欧美学者认为AFP敏感性和特异性不高，2010版美国肝病研究学会（AASLD）指南不再将AFP作为筛查指标。但是，我国的HCC大多与HBV感染相关，与西方国家HCC致病因素不同，结合国内随机研究（RCT）结果和实际情况，对HCC的常规监测筛查指标中继续保留AFP。B超检查虽然显著提高了早期筛查的检出率，但在部分情况下仍有漏诊：①肿瘤位于肝右后叶膈顶部，受肺气及肋骨遮挡；②肿块较小，直径小于或等于1.0cm，与肝硬化结节不易区分；③肿块为等回声，与周围肝组织不易区分而出现假阴性。因此，人们也在不断寻找AFP和超声检查之外的可靠的早期

HCC 筛选方法。近年来，蛋白组学技术的发展使得筛选新的肿瘤标志物成为可能，各种有希望的新的肿瘤标志物被相继发现，其中高尔基体蛋白 -73（GP-73）最有可能成为更好的诊断 HCC，尤其是早期 HCC 的血清标志物。在仅有的少数报道中，其灵敏度可达 69%，特异度可达 90%，而其异构体的灵敏度和特异度可分别达 90% 和 100%。此外，新发现的 HCC 患者血清中高表达的标志物有甲胎蛋白异质体（AFP-L3）、异常凝血酶原（DCP）、α-L- 岩藻苷酶（AFU）、磷脂酰基醇蛋白聚糖 -3（GPC-3）、肝细胞生长因子（HGF）、转化生长因子 β1（TGFβ1）、血管内皮生长因子（VEGF）、黏液素 -1（MUC-1，KL-1）等。对这些新的血清标志物的研究，有望改变 HCC 早期诊断和治疗的现状。

第三节　诊断

一、症状

肝癌发病隐匿，肿瘤生长至直径 3～5cm 时，多数患者仍无症状。早期肝癌一般为查体发现血清 AFP 升高或腹部超声检查发现肝内占位病变。原有慢性肝炎、肝硬化的患者可伴有腹胀、乏力和食欲不振等慢性肝病的症状。肝癌发展至中、晚期可出现典型症状：

1. 上腹疼痛　肝癌的主要症状，以右上腹疼痛最常见，可以表现为间歇性或持续性隐痛、钝痛或胀痛，并逐渐加重。疼痛由肿瘤体积增大牵拉肝包膜或肿瘤直接侵及肝包膜引起。而突然发生的剧烈腹痛和腹膜刺激征，可能是肝癌破裂出血引起。

2. 腹胀、纳差　患者持续腹胀，进食后加重。肿瘤生长，肝脏体积增大可导致腹胀；肿瘤压迫门静脉及其分支或并发门静脉癌栓、肝动脉 - 门静脉瘘，引起门静脉高压，消化系统功能紊乱，可伴有恶心、呕吐和腹泻等症状；另外肿瘤引发的癌性腹水也可致腹胀。症状缺乏特异性，与慢性肝病肝硬化引起的腹胀不易区别。

3. 消瘦，乏力。

4. 发热　多数为持续低热，37.5～38℃，少数呈不规则低热。也有患者表现为高热，一般发热前无寒战，抗生素治疗无效。发热多与肿瘤坏死物的吸收有关。

5. 肝功能衰竭　肿瘤晚期可以出现黄疸、凝血功能障碍、上消化道出血、肝性脑病以及肝性肾功能衰竭等症状。

二、体征

早期肝癌一般没有明显阳性体征，少数患者体检时可以发现轻度肝肿大、黄疸等慢性肝病体征。中晚期肝癌，常见黄疸、肝脏肿大和腹腔积液等。

1. 肝脏肿大　触诊可发现肝脏肿大、质硬、边界清楚，表面凹凸不平，部分伴有压痛。肝癌突出至右肋弓下或剑突下时，相应部位可见局部隆起。

2. 腹腔积液　少量腹腔积液无明显体征，大量腹水时可表现为腹部膨隆，脐平甚至脐突出，移动性浊音阳性。

3. 黄疸　巩膜及皮肤黄染。肿瘤或肿大的淋巴结压迫胆管引起梗阻性黄疸，有时肿瘤坏死组织和血块引起胆管阻塞也可出现梗阻性黄疸。肿瘤晚期肝功能严重损伤可引起肝细胞性黄疸。

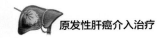

4. 门静脉高压征象 伴有慢性肝炎、肝硬化的患者，常见门脉高压引起的脾大、腹腔积液、腹壁浅静脉曲张征象。

5. 血管杂音 癌块压迫肝动脉及腹主动脉，约半数患者可在相应部位听诊到吹风样血管杂音。

6. 肝癌破裂 肿瘤破裂，出血局限于肝包膜下，引起急骤疼痛，腹部触诊肝脏增大，局部可触及软包块，出血破入腹腔则引起急性腹痛和腹膜刺激征。大量出血则可迅速导致低血容量性休克。

三、辅助检查

（一）血液生化检查

肿瘤侵犯肝组织，血液生化检查可出现肝细胞损伤征象，如门冬氨酸氨基转移酶（谷草转氨酶）、谷氨酸氨基转移酶（谷丙转氨酶）、血清碱性磷酸酶、乳酸脱氢酶升高。肝功能严重受损或胆管梗阻时有胆红素升高、白蛋白降低等肝功能异常表现。慢性肝病患者有 HBV 表面抗原（HBsAg）阳性和 / 或 HCV 抗体阳性等肝炎病毒感染的标志。

（二）肿瘤标志物检查

AFP：最常用的肿瘤标记物，前文已叙述。

肿瘤标志物检测对于肝癌诊断有良好的临床价值，血清 AFP 是诊断 HCC 特异性最强的肿瘤标记物。常用 HCC 的早期筛查、诊断及术后随访。AFP 是一种糖蛋白，正常情况下，这种蛋白主要来自胚胎肝细胞，胎儿出生两周后，AFP 从血液中消失，正常人血清中 AFP 含量不到 20μg/L。当成人肝细胞恶变后又可重新生成 AFP。但在慢性活动性肝病、孕妇、新生儿及生殖腺胚胎癌亦可升高。当 AFP ≥ 400μg/L 超过 1 个月，或 ≥ 200μg/L 超过 2 个月，排除妊娠、生殖腺胚胎癌和活动性肝病，应该高度怀疑 HCC。AFP 升高不显著的患者需要定期检测，并且要结合影像学检查结果或穿刺活检行病理检查以明确诊断。但约有 30% 的 HCC 患者的 AFP 检测呈阴性，因此 AFP 不能诊断所有的 HCC。

α-L- 岩藻苷酶（AFU）：AFU 是一种溶酶体酸性水解酶，主要分布于肝脏和肾脏。研究表明，在 HCC 患者存在 AFU 过表达的现象，文献报道，AFU 对 HCC 的敏感度可达 78% ～ 91%，且血清 AFU 水平的升高与 AFP 无相关性，这弥补了 AFP 在 HCC 诊断中的不足，提高了诊断的敏感性。AFU 尤其对 AFP 呈现阴性或低水平的 HCC 患者更具辅助诊断价值。

CEA 也属于胚胎性抗原，部分肝癌患者血清 CEA 水平异常升高，有学者认为，CA19-9 对诊断胆管癌具有较高的敏感度，但两者特异性均较低。

用于原发性肝癌辅助诊断的标志物还有多种血清酶，包括 r- 谷氨酰转肽酶（GGT）及其同工酶、异常凝血酶原（DCP）、高尔基体蛋白 73（GP73）、5- 核苷酸磷酸二酯酶（5'-NPD）同工酶、醛缩酶同工酶 A（ALD-A）和胎盘型谷胱甘肽 S- 转移酶（GST）等。还有异常凝血酶原（DCP）、铁蛋白（FT）和酸性铁蛋白（AIF）等。

四、影像学检查

各种影像学检查手段各具特点，应该强调综合应用、优势互补、全面评估。

（一）超声检查

腹部超声检查是肝脏检查最常用的影像学手段，具有简便、无创、价廉等优点。超声检查能够发现肝内占位性病变，明确病灶位置及其与肝内、外血管及邻近器官的关系。超声检查易于分辨实质性或液性占位，对于肝癌与肝囊肿、肝血管瘤等疾病的鉴别诊断具有较大价值。肝癌可表现为低回声、等回声、高回声或混合性回声结节或肿块，单发或多发，直径小于 3cm 的结节可有较完整的包膜。彩色多普勒超声检测组织血流的敏感性高，能准确反映肝癌的血供情况。腹部超声检查还可以探察肝门及腹腔淋巴结，估计肿瘤转移情况。但因仪器设备、解剖部位、操作者的手法和经验等因素的限制，检出的敏感性和定性的准确性受到一定影响。实时超声造影可以动态观察病灶的血流动力学情况，有助于提高定性诊断。

（二）计算机断层成像（computed tomography，CT）

CT 图像空间分辨率高；现在普遍使用的多层螺旋 CT 扫描速度极快，可以有效避免呼吸运动伪影，并且最小层厚可至 0.5mm，使得 CT 检查有较高的小病灶检出率。肝癌平扫表现为低密度占位，大肝癌常有中央坏死液化区；增强扫描，动脉期病灶呈显著强化，在门静脉期其强化弱于正常肝组织，延迟扫描，对比剂持续消退，密度低于正常肝实质，有高度特异性。CT 强化扫描还可明确病灶和重要血管之间的关系，观察肝门及腹腔有无淋巴结肿大，且有助于鉴别肝血管瘤。因此 CT 是肝癌诊断和鉴别诊断最重要的影像检查方法。

（三）磁共振（magnetic resonance imaging，MRI）

MRI 空间分辨率和成像速度不及 CT，在肝癌检查中应用不及 CT 广泛。但其也具有诸多优点，如无辐射，软组织分辨率高，可以多方位、多序列成像；对肿瘤内部的组织成分变化（出血、坏死、变性等）敏感；对肝癌与血管瘤的鉴别优于 CT；由于血管流空效应，肝内血管显示清晰，不需注射对比剂；对于小肝癌诊断优于 CT。MRI 功能成像技术（如弥散加权成像、灌注加权成像和波谱分析）和肝细胞特异性对比剂的应用，均可为病灶的检出和定性提供有价值的补充信息，有助于提高肝癌的检出敏感率和定性准确率。

（四）肝动脉造影

肝动脉造影是一种创伤性检查，可用于其他检查未能确诊的患者。有学者提出即使可切除肝癌进行术前也应行肝动脉造影检查，可能发现其他影像学手段无法发现的微小病灶。目前多数医院都已经使用数字减影血管造影技术（digital subtraction angiography，DSA）以明确显示肝脏小病灶及其血供情况，同时可进行经肝动脉化疗和碘油栓塞治疗。

肝癌 DSA 检查主要表现为：①动脉期可见肝动脉主干及肿瘤供血分支增粗，肿瘤血管增生，形态紊乱。②实质期肿瘤区域表现为不同程度的深染色。③较大肿瘤可见肝内动脉受压征象，如移位、拉直、扭曲等。④动 - 静脉分流：肝动脉分支与门静脉或肝静脉系统直接沟通，动脉期见相应的静脉分支显影。

（五）正电子发射计算机断层成像（positron emission tomography/CT，PET-CT）

PET-CT 是将 PET 与 CT 融为一体而成的功能分子影像成像系统。PET 功能显像反映肝脏占位的生化代谢信息，CT 形态显像进行病灶的精确解剖定位。并且同时全身扫描可以了解整体状况和评估转移情况，达到早期发现病灶的目的，同时可了解肿瘤治疗前后的大小和代谢变化。但是，PET-CT 对肝癌临床诊断的敏感性和特异性还需进一步提高，且在我国大多数医院尚未普及应用，不推荐其作为肝癌诊断的常规检查方法，可以作为其他手段的补充。

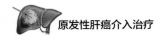

五、肝穿刺活检

具有典型肝癌影像学特征的占位性病变，符合肝癌的临床诊断标准的患者，通常不需要以诊断为目的肝穿刺活检。对于缺乏典型肝癌影像学特征的占位性病变，肝穿刺活检可获得病理诊断。病理学检查是肝癌诊断的金标准。超声引导下经皮肝穿刺活检，行组织学或细胞学检查，可以获得病理学诊断及分子标志物等情况，对明确诊断、确定病理类型、指导治疗都非常重要。经皮肝穿刺活检技术操作安全、创伤小、术后并发症较少，但也存在一定的局限性和危险性，应注意防止肝脏出血和针道癌细胞种植。术前应检查血小板计数和凝血功能，对于有严重出血倾向或严重心肺、脑、肾疾患和全身衰竭的患者，应避免肝穿刺活检。术中应做到：①超声探查血流情况，注意避开肝脏大血管。②控制进针深度，防止穿透肿瘤造成其他肝组织的伤害或者肿瘤播散。③在穿刺针穿取肝组织之前确定针尖位置，防止刺伤血管和腹腔引起的腹膜炎和神经损伤。穿刺之后，要密切观察患者反应，如有可疑出血征象及时检查及处理。

六、肝癌的诊断标准

参照《原发性肝癌诊疗规范（2017 年版）》和《2011 年国内原发性肝癌诊疗规范专家组提议》中的肝癌诊断标准：

（一）病理学诊断

肝占位病灶或者肝外转移灶取活检或手术切除组织标本，经病理组织学和细胞学检查诊断为肝癌，是肝癌诊断的金标准。病理诊断须与临床证据相结合，全面了解患者的 HBV/HCV 感染史、肿瘤标志物以及影像学检查等信息。

（二）临床诊断

肝癌诊断可以采用临床诊断标准，是国内外公认唯一可不需要病理诊断的实体肿瘤。肝癌诊断取决于三个因素，即慢性肝病背景，影像学检查结果以及血清 AFP 水平；但是学术界的认识和具体要求各有不同，常有变化，实际应用时也有误差。在我国，原发性肝癌中约 90% 是具有肝炎病毒感染背景的 HCC。因此，2011 年国内原发性肝癌诊疗规范专家组提议，在同时满足以下条件中的 1+2（1）两项或者 1+2（2）+3 三项时，可以确立 HCC 的临床诊断：

1. 具有肝硬化以及 HBV 和 / 或 HCV 感染（HBV 和 / 或 HCV 抗原阳性）的证据；

2. 典型的 HCC 影像学特征：同期多排 CT 扫描和 / 或动态对比增强 MRI 检查显示肝脏占位在动脉期快速不均质血管强化，而门静脉期或延迟期快速清除。

（1）如果肝脏占位直径 ≥ 2cm，CT 和 MRI 两项影像学检查中有一项显示肝脏占位具有上述肝癌的特征，即可诊断 HCC。

（2）如果肝脏占位直径为 1 ~ 2cm，则需要 CT 和 MRI 两项影像学检查都显示肝脏占位具有上述肝癌的特征，方可诊断 HCC，以加强诊断的特异性。

3. 血清 AFP ≥ 400μg/L 持续 1 个月或 ≥ 200μg/L 持续 2 个月，并能排除其他原因引起的 AFP 升高，包括妊娠、生殖系胚胎源性肿瘤、活动性肝病及继发性肝癌等。

七、鉴别诊断

（一）血清 AFP 升高，应该与下列疾病进行鉴别

1. 慢性肝病　如肝炎、肝硬化，肝病活动时 AFP 多与 ALT 同时升高，一般不超过 400μg/L，且多为一过性或呈反复波动性，时间较短暂。应对患者的血清 AFP 水平进行动态观察，并应结合肝功能检查，如果 AFP 与 ALT 两者的曲线分离即 AFP 与 ALT 异向活动，和 / 或 AFP 持续高浓度，则应警惕原发性肝癌的可能。

2. 妊娠、生殖腺或胚胎型肿瘤　鉴别主要通过病史、体检、腹盆腔 B 超和 CT 检查。

3. 消化系统肿瘤　某些发生于胃肠以及胰腺的腺癌也可引起血清 AFP 升高，称为肝样腺癌。详细了解病史、体检和影像学检查有助于确定肿瘤位置，测定血清 AFP 异质体有助于鉴别肿瘤的来源。如胃肝样腺癌时，AFP 以扁豆凝集素非结合型为主。

（二）血清 AFP 阴性的肝内占位，HCC 应该与下列疾病进行鉴别

1. 继发性肝癌　多见于消化道肿瘤肝转移，还见于肺瘤和乳腺癌肝转移。患者可以无肝病背景，了解病史可能有便血、饱胀不适、贫血及体重下降等消化道肿瘤表现，血清 AFP 正常，而 CEA、CA19-9、CA50、CA724 以及 CA242 等消化道肿瘤标志物可能升高。影像学检查特点：

（1）常为多发性占位，而 HCC 多为单发。

（2）典型的转移瘤影像，可见"牛眼征"（超声检查时可见肿物周边有晕环，中央缺乏血供而呈低回声或低密度）；

（3）增强 CT 或 DSA 造影可见肿瘤血管较少，血供没有 HCC 丰富。

（4）消化道内窥镜或 X 线造影检查可能发现胃肠道的原发癌灶病变。

2. 肝内胆管细胞癌（ICC）　是原发性肝癌的少见病理类型，好发年龄为 30～50 岁，临床症状无特异性。患者多无肝病背景，多数 AFP 不高，而 CEA 和 CA19-9 等肿瘤标志物可能升高。影像学检查，CT 平扫表现为大小不一的分叶状或类圆形低密度区，密度不均匀，边缘一般模糊或不清楚，但是最有意义的是 CT 增强扫描可见肝脏占位的血供不如 HCC 丰富，且纤维成分较多，有延迟强化现象，呈"快进慢出"特点，周边有时可见肝内胆管不规则扩张；还可有局部肝叶萎缩，肝包膜呈内陷改变，有时肝肿瘤实质内有线状高密度影（线状征）。ICC 的影像学检查确诊率不高，主要依赖手术后病理检查证实。

3. 肝肉瘤　常无肝病背景，影像学检查显示为血供丰富的均质实性占位，不易与 AFP 阴性的 HCC 相鉴别。

4. 肝脏良性病变

（1）肝腺瘤：女性多见，常有口服避孕药史，常无肝病背景，与高分化的 HCC 不易鉴别。对鉴别较有意义的检查是 ^{99m}Tc 核素扫描，肝腺瘤能摄取核素，且延迟相表现为强阳性显像。

（2）肝血管瘤：常无肝病背景，女性多见，CT 增强扫描可见造影剂自病灶周边开始强化充填，呈"快进慢出"，与 HCC 的"快进快出"区别。MRI 检查，病灶为长 T_1 长 T_2 信号，GRE 序列重 T_2WI 可显示明亮的高信号，即典型的"灯泡征"。

（3）肝脓肿：常有痢疾或化脓性疾病史而无肝病史，有发热、外周血白细胞和中性粒细胞增多等，脓肿相应部位的胸壁常有局限性水肿，压痛及右上腹肌紧张等改变。B 超检

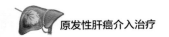

查在未液化或脓稠时常与肝癌混淆，在液化后则呈液性暗区，应与肝癌的中央坏死鉴别；DSA 造影无肿瘤血管与染色。必要时可在压痛点作细针穿刺。抗阿米巴试验治疗为较好的鉴别诊断方法。

（4）肝包虫：肝脏进行性肿大，质地坚硬和结节感、晚期肝脏大部分被破坏，临床表现可极似肝癌。但本病一般病程较长，进展较缓慢。叩诊有震颤，即"包虫囊震颤"是特征性表现。往往有流行牧区居住及与动物接触史，包虫皮内试验（Casoni 试验）为特异性试验，阳性率达 90% ~ 95%，B 超检查在囊性占位腔内可发现漂浮子囊的强回声，CT 有时可见囊壁钙化的头结。由于可诱发严重的过敏反应，不宜行穿刺活检。

第四节　病理

病理学检查是肝癌诊断的金标准。肝癌主要起源于肝细胞及肝内胆管上皮细胞，因此最多见的是肝细胞癌、胆管细胞癌及混合型肝癌。在病理诊断时，应明确此 3 种主要病理类型，同时要注意到其他少见类型：

（一）肝细胞癌（HCC）

最常见的一种病理类型，占原发性肝癌的 90% 以上。

1. 大体分型　可分为结节型，巨块型和弥漫型；也可以参考中国肝癌病理研究协作组 1977 年制定的"五大型六亚型"分类。2011 年中国原发性肝癌规范化病理诊断方案专家共识建议：瘤体最大直径相加 ≤ 1cm 为微小癌、1.1 ~ 3.0cm 为小肝癌、3.1 ~ 5.0cm 为中肝癌、5.1 ~ 10cm 为大肝癌、大于 10cm 为巨块型肝癌、全肝散在分布小癌灶（类似肝硬化结节）为弥漫型肝癌。

2. 组织学特点　癌细胞排列成巢状或索状，癌巢之间为血窦。癌细胞呈多边形，细胞核大，圆形，核仁明显，细胞质嗜酸性。但有时也可见特殊细胞及结构类型，假腺管结构型与胆管细胞癌和腺癌肝转移不易区分。

癌细胞的分化程度可分四级：

Ⅰ级：癌细胞呈高分化状态，类似正常肝细胞，细梁型排列。手术切除率较高，术后生存概率较高。

Ⅱ级：癌细胞中度分化，形态接近正常肝细胞，但核/浆比增大，核染色加深，胞浆嗜酸性增加，在梁索型基础上出现假腺管型结构。大肝癌切除率明显降低且术后短期内复发的概率很高。

Ⅲ级：癌细胞分化较差，核体积与核染色均超过Ⅱ级，核异型明显，核分裂象多见，可见瘤巨细胞。不能行根治性切除术，或切缘见癌浸润。

Ⅳ级：癌细胞分化最差，形状极不规则，高度异型的癌细胞占多数，细胞排列松散。镜下可见较多的血管癌栓或卫星灶，伴肝内、外转移。

3. 免疫组化标志物　部分病例组织学特征不典型，需要做免疫组化染色。下述几种是最具有敏感性和特异性的阳性标记物：肝细胞抗原（Hep Par1）在 HCC 中阳性率高且多为强阳性；多克隆性癌胚抗原（pCEA）示肝细胞膜毛细胆管阳性；磷脂酰肌醇蛋白 -3（GPC-3）通常在 HCC 癌细胞的细胞质内表达；CD34 染色虽然不直接针对肝实质细胞，但是在 HCC 组织内其肝窦微血管弥漫性分布具有特征性。

（二）肝内胆管细胞癌（ICC）

多发生在无肝硬化的肝脏，起源于胆管二级分支以远肝内胆管上皮细胞，发生率约为原发性肝癌的 5%。

1. 大体分型 可分为结节型、管周浸润型、结节浸润型和管内生长型。根据日本肝癌研究会的分类，肿瘤大体表现可分为肿块型、管周浸润型、管内生长型和混合型。在肝实质内膨胀性生长的肿块型最多见；管周浸润型主要沿胆管的长轴生长，常导致周围胆管的扩张；管内型呈乳头状或瘤栓样向胆管腔内生长。

2. 组织学特点 以腺癌结构为主，癌细胞排列成腺腔结构，腺腔内无胆汁而代之以黏液。癌细胞呈立方形或低柱状，细胞质淡染，胞浆透明，纤维间质丰富。癌细胞分化程度可分为高、中、低三级。其他还有乳头状腺癌、黏液腺癌、硬化性胆管癌、未分化癌、鳞腺癌等少见类型，若出现梁索状排列可类似 HCC。

3. 免疫组化标志物 细胞角蛋白 19（CK19）和黏糖蛋白 -1（MUC-1），可显示细胞质阳性。CA19-9 可作为二线标志物。

（三）混合型肝癌

即肝细胞与胆管细胞混合型肝癌，在一个肝肿瘤结节内，同时存在 HCC 和 ICC 两种成分，二者混杂，界限不清，分别表达各自的免疫组化标志物。

（四）其他少见类型

如透明细胞型、巨细胞型、硬化型和纤维板层型肝癌等。

其中，纤维板层型肝癌是 HCC 的一种少见的组织学亚型，多见于 35 岁以下没有乙型肝炎及肝硬化背景的患者，恶性度低、肿瘤常较局限。因此本病通常可有手术切除的机会，行肝动脉化疗栓塞效果也较好。肿瘤多单发，常见于左叶、质硬、边界清晰，剖面见纤维间隔横贯瘤体；镜下可见瘤细胞呈巢团状，部分呈相互吻合的瘤细胞索，周围有致密的纤维组织呈板层样包绕，瘤细胞较大，呈立方形或多角形，胞浆丰富，呈强嗜酸性，核仁明显，瘤组织内血窦丰富。

目前，随着现代分子生物学新技术的开发和应用，病理学检查的特异性和准确性进一步提高。并可能有助于预测肿瘤对治疗的反应、转移复发倾向以及预后。

第五节 分期

肿瘤分期是肿瘤的重要特征之一，直接关系到治疗方式的选择和疾病预后。原发性肝癌的分期情况较为复杂，这是因为原发性肝癌的预后不仅与肿瘤有关，同时也与肝脏功能状态有关，世界上不同地区肝癌的病因与流行病学特点不同，因此出现了多种不同的分期方法，影响较大的就有十余种，却没有一种是公认的最好的方法。认可度相对较高的是 TNM 分期系统和巴塞罗那临床肝癌分期系统（Barcelona clinic liver cancer staging classification，BCLC）。

一、TNM 分期系统

TNM 分期系统是目前国际上最为通用的肿瘤分期系统。每一种肿瘤的 TNM 分期系统各不相同，且不断修改。肝癌 TNM 分期标准（2010 年版），具体如下：

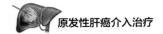

T- 原发病灶

Tx：原发肿瘤不能测定；

T0：无原发肿瘤的证据；

T1：孤立肿瘤没有血管受侵；

T2：孤立肿瘤，有血管受侵或多发肿瘤直径 ≤ 5cm；

T3a：多发肿瘤直径 >5cm；

T3b：孤立肿瘤或多发肿瘤侵及门静脉或肝静脉主要分支；

T4：肿瘤直接侵及周围组织或致胆囊或脏器穿孔。

N- 区域淋巴结

Nx：区域内淋巴结不能测定；

N0：无淋巴结转移；

N1：区域淋巴结转移。

M- 远处转移

Mx：远处转移不能测定；

M0：无远处转移；

M1：有远处转移。

分期

Ⅰ期：T1N0M0

Ⅱ期：T2N0M0

Ⅲ A 期：T3aN0M0

Ⅲ B 期：T3bN0M0

Ⅲ C 期：T4，N0M0

Ⅳ A 期：任何 T，N1M0

Ⅳ B 期：任何 T，任何 N，M1

TNM 分期主要根据肿瘤的大小、数目、血管侵犯、淋巴结侵犯和有无远处转移而分为Ⅰ~Ⅳ期，由低到高反映了肿瘤的严重程度；其优点是对肝癌的发展情况做了详细的描述，最为规范。但肝癌 TNM 分期在国际上被认可程度却较低，原因在于：①多数肝癌患者合并有严重的肝硬化，TNM 分期中未考虑到合并肝硬化的情况，而肝硬化的肝功能情况更是制约治疗方案选择与估计预后的重要因素。②对于 HCC 的治疗和预后至关重要的血管侵犯，其最终确诊需要有病理检查，肝癌能作手术切除的病例不多，取得病理检查的机会少，故 TNM 分期在实际应用上颇多困难。

二、BCLC 分期系统

此系统提出于 1999 年，分别于 2001 年和 2005 年被欧洲肝病研究协会（EASL）和美国肝病研究协会（AASLD）认可。BCLC 最主要的特点是充分考虑了患者的一般身体状况、肿瘤情况及肝功能情况并与治疗原则联系起来，并有循证医学高级别证据的支持，同时能够判断预后（表 1-1-1）。所以，BCLC 更多的是治疗策略的选择和循证医学理念的贯彻。

表 1-1-1 肝癌的 BCLC 分期

期别	PS 评分	肿瘤状态		肝功能状态	治疗
		肿瘤数目	肿瘤大小		
0 期:极早期	0	单个	< 2cm	无门脉高压、胆红素正常	手术切除
A 期:早期	0	单个	任何	Child-Pugh A-B	原位肝移植 / 经皮消融
B 期:中期	0	3 个以内	<3cm	Child-Pugh A-B	TACE
		多结节肿瘤	任何	Child-Pugh A-B	
C 期:进展期	1-2	门脉侵犯或 N1、M1	任何	Child-Pugh A-B	新药物治疗(索拉非尼)
D 期:终末期	3-4	任何	任何	Child-Pugh C	对症治疗

BCLC 分期系统中引用的两个标准:

1. PS 评分(performance status test,**患者行为状态评分**):

0 分:正常活动;

1 分:有症状,但几乎不影响下床活动;

2 分:白天卧床时间小于 50%;

3 分:白天卧床时间大于 50%;

4 分:完全卧床。

2. Child-Pugh 标准 临床常用肝脏储备功能进行量化评估的分级标准。与国外主要是丙型肝炎及酒精相关肝癌不同,我国主要是乙型肝炎相关性肝癌。并且,国内较低的经济条件限制了昂贵治疗的普及,故适用于欧美等发达国家的 BCLC 并不完全适合我国现状。首先,BCLC 中肝癌肝脏移植手术指征狭窄,仅单发的及符合"米兰标准"的肝癌可考虑肝移植,部分可能获得手术根治的患者失去了长期生存的机会。我国学者提出的"杭州标准""复旦标准"等取得了良好的实践效果,更符合我国国情和患者的实际情况,扩大了肝癌肝移植的适应证范围。其次,对于肝癌合并门静脉癌栓的治疗,BCLC 列为 C 期,仅建议行索拉非尼治疗,但我国临床实践证实,采用以外科为主的综合序贯治疗技术,明显提高了肝癌合并门静脉癌栓患者的生存率。最后,BCLC 并未提及放射治疗在肝癌治疗中的作用,但现在肝癌放射生物学观念的改变已为肝癌放射治疗的开展奠定了理论基础,三维适形放疗、调强适形放疗、等新技术的应用,进一步提高了肝癌行放射治疗的疗效。因此 BCLC 标准在我国仅作为重要的参照标准。

三、Okuda 分期系统

1985 年提出的 Okuda 分期系统最早试图将肝脏功能融入到肝癌分期,Okuda 以 850 例肝癌患者资料为基础的研究,将肝脏功能(腹水、白蛋白、胆红素水平)以及原发肿瘤占肝脏的体积比例纳入评分分期系统,最后形成 Okuda 分期系统,因其简洁性而被广泛应用,成为亚洲较为实用的肝癌预后指标。但是,肝癌侵及程度(肿瘤大小占肝 ≥ 50% 或 <50%)比较主观和模糊。其标准见表 1-1-2。

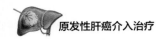

表 1-1-2　Okuda 评分标准

Okuda 评分	0 分	1 分
肿瘤大小	< 50% 肝脏	≥ 50% 肝脏
腹水	无	有
白蛋白（g/dl）	≥ 3.0	< 3.0
血清胆红素（mg/dl）	< 3.0	≥ 3.0

注：按积分法，0 分为 I 级，1~2 分为 II 级，3~4 分为 III 级

四、中国抗癌协会分期标准

2001 年中国抗癌协会肝癌专业委员会第八届肝癌学术会议参考 TNM 分期，结合中国肝癌患者发病特点，提出了新的分期系统，见表 1-1-3。

表 1-1-3　原发性肝癌临床分期标准

分期	肿瘤	瘤栓	腹腔淋巴结转移	远处转移	Child 分级
Ia	单个 ≤ 3cm	无	无	无	A
Ib	单个或两个直径之和 ≤ 5cm，在半肝	无	无	无	A
IIa	单个或两个肿瘤直径和 ≤ l0cm，在半肝，或两个肿瘤直径和 ≤ 5cm，在左右两半肝	无	无	无	A
IIb	单个或多个肿瘤直径之和 >10cm，在半肝，或多个肿瘤直径之和 >5cm，在左右两半肝，	无	无	无	A
	任意	门静脉分支、肝静脉或胆管癌栓	无	无	A
	任意	无	无	无	B
III a	任意	门静脉主干或下腔静脉癌栓	有或无	有或无	A 或 B
	任意	有或无	有	有或无	A 或 B
	任意	有或无	有或无	有	A 或 B
III b	任意	有或无	有或无	有或无	C

五、肝脏储备功能评估方法

肝癌患者一般伴有肝功能的损害，特别是我国肝癌患者大多有肝炎、肝硬化背景。无论分期系统中是否包括，确定肝癌治疗方案时必须考虑肝脏储备功能情况。肝功能 Child-Pugh 分级（表 1-1-4）和吲哚菁绿（ICG）清除试验是最常采用的评价方法。

表 1-1-4　肝功能 Child-Pugh 分级

评分	1	2	3
总胆红素（μmol/L）	< 34	34 ~ 51	> 51
血清白蛋白（g/L）	> 35	28 ~ 35	< 28
凝血酶原时间延长（秒）	1 ~ 3	4 ~ 6	> 6
腹水	无	轻度	中等量
肝性脑病（级）	无	1 ~ 2	3 ~ 4

注：按积分法，5 ~ 6 分为 A 级，7 ~ 9 分为 B 级，10 ~ 15 分为 C 级

　　ICG 清除试验主要是反映肝细胞摄取能力（有功能的肝细胞量）及肝血流量，重复性较好。一次静脉注射 0.5mg/kg 体重，测定 15 分钟时 ICG 在血中的潴留率（ICG-R15），正常值 < 12%，或通过清除曲线可测定肝血流量。

　　肝脏体积也可作为反映肝脏储备功能的一项重要指标，能够客观反映肝脏的大小和肝实质的容量，间接反映肝脏的血流灌注和代谢能力，客观评估患者肝脏对手术的承受能力，有助于指导选择合适的手术方式。对于肿瘤直径 >3cm 的肝癌，可以采用 CT 和 / 或 MRI 扫描，计算预期切除后剩余肝脏的体积。标准残肝体积则是评估肝切除术患者肝脏储备功能的有效且简便的方法，对预测患者术后发生肝功能损害的程度及避免患者术后发生肝功能衰竭有重要的临床指导作用。已有研究表明，采用 CT 扫描测定国人的标准残肝体积（standard remnant liver volume）< 416ml/m^2 者，肝癌切除术后中、重度肝功能代偿不全发生率比较高。

（唐　军　李继军）

参考文献

1. 裴广军，付莉，崔亚玲，等 . 中国人群饮酒与原发性肝癌关系的 Meta 分析 . 现代预防医学，2008,35（14）:2626-2627.
2. 丛文铭，吴孟超 . 肝癌分子病理诊断新思路与临床治疗新策略 . 中华医学杂志,2014, 94（20）:1521-1523.
3. 王征，周俭 . 巴塞罗那分期挑战下的中国肝癌治疗 . 肝胆外科杂志，2014, 22（4）:241-242.
4. 沈秋瑾，葛天翔，覃文新 . 肝癌诊断生物标志物的研究进展 . 中华医学杂志,2013, 93（10）:789-793.
5. Perz JF, Armstrong GL, Farrington LA, et al. The contributions of hepatitis B virus and hepatitis C virus infections to cirrhosis and primary liver cancer worldwide. Journal of hepatology,2006, 45（4）:529-538.
6. Bosch FX, Ribes J, Díaz M, et al. Primary liver cancer: worldwide incidence and trends. Gastroenterology,2004,127（5）:S5-S16.
7. Yoshizawa H. Hepatocellular carcinoma associated with hepatitis C virus infection in Japan: projection to other countries in the foreseeable future. Oncology,2002,62（Suppl. 1）:8-17.
8. Bruix J, Sherman M. Management of hepatocellular carcinoma:an update. Hepatology,2011, 53（3）:1020-1022.

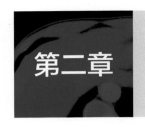

第二章　原发性肝癌治疗选择

目前对肝癌最有效的治疗方法是手术治疗。但由于肿瘤发展快速，绝大多数患者确诊时已属晚期，失去手术机会。对中晚期肝癌进行综合治疗，是目前临床的研究热点，近年来非手术治疗成为不可切除的中、晚期肝癌的主要治疗手段。多种方法联合运用，能够有效提高患者的生存质量，延长生存期。

第一节　手术治疗

1888 年 Langebuch 首先成功施行肝左叶切除术，之后肝癌切除手术迅速发展，肝脏外科经历了对肝脏解剖学深入认识和现代影像学技术使得肝脏疾病得以确诊并准确施行手术的两个发展高潮，适应范围在不断扩大。迄今为止，手术切除为代表的外科治疗仍然是肝癌最有效的治疗手段。

一、肝癌切除术分类

（一）根治性切除
早期肝癌首选根治性肿瘤切除。根据手术完善程度，可将肝癌根治切除分为 3 级。

Ⅰ级：完整切除肉眼所见肿瘤，切缘无残癌。

Ⅱ级：在Ⅰ级标准基础上增加 4 项条件：①肿瘤数目≤ 2 个；②无门脉主干及一级分支、总肝管及一级分支、肝静脉主干及下腔静脉癌栓；③无肝门淋巴结转移；④无肝外转移。

Ⅲ级：在Ⅱ级标准基础上，增加术后随访结果的阴性条件，即术前血清甲胎蛋白（AFP）增高者，术后 2 个月内 AFP 应降至正常和影像学检查未见肿瘤残存。

（二）姑息性切除
对于中晚期肝癌，肿瘤出现淋巴结转移或邻近器官侵犯，或伴有肝内血管、胆管侵犯，失去根治性切除的机会。临床实践证明，此类肿瘤患者有切除条件者行姑息性切除术可明显改善生存质量，延长生存时间。

二、肝切除术的适应证、禁忌证

（一）患者基本条件
既往认为不可切除的肝癌患者，如果营养情况良好，无严重心、肺、肾、脑和血液系统疾病及未控制的糖尿病、感染性疾病等，肝功能正常或有轻度损害、肝功能分级为 Child-Pugh A 级或肝功能分级为 B 级，经短期护肝治疗后恢复至 A 级、肝储备功能基本在正常范围、无不可切除的肝外转移性肿瘤等，均可作姑息性肝切除。

（二）根治性肝切除的条件

1. 单发肝癌，边界较清楚或有假包膜形成，受肿瘤破坏的肝组织少于 30%；或受肿瘤破坏的肝组织超过 30%，但是无瘤一侧肝脏代偿性增大，达到标准肝体积的 50% 以上；

2. 多发性肝癌，病变少于 3 处且局限于一段或一叶内。若肿瘤数目 > 3 个，手术后效果并不优于非手术治疗。

（三）姑息性肝切除术的条件

1. 3 ~ 5 个多发性肿瘤，超越半肝范围者，行多处局限性切除。

2. 肿瘤局限于相邻的 2 ~ 3 个肝段或半肝内，无瘤肝组织代偿性增大，达到标准肝体积的 50% 以上。

3. 肝中央区（中叶或Ⅳ、Ⅴ、Ⅷ段）肝癌，无瘤肝组织明显代偿性增大，达到标准肝体积的 50% 以上。

4. 肝门部有淋巴结转移者，切除肿瘤的同时可行淋巴结清扫或术后治疗；周围脏器受侵犯者能够一并切除。

（四）姑息性肝切除还涉及以下几种情况

肝癌合并门静脉癌栓（PVTT）和腔静脉癌栓、肝癌合并胆管癌栓、难切性肝癌的切除。每种情况均有其对应手术治疗适应证。

中晚期肝癌常常合并门静脉癌栓，局限于一侧甚至波及门静脉主干者仍可考虑手术。手术中尽可能取净癌栓，并利用门静脉血压力将癌栓从断端冲出。在去除癌栓后，可考虑门静脉置管术后辅助化疗或结合经导管肝动脉化疗栓塞术（TACE）。肝癌侵犯胆管形成胆管癌栓也较常见，致使患者黄疸明显。须注意鉴别黄疸性质，对于癌栓形成的梗阻性黄疸，如能手术切除肿瘤并取净癌栓，除了局限的胆管癌栓可行包括该胆管的肝切除外，应切开胆总管取癌栓，并行 T 管引流，同时作肝动脉结扎、插管化疗、肝动脉栓塞（TAE）等姑息性治疗，可取得较好的疗效。

肝癌直径超过 10cm 者一般为晚期，常伴有门静脉或肝静脉癌栓或伴胆管癌栓等并发症状，其中一小部分肝储备功能良好者才考虑行姑息性肝切除手术，因此肝功能评价十分重要。Child-Pugh 评分和吲哚菁绿 15 分钟潴留率（ICG15）是国内常用的肝储备功能评估方法。对于中晚期肝癌，一般 Child-Pugh 为 A 级、门静脉压力梯度（HVPG）< 12mmHg 且 ICG15 < 20% 代表肝储备功能良好且门静脉高压在可接受范围。在此基础上，再利用影像学技术估算预期切除后的余肝体积，余肝体积须占标准肝体积的 40% 以上，可保证手术安全。可手术切除的中晚期肝癌患者术后长期生存率显著高于非手术或姑息治疗者。

（五）手术禁忌证

1. 心肺功能差或合并其他重要器官系统严重疾病，不能耐受手术者。

2. 肝硬化严重，肝功能差（Child-Pugh C 级）。

3. 已经存在肝外转移。

三、防止术后转移复发

中晚期肝癌手术切除后复发转移率很高，这与术前可能已存在微小播散灶或多中心发生有关。一旦复发，往往难有再切除机会，可以采取局部非手术治疗和系统治疗等控制肿瘤发展，延长患者生存期。部分微小病灶经影像学检查或术中探查都不能发现，致使肝切

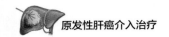

除后复发率高。如果怀疑切除不彻底，术后采用 TACE 是理想的选择，除了治疗的意义外，还有检查残留癌灶的意义。如有残留癌灶，应及时采取补救措施。有学者认为术前行肝动脉造影和诊断性栓塞治疗有助于发现潜在的微小病灶。此外，术后病例应作肝炎病毒载量（HBV DNA 和 / 或 HCV RNA）检查；如有指征，应积极进行抗病毒治疗，以减少肝癌再发的可能。尽管有临床随机研究提示，α 干扰素可预防复发，但是其对远期复发率及不同类型肝炎患者的影响仍有争议。

四、改进手术技术

原则上肝脏储备功能足够，没有肝外转移、大血管侵犯和门静脉癌栓的单发肿瘤应考虑肝切除术。技术上可行、符合上述条件的多发肿瘤，也应考虑肝切除术。但是中晚期肝癌、尤其是巨大或多发肿瘤的手术复杂且根治性切除率仍然比较低。

提高肝肿瘤可切除性的手段有：术前经 TACE 可使部分患者的肿瘤缩小后再切除；经门静脉栓塞主瘤所在肝叶，使余肝代偿性增大后再切除。对于巨大肿瘤，可采用不游离肝周韧带的前径路肝切除法，直接离断肝实质及肝内管道，最后再游离韧带并移除肿瘤。对于多发性肿瘤，可采用手术切除结合术中消融（如术中射频等）方式治疗，切除肝脏边缘肿瘤，射频处理深部肿瘤。对于门静脉或肝静脉癌栓者，行门静脉取栓术时须阻断健侧门静脉血流，防止癌栓播散。对于肝静脉癌栓者，可行全肝血流阻断，尽可能整块去除癌栓。对于肝癌伴胆管癌栓者，在去除癌栓的同时，若肿瘤已部分侵犯胆管壁，则应同时切除受累胆管并重建胆道，以降低局部复发率。

腹腔镜肝切除术：主要适应证为小于 5cm 的孤立病灶，位于 2~6 肝段。腹腔镜肝切除术具有创伤小、失血量和手术死亡率低的优点。近年开展病例日渐增多。但是仍然需要与传统开腹手术进行比较性研究。

第二节　肝移植

肝移植治疗可将肿瘤、肝硬化及其他肝脏病变全部切除，提供了根治性切除多病灶、多叶分布肿瘤的可能。同时通过肝移植可彻底治愈肝硬化，避免肝储备功能不足引起的肝切除术后肝衰竭，可有效解决肝硬化、门静脉高压等问题。但存在肝源不足，费用昂贵，术后需要长期服用免疫抑制剂等问题。

一、适应证

中国的国情决定了肝癌切除术在肝癌外科治疗中的主导地位，肝移植手术是作为一种补充治疗手段，用于无法手术切除、不能进行微波消融和 TACE 的患者。由于供肝资源十分宝贵，必须保证选择合适的适应证以提高肝癌的肝移植治疗的疗效。关于肝移植适应证，国际上主要采用米兰（Milan）标准，美国加州大学旧金山分校（UCSF）标准和匹兹堡（Pittsburgh）改良 TNM 标准。

（一）米兰（Milan）标准

1996 年，由意大利 Mazzaferro 等提出了 Milan 标准：单个肿瘤直径不超过 5cm；多发肿瘤数目 ≤ 3 个、最大直径 ≤ 3cm；不伴有血管及淋巴结的侵犯。1998 年，美国器官分配网（UNOS）开始采用 Milan 标准（加 MELD/PELD 评分，又称 UNOS 标准）作为筛选肝癌肝移植受体的主要依据，Milan 标准逐渐成为世界上应用最广泛的肝癌肝移植筛选标准。其优点是疗效肯定，至 2011 年，多项研究报道符合米兰标准的肝癌肝移植患者术后 5 年生存率为 70%～95%，复发率＜10%，仅需考虑肿瘤的大小和数量，便于临床操作。然而，米兰标准过于严格，可能造成 24.6% 术后早期肝癌无复发的患者失去肝移植机会。

（二）加州大学旧金山分校（UCSF）标准

2001 年，由美国 Yao 等提出，在米兰标准的基础上对肝移植适应证进行了一定程度的扩大，包括：单个肿瘤直径不超过 6.5cm；多发肿瘤数目 ≤ 3 个、最大直径 ≤ 4.5cm、总的肿瘤直径 ≤ 8cm；不伴有血管及淋巴结的侵犯。UCSF 标准同样扩大了 Milan 标准的适应证范围，但又不明显降低术后生存率。符合 UCSF 标准的肝癌肝移植患者术后 1 年生存率为 90%，5 年生存率为 72.5%。与米兰标准相仿。近年来，支持应用 UCSF 标准来筛选肝癌肝移植受体的文献有所增多；国内肝癌诊疗专家也倾向推荐此标准。然而，其缺点同米兰标准一样均未提及肿瘤血管侵犯和肿瘤、淋巴、转移（TNM）分期情况等与术后复发密切相关的因素。

（三）匹兹堡（Pittsburgh）改良 TNM 标准

2000 年美国 Marsh 等提出了 Pittsburgh 改良 TNM 标准，该标准根据血管微侵犯、肝叶分布范围、最大肿瘤直径、淋巴结转移及远处转移情况进行肝癌分期。只将有大血管侵犯、淋巴结受累或远处转移三者中出现任一项作为肝移植禁忌证，而不将肿瘤的大小、个数及分布作为排除的标准，显著扩大了肝癌肝移植的适用范围。但是，该标准也存在明显的缺陷。首先，在术前很难对微血管或肝段分支血管侵犯情况做出准确评估，许多有肝炎背景的肝癌患者，肝门等处的淋巴结肿大可能是炎性的，需要行术中冰冻切片才能明确诊断。其次，由于肝脏供给稀缺的背景下，扩大肝癌肝移植指征却减少了可能获得长期生存的良性肝病患者获得供肝的机会。

（四）国内标准

我国肝癌患者多数伴有乙型病毒性肝炎肝硬化背景。不少患者被诊断为肝癌时由于肝功能极差等原因，已无法接受根治性肝癌切除术，采用上述严格的国际标准将失去救治的机会。因此有必要制定符合中国国情的标准。现在我国尚无统一标准，已有多家单位和学者陆续提出了不同的标准。浙江大学郑树森等提出杭州标准，考虑肿瘤大小的同时兼顾了肿瘤生物学行为特点，即肿瘤无大血管侵犯和肝外转移、所有肿瘤结节直径 ≤ 8cm，或者肿瘤结节直径 >8cm，但术前 AFP 水平 ≤ 400μg/L 且组织学分化为高、中分化。在此标准下，患者术后 5 年无瘤生存率和累积生存率分别可达 62.4% 和 70.7%。复旦大学附属中山医院肝癌研究所提出的上海复旦标准，即单发肿瘤直径 ≤ 9cm，或多发肿瘤 ≤ 3 个且最大直径 ≤ 5cm；全部肿瘤直径总和 ≤ 9cm；无大血管（包括门静脉主干及大分支、肝静脉、下腔静脉）侵犯，无淋巴结转移及肝外转移。这一标准经上海 7 家肝移植中心 1078 例患者验证，其术后 4 年无瘤生存率及累积生存率分别达到 63.9% 和 70.4%，与米兰标准（65.8% 和 74.0%）比较，无统计学差异。其他还有华西标准、三亚共识等。国内标准对无大血管侵犯、淋巴结转移及肝外转移的要求比较一致，但是对于肿瘤的大小和数目的要求不尽相同。上述标准可能更为符合我国国情和患者的实际情况，扩大了肝癌肝移植的适应证范围，使更多的肝癌患者因肝移植手术受益，但有待于规范的多中心协作研究，获取更多循证医学证据。

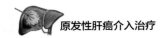
二、肝移植术后复发的预防

据统计我国在 1980 年至 2011 年行肝癌肝移植手术 8874 例，术后 1、3、5 年累积生存率分别为 76.57%、57.00%、49.80%，明显低于良性肝脏疾病受者的累积生存率（81.42%、76.48%、73.19%），其中 31.68% 的肝癌患者死亡原因为肝癌肝移植术后复发和转移，明显高于国外文献报道的肝癌移植术后复发率（10% ~ 20%）。如何有效地预防肝癌肝移植术后复发，是进一步提高我国肝癌肝移植整体疗效的关键所在。首先，严格把握肝癌肝移植适应证是减少术后复发的关键措施，国内外标准如前所述。其次，肝移植术后可以进行适当的药物治疗（包括抗病毒治疗以及化疗等），有可能会减少和推迟肝癌复发、改善生存，但是需要进一步研究以获得充分的循证医学证据。

第三节　介入治疗

介入治疗，是指在现代影像设备监视引导下，通过经皮穿刺途径或经人体固有孔道将特制器械插至病变位置进行诊断、治疗的技术。早期肝癌介入治疗主要指经肝动脉的介入治疗：TACE。TACE 能有效地控制肿瘤生长，延长患者生存期，对于不能手术切除的中晚期肝癌患者，TACE 是首选的非手术治疗方法。鉴于肿瘤的特性，TACE 治疗常难以完全消灭肿瘤，属于姑息性治疗。近年来，多种影像引导下的肿瘤消融技术应用于肝癌的治疗，取得了良好的效果。

2010 年亚太肝病学会（APASL）肝癌治疗指南（图 1-2-1）和 2013 年的日本肝病学会（JSH）肝癌循证临床实践指南（图 1-2-2）中均将 TACE 和肿瘤消融技术作为肝癌患者常规治疗方案。

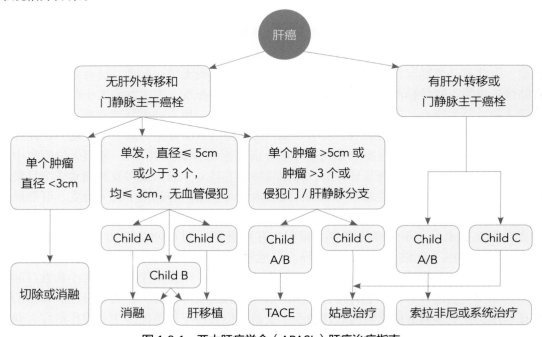

图 1-2-1　亚太肝病学会（APASL）肝癌治疗指南

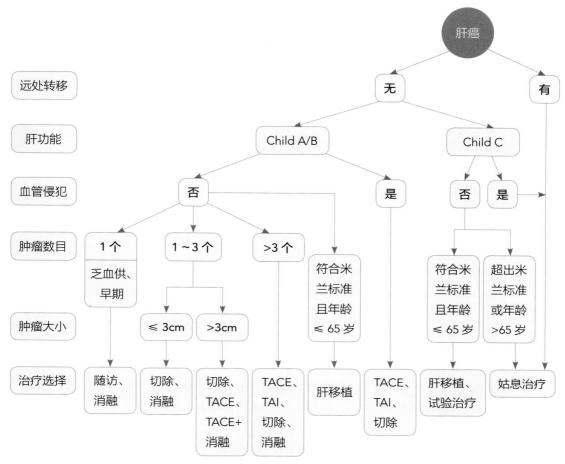

图 1-2-2　日本肝病学会（JSH）肝癌循证临床实践指南

一、经动脉途径的介入治疗

　　肝癌经动脉介入治疗的理论基础源于肝癌和正常肝脏血供方面存在的差异。正常肝脏营养血供 3/4 以上来源于门静脉，而肝癌血供 95%～99% 来源于肝动脉。经动脉灌注高浓度化疗药物或栓塞肿瘤的供血动脉抑制肿瘤生长或使肿瘤局部缺血坏死，同时注入的抗肿瘤药物在肿瘤区域缓慢释放，可以长时间保持局部高浓度，充分杀灭和抑制肿瘤细胞，并尽可能保护正常肝组织。TACE 所用栓塞剂有携带化疗药物的碘油乳剂、明胶海绵、聚乙烯醇（PVA）颗粒，携载化疗药物或放射性粒子的栓塞微球等，国内应用最广泛的是混合化疗药物的碘化油乳剂。其优点是：碘化油本身是栓塞剂，能够选择性沉积于肿瘤血管内；携带的药物缓慢释放。其他栓塞材料不具备碘化油所独有的肿瘤血管选择性，明胶海绵颗粒栓塞时间仅维持 2 周左右，且仅能栓塞直径较粗的血管，阻断肿瘤血供效果不及碘化油；无水酒精可造成血管永久栓塞但不易控制，风险较高。临床应用中，常用 TACE 方法有：①先行动脉内灌注化疗药物，然后进行动脉栓塞。②动脉栓塞前后均行化疗药物灌注，即所谓"三明治"法。③化疗药物与颗粒性栓塞剂混合后栓塞。④化疗药物与碘化油

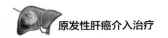

混合成乳剂后行动脉栓塞。

肝癌 TACE 在我国开展已有 30 余年，治疗逐步趋向规范化。2017 年，国家卫生计生委办公厅印发的《原发性肝癌诊疗规范（2017 年版）》中，提出了最新的肝癌 TACE 治疗的基本原则和适应证及禁忌证。

（一）基本原则

1. 要求在数字减影血管造影机下进行。

2. 必须严格掌握临床适应证。

3. 必须强调超选择插管至肿瘤的供养血管内治疗。

4. 必须强调保护患者的肝功能。

5. 必须强调治疗的规范化和个体化。

6. 如经过 4 ~ 5 次 TACE 治疗后，肿瘤仍继续进展，应考虑换用或联合其他治疗方法，如外科手术、局部消融和系统治疗以及放疗等。

（二）适应证

TACE 的主要适应证为不能手术切除的中晚期肝癌，无肝肾功能严重障碍，包括：

1. Ⅱb 期、Ⅲa 期和Ⅲb 期的部分患者，肝功能分级为 Child-Pugh A 或 B 级，ECOG 评分为 0 ~ 2 分。

2. 可以手术切除，但由于其他原因（如高龄、严重肝硬化等）不能或不愿接受手术的 Ⅰ 期和Ⅱa 期患者。

3. 多发结节型肝癌。

4. 门静脉主干未完全阻塞，或虽完全阻塞但肝动脉与门静脉间代偿性侧支血管形成。

5. 肝肿瘤破裂出血或肝动脉 - 门脉静分流造成门静脉高压出血。

6. 控制局部疼痛、出血以及栓堵动静脉瘘。

7. 肝癌切除术后，DSA 造影可以早期发现残癌或复发灶，并给予介入治疗。

（三）禁忌证

1. 肝功能严重障碍（Child-Pugh C 级），包括黄疸、肝性脑病、难治性腹水或肝肾综合征。

2. 凝血功能严重减退，且无法纠正。

3. 门静脉主干完全被癌栓栓塞，且侧支血管形成少。

4. 合并活动性肝炎或严重感染且不能同时治疗者。

5. 肿瘤远处广泛转移，估计生存期 < 3 个月者。

6. 恶病质或多器官功能衰竭者。

7. 肿瘤占全肝比例 ≥ 70% 癌灶（如果肝功能基本正常，可考虑采用少量碘油乳剂分次栓塞）。

8. 外周血白细胞和血小板显著减少，白细胞计数 < 3.0×10^9/L（非绝对禁忌，如脾功能亢进者，与化疗性白细胞减少有所不同），血小板计数 < 50×10^9/L。

9. 肾功能障碍 肌酐 > 2mg/dl 或者肌酐清除率 < 30ml/min。

（四）操作程序要点和分类

基本操作：肝动脉造影，通常采用 Seldinger 方法，经皮穿刺股动脉插管，导管置于腹腔干、肝总动脉、肠系膜上动脉造影，造影图像采集应包括动脉期、实质期及静脉期；

注意寻找侧支供血。

根据治疗操作内容的不同，通常分为以下几种。

1. 肝动脉灌注化疗（TAI） 仔细分析造影表现，明确肿瘤的部位、大小、数目以及供血动脉后，超选择插管至肿瘤供血动脉内给予灌注化疗，常用化疗药物有阿霉素或表阿霉素、顺铂、5- 氟尿嘧啶、羟基喜树碱以及丝裂霉素等。新作用机制的药物如吉西他滨、草酸铂、洛铂、雷替曲塞等也可用于 TAI。

2. 肝动脉栓塞（TAE） TAE 为临床上常用的技术。应尽可能采取超选择插管，并且注意选择合适的栓塞剂。一般采用超液化乙碘油与化疗药物充分混合成乳剂，用量应根据肿瘤的大小、血供情况、肿瘤供血动脉的多少酌情掌握。既往对 TAE 所用化疗药物的选择重视不够。由于药物理化性质的差异导致乳剂不均匀，混合后快速分层或药物颗粒聚集，经动脉注射后药物滞留于肿瘤血管大分支内，降低了治疗效果。近年用于临床的洛铂有良好的水溶性，脂溶性也很强，有助乳化作用，其溶液与碘油混合可形成均匀稳定的乳液，与其他化疗药物联用也有良好乳化效果，栓塞后肿瘤内药物分布均匀，肿瘤坏死更为广泛。另外还可用到其他栓塞剂，如明胶海绵、永久性颗粒和微球等。对于肝癌合并动 - 静脉瘘者，应该注意首先要有效地栓堵动 - 静脉瘘，再进行针对肿瘤的 TAE，以防止引起肺栓塞等严重并发症和保证抗肿瘤的效果；对于重度动 - 静脉瘘者，一般主张仅采取 TAI 治疗。

3. TACE 同时进行 TAI 和 TAE 治疗，以提高疗效。TACE 作为一线非根治性治疗，国内临床上最常用。TACE 治疗 HCC 主要是基于肝癌和正常肝组织血供的差异，即 95% ~ 99% 的肝癌血供来自肝动脉，而正常肝组织血供的 70% ~ 75% 来自门静脉，肝动脉血供仅占 20% ~ 25%。TACE 能有效阻断肝癌的动脉供血，同时持续释放高浓度的化疗药物作用于肿瘤，使其缺血坏死并缩小，而对正常肝组织影响较小。循证医学证据业已表明 TACE 能有效控制肝癌生长，明显延长患者生存期，使肝癌患者获益，已成为不能手术切除的中晚期肝癌首选和最有效的治疗方法。

TACE 前应分析造影表现，明确肿瘤部位、大小、数目及供血动脉后，超选择插管至肝右动脉及肝左动脉分别给予灌注化疗。导管头端应越过胆囊、胃右动脉与胃网膜动脉等血管。化疗药物应适当稀释，缓慢注入靶血管，灌注时间不应 < 20 分。HCC 的动脉造影表现为供血动脉增粗、肿瘤血管丰富和肿瘤染色浓密。灌注化疗后进行栓塞时，提倡将超液化乙碘油与化疗药物充分混合成乳剂，用微导管超选择插入肿瘤的供血动脉支，经微导管将乳剂缓慢注入靶血管。栓塞时应尽量避免栓塞正常肝组织或栓塞剂进入非靶器官。在透视监视下依据肿瘤区碘油沉积是否浓密、瘤周是否已出现门静脉小分支影为碘油栓塞的截点，碘油用量通常为 5 ~ 20ml，一般不超过 30ml。对于供血动脉明显增粗的肝癌患者，通常主张在碘油乳剂栓塞后加用颗粒性栓塞剂（如明胶海绵颗粒或微球）。栓塞时应尽量栓塞肿瘤的所有供养血管，以使肿瘤去血管化。注意勿将肝固有动脉完全闭塞，以利于再次 TACE 治疗。

影响 TACE 远期疗效的主要因素包括肝硬化程度、肝功能状态和肿瘤情况（大小、分级、病理类型、有无门静脉癌栓以及动 - 静脉瘘等）。此外，TACE 治疗本身有一定局限性，主要表现为以下方面。

（1）由于栓塞不彻底和肿瘤侧支血管建立等原因，TACE 常难以使肿瘤达到病理上完

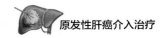

全坏死。

（2）TACE 治疗后由于肿瘤组织缺血和缺氧，残存肿瘤的缺氧诱导因子（HIF）水平升高，从而使血管内皮生长因子（VEGF）高表达。这些因素可导致肝内肿瘤复发和远处转移。

（五）TACE 治疗后常见不良反应

栓塞后综合征是 TACE 治疗后的最常见不良反应，主要表现为发热、疼痛、恶心和呕吐等。发热、疼痛的发生原因是肝动脉被栓塞后引起局部组织缺血、坏死；而恶心、呕吐主要与化疗药物有关。此外，还有穿刺部位出血、白细胞下降、一过性肝功能异常、肾功能损害以及排尿困难等其他常见不良反应。一般来说，TACE 治疗后的不良反应会持续5~7天，经对症治疗后大多数患者可以完全恢复。

随着 TACE 的普及应用，其缺点也逐渐被人们认识：栓塞后不能达到肿瘤完全坏死，原因是在很多情况下不能做到完全阻断肿瘤供血，原因在于：肿瘤由多支动脉供血、肿瘤边缘由门静脉供血、栓塞不彻底、术后侧支循环形成等。因此为了抑制肿瘤生长，TACE 需要重复进行，而反复的 TACE 会加重肝功能损害。参与肝癌的侧支动脉供血或寄生血管来源极其广泛，难免遗漏。有时即使发现了异常供血血管，也因为不能避开向重要脏器供血的正常动脉分支而无奈放弃栓塞治疗。多次 TACE 治疗后，因为生成的向肿瘤供血的侧支纤细、广泛，而不能全部栓塞。而对于门静脉供血为主的肝癌，目前还缺少有效的治疗方法。

二、经皮消融治疗

（一）化学消融

经皮无水酒精消融治疗（percutaneous ethanol injection，PEI）在 B 超或 CT 导向下用穿刺针经皮穿刺肿瘤，向瘤内注入无水酒精，直接作用于肿瘤细胞，使胞浆脱水、蛋白变性、小血管血栓形成而致瘤细胞凝固性坏死。具有操作简单、费用低廉等优点。由于肿瘤的坏死程度与无水酒精在肿瘤内部的分布程度有关，治疗范围应大于肿瘤外缘约 1cm。因此，治疗较小的肿瘤可以取得较好的疗效。Yamamoto 等研究认为，单个直径小于 3cm 的小肝癌的治疗，PEI 与手术切除相比生存率无差别。而相对于那些肿瘤较大、有分隔、组织异质性、坏死、有子灶的瘤子或肝功能 Child-Pugh C 级患者来说，其疗效下降。PEI 治疗的缺点有：①对于较大肿瘤难以达到完全灭活，肿瘤周边常有癌细胞残存。②往往需要多次注射。③不易控制无水酒精的流向，易损害门静脉、胆管等结构。④对位于膈下的病灶不易于实时监控。⑤包膜下肿瘤治疗后并发症多。

（二）热消融治疗

经皮穿刺，将热能引入肿瘤组织，一方面可以直接杀伤肿瘤细胞，另一方面破坏肿瘤血管，产生微循环障碍，局部 PH 值降低，间接杀伤肿瘤细胞。另外高温还有助于提高局部免疫功能。常用的热消融治疗包括射频消融治疗（radiofrequency ablation，RAF）、经皮微波凝固治疗（percutaneous microwave coagulation therapy，PMCT）、激光消融等。

1. RAF 和 PMCT 是应用射频电极或特制微波天线插入肿瘤中心，进行组织间热疗，在局部产生高温，使肿瘤坏死。RAF 和 PMCT 适用于直径小于 4cm 的肝癌。PMCT 的优点是价格便宜，缺点是：①穿刺针相对较粗，损伤稍大；② 针杆可产热，有拖尾现象，易造成腹壁烧伤；③微波泄漏对患者和术者均有害。RAF 的优点是无针杆产热，缺点是射频设备及器械价格昂贵；温度过高时使针周组织焦化，增加阻抗，减少产热。目前RAF 已向细针、双针、冷极、冷循环方向发展，减少了并发症并提高肿瘤坏死率。RAF和 PEI 在导致肿瘤坏死方面无统计学差异，但 RAF 的并发症相对较高，而 PEI 要取得与RAF 相当的坏死率则需行多次治疗。

2. 激光消融 20 世纪 80 年代，激光消融技术被用于实体肿瘤的治疗。在超声或 CT引导下，经皮穿刺，将光纤送入肿瘤组织内部，引入高能量激光行组织间加热。近年来应用广泛的高功率半导体激光器，激光波长 810nm，光纤直径细至 0.4 ~ 0.6mm，可采用细针穿刺，具有操作简单、肝组织损伤小，并发症少、安全可靠等优点。激光热疗一次最大有效直径约为 20mm，因此对于体积稍大的肿瘤即需要单点多次治疗或多点穿刺同时治疗。目前对组织内激光治疗肝癌的适应证治疗方案缺乏统一的标准。但一般认为，与其他局部消融法相似，其对体积小、数量少的肝癌效果更好。

（三）冷冻

目前氩氦刀是微创冷冻治疗肿瘤的主要技术手段，可经 B 超或 CT、MR 介导下进行，术中将冷冻刀头插入肿瘤组织，利用氩气制冷，刀头温度可快速降低至零下 140℃，邻近组织被冰冻，刀头周围形成冰球，随后以氦气缓慢复温。反复循环，可有效杀灭癌细胞。近年来应用于肝癌治疗，可单独或结合其他手段进行。关于冷冻治疗肿瘤的机制，多数学者认为可能是：①细胞内生成冰晶，破坏细胞膜，导致细胞溶解。②细胞脱水皱缩。③细胞电解质毒性浓缩和 pH 值改变。④微血管栓塞。⑤术后激发免疫学效应。冷冻治疗优点是创伤小，术中能较多的保留正常肝组织，患者耐受性好，可广泛应用于原发性及继发性肝癌的治疗，但是价格昂贵。禁忌证为：①患者全身情况差，不能耐受者。②弥漫型肝癌，腹水及肝功能较差（Child-C 级）患者，肝衰竭的可能性大者。③患者有出血倾向者。

（四）综合介入治疗

综上所述，各类介入治疗法各有其优点及缺点，因此联合应用多种方法能够弥补各自不足、提高肝癌治疗效果。

1. TACE 与 PEI 联合 TACE 后中心区域肿瘤组织坏死彻底，但边缘区域仍有部分肿瘤细胞残存，成为短期复发的根源，术后行 PEI 可促使局部残存肿瘤细胞坏死。PEI 术前行 TACE 栓塞肿瘤供血动脉，可以减少酒精随血液循环的流失，同时 TACE 术后肿瘤广泛坏死，肿瘤内纤维隔破坏，均有利于酒精在肿瘤内的弥散，强化了 PEI 治疗效果。TACE与 PEI 的协同作用在大肝癌的治疗中效果更为明显。

2. TACE 联合热消融治疗明显增强治疗效果 ①肝癌热消融加温过程中，肿瘤及瘤周的循环血流带走部分热消融的能量，TACE 栓塞肿瘤供血血管，减少肿瘤组织及邻近血流，从而减少了热消融治疗的能量流失。②消融治疗仅加热区域局部有效，TACE 治疗通过肝动脉灌注栓塞剂及化疗药物，可作用于全肝，有助于发现及治疗微小肝内转移灶。③热消融治疗可以杀灭栓塞后病灶周边残留癌细胞，减少复发。因此 TACE 联合热消融治疗，可提高肝癌病灶坏死率，降低复发，减少了 TACE 重复频率，提高患者生活质量。

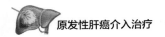

第四节 放射治疗

肝癌的放射敏感性低而正常肝组织对射线敏感，因此常规放疗对于肝癌效果有限。90 年代中期以后，现代精确放疗技术发展迅速，三维适形放疗（3-dimensional conformal radiotherapy，3DCRT）、调强适形放疗（intensity modulated radiation therapy，IMRT）和立体定向放疗（stereotactic radiotherapy，SRT）等技术广泛应用为放射治疗应用于肝癌提供了技术保障。精确放疗基本原理为聚焦式照射：以肿瘤为中心，设计多个照射野，放射线从不同方向射入肿瘤，使剂量聚焦于肿瘤，提高肿瘤的放射剂量，而正常组织的剂量明显降低。调强技术比三维适形更先进的是能对每个放射野实施不均匀剂量照射。计算机按照肿瘤立体形态来设计放射方案，能保证肿瘤放射的适形性，即高剂量照射野跟肿瘤的立体形态保持一致，而肿瘤周围正常组织放射剂量更低，特别适合那些立体形态非常不规则或邻近重要器官的肿瘤。

国内外学者采用精确放疗技术治疗不能行手术切除的肝癌，对于经过选择的肝癌患者，放疗后 3 年生存率可达 25% ~ 30%。

一、肝癌的放疗适应证

一般认为对于下述肝癌患者可考虑放疗：一般情况差或肝功能不良不能进行手术切除者；肿瘤位于重要解剖结构（如肝门区），无法手术切除者；对于巨大肿瘤，压迫症状明显或疼痛剧烈，可行姑息治疗者。

（一）局限于肝内的肝癌

中央型肝癌切缘距肿瘤 ≤ 1cm 的窄切缘术后可以辅助放疗。放疗联合 TACE，可以显著提高有效率和生存率。

（二）癌栓

放疗可针对外科或介入治疗后出现的癌栓以及原发灶的癌栓（门静脉、肝静脉、下腔静脉癌栓），延长患者生存期。

（三）肝癌伴有淋巴结转移或远处转移

肝外转移包括淋巴结转移、肺转移、骨转移、肾上腺转移、脑转移、腹膜和胸腔内膜转移等，也可用于等待肝癌肝移植前的治疗。对肝外转移的患者，外放疗可减轻疼痛、梗阻或出血等症状，使肿瘤发展减缓，从而延长生存期。

（四）胆管细胞癌

放疗可延长切除术后切缘阳性和不能切除的患者的生存期。上述放疗，大多是属于姑息性手段，疗效较差，即使能延长生存期，也比较短，尚不能取代肝癌的传统治疗；但是针对上述临床情况的其他疗法，也未能显示有更好的疗效和更强的循证医学证据，因此，目前放疗仍然是可供选择的重要治疗方法之一。

二、放疗的并发症

（一）急性期（放疗期间）副反应

1. 消化系统反应 恶心、呕吐；部分严重病例伴有上消化道出血，特别是放射野累及较大体积的十二指肠、空肠和胃的患者。

2. 急性肝功能损害　血清 ALT、AST 等上升，严重者有血清胆红素升高。

3. 骨髓抑制　主要表现为短期内白细胞数量下降，在大体积肝癌照射治疗中易发。

（二）放疗的后期损伤

主要是放射性肝损伤（radiation-induced liver disease，RILD），发生在肝部放疗结束后数月内，典型的放射性肝损伤发病快，患者在放疗后短期内出现大量腹水和肝脏肿大，伴 AST、ALT 上升；非典型肝损害仅有肝脏功能的损伤，不伴肝脏的肿大和腹水。RILD 是一种严重的肝脏放射并发症，一旦发生，70% 以上的患者可在短期内死于肝衰竭。主要是对症治疗，包括使用肾上腺糖皮质激素和利尿剂，同时给予积极的保护肝脏的药物和支持疗法。因此在设计放疗计划时，要把正常肝脏受照剂量限制在能够耐受的范围内。在我国，肝癌患者多数具有肝硬化背景，肝脏的放射耐受剂量显著低于国外的报告。根据国内的资料，肝脏的耐受剂量（全肝平均剂量）是：Child-Pugh A 级患者为 23Gy，Child-Pugh B 级患者可能是 6Gy。对于容易发生 RILD 的患者更应小心，包括原有的肝脏功能差，如肝脏功能为 Child-Pugh B 级；正常肝脏的受照体积大，剂量高；患者同时伴发血管的癌栓，如门静脉和下腔静脉的癌栓。如果同时使用 TACE，则 TACE 和肝脏放疗的间隔时间短于 1 个月。另外，在放疗期间出现急性肝功能损坏的患者，如继续放疗，则以后发生 RILD 的概率可高达 60%。因此，对此类患者应停止放疗，以避免治疗后 RILD 的出现。

急性肝损伤往往可逆、易修复；而后期肝损伤常常不可逆，是严重的放射性损伤，一旦发生，死亡率极高。主要诱因包括肝脏基础病变重（Child B 级或 C 级）、正常肝组织照射体积过大、剂量过大等。预防是关键，照射剂量限制在耐受范围内（一般认为，国人照射剂量为 22Gy）。

三、肝癌放疗技术

（一）放疗剂量的分割

临床经验表明：立体定向放疗时，对于肝功能为 Child-Pugh A 级，正常肝体积超过 700ml 的患者，剂量 < 15Gy×3 次，正常肝 > 800ml，剂量 < 18Gy×3 次是安全的；一般推荐放疗剂量 ≥ 30 ~ 60Gy/3 ~ 6 次。对姑息性放疗的肝癌患者，肿瘤的放疗剂量基本上取决于全肝和 / 或周围胃肠道的耐受量，大部分的报道以 40 ~ 70Gy 常规分割剂量。正常组织耐受剂量：肝功能为 Child-Pugh A 者，常规分割放疗时，全肝的耐受量为 28 ~ 30Gy，或非常规低分割放疗（每次分割剂量 4 ~ 8 Gy）全肝的耐受量为 23Gy。肝功能为 Child-Pugh B 者，肝脏对射线的耐受量明显下降。由于亚洲 HCC 患者常伴有肝硬化和脾功能亢进，导致胃肠道瘀血和凝血功能差，胃肠道的放射耐受剂量低于 RTOG 推荐的剂量。

（二）放疗计划

1. 放疗技术　与 3DCRT 比较，IMRT 放疗的靶区剂量适形更好，正常肝脏的受照剂量更小。因此一般先用 3DCRT 技术，如果达不到剂量学的要求，则用 IMRT 技术。IMRT 更适用于下述患者：肝癌体积较大以致正常肝受到较大剂量照射时，或患者的肝硬化严重，不能耐受大剂量照射时。

2. 呼吸的控制　建议使用呼吸控制技术，如主动呼吸控制调节器（active breath coordinator，ABC）以限制肿瘤在放疗中的运动，从而减少对正常肝脏的放射剂量。

3. 靶区定位　建议采用 CT 和 MRI 图像融合技术，曾行 TACE 的病例，可根据碘油

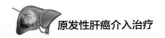

沉积来确定肝癌大体肿瘤的范围（gross tumor volume，GTV）。临床肿瘤体积为 GTV 外加 5～10mm。计划体积（PTV）在使用 ABC 装置条件下为 GTV 外加 6mm。在没有使用 ABC 时更要根据患者的呼吸来确定。

四、放疗技术与 TACE 联合应用

近年来，国内学者联合放疗与 TACE 技术在肝癌治疗中取得较好的效果。郭伟剑等用 TACE 加全肝移动条野或外照射对 76 例肝癌患者进行了研究，并与单纯 TACE 对比，结果表明治疗组有效率 53.9%，对照组为 33.8%（$P<0.05$）；治疗组 1、2、3 年生存率治疗组分别为 71.6%、49.0%、44.5%，对照组为 51.8%、17.3%、17.3%（$P<0.01$）。2004 年吴德华等报道 93 例 TACE 后行三维适形放射治疗的大肝癌患者，有效率为 91%，1 年、3 年生存率分别为 94%、26%。有些学者主张在实施放疗前行 2 次 TACE，间歇 3～6 周后重新评估是否需要进一步放射治疗。放疗联合 TACE 有如下优势：①在 CT 图像上肝癌呈低密度区，许多肿瘤边界不清，TACE 术后碘油沉积于肿瘤区域，有利于确定大体积肿瘤范围；②有利于完成放疗计划实施前的验证；③可发现和治疗小的肝癌病灶；④有可能推迟肝内的局部播散，延缓肝内出现播散的时间。

第五节　系统治疗

临床实践中，大约 70% 的肝癌在确诊时已不适合手术切除，即使勉强手术也不能提高长期生存率。终末期肝癌患者甚至不能耐受 TACE 或消融治疗。对晚期肝癌病例治疗目标是延缓肿瘤进展，改善一般情况，延长生存时间，一般采用综合治疗，系统治疗（systemic therapy，全身治疗）便是其中之一。

对于严重肝功能不全（Child-Pugh C 级）的患者，一般仅采取支持对症治疗；肝功能基本正常或接近正常（Child-Pugh A 或 B 级），但不能行手术、消融或 TACE 治疗者，可以进行系统治疗。有证据表明，对于没有禁忌证的晚期肝癌患者，系统治疗可以减轻肿瘤负荷，改善肿瘤相关症状和提高生活质量，延长生存时间。

一般认为，系统治疗主要适用于：已经发生肝外转移的晚期患者；虽为局部病变，但不适合手术切除、射频或微波消融和 TACE 治疗，或者局部治疗失败者；弥漫型肝癌；合并门静脉主干癌栓或下腔静脉癌栓者。

一、系统化疗（全身化疗）

系统化疗（systemic chemotherapy）是指主要通过口服、肌肉或静脉途径给药进行化疗的方式。自 20 世纪 50 年代化疗药物用于肝癌治疗以来，肝癌的系统性化疗进展不大。多数传统的细胞毒性药物，包括 ADM/EADM、5-FU、PDD 和 MMC 等试用于肝癌，单药有效率都比较低（一般 <20%），同时毒副反应明显，严重影响了其临床应用和疗效。因此，多年来有关研究较少，水平低下。近十年来，一些新作用机制的药物应用于临床，肝癌化疗有了新的局面。

（一）常用药物

（1）卡培他滨（希罗达，XELODA）是阻止核酸生物合成的药物。本身无细胞毒性，

口服后经肠黏膜吸收，经肝和瘤组织内转化为 5- 脱氧 - 氟尿苷，最后在肿瘤组织内经胸苷磷酸化酶催化为 5-FU 而起作用。研究证实：卡培他滨应用后肿瘤组织内的 5-FU 的质量浓度明显高于血液 100 倍以上，对多种肿瘤疗效显著高于 5-FU。本药和多种抗肿瘤药物有协同作用。

（2）吉西他滨（健择，GEMZAR）是阻止核酸生物合成的药物。进入人体后由脱氧胞嘧啶激酶活化，由胞嘧啶核苷脱氨酶代谢。作为嘧啶类抗肿瘤药物，其作用机制和阿糖胞苷相同，主要在细胞内掺入 DNA，作用于 G1/S 期。不同的双氟脱氧胞苷除了掺入 DNA 以外，还能抑制核苷酸还原酶，导致细胞内脱氧核苷三磷酸酯减少。与阿糖胞苷另一不同点是它能抑制脱氧胞嘧啶脱氨酶，减少细胞内药物代谢的降解，具有自我增效作用。在临床上，其与阿糖胞苷的抗肿瘤谱不同，对多种实体瘤有效。

（3）雷替曲塞（raltitrexed）是一种喹唑啉叶酸盐类似物，系胸腺合成酶抑制剂。在体内，雷替曲塞被细胞摄取后很快被代谢为一系列聚谷氨酸，这些代谢物比雷替曲塞具有更强抑制胸腺合成酶作用，从而抑制细胞 DNA 的合成，且能潴留在细胞内，长时间发挥抑制作用。雷替曲塞在体内半衰期（198 小时）明显长于 5- 氟尿嘧啶（10 分钟）。雷替曲塞最早用于治疗结直肠肿瘤，而目前文献报道雷替曲塞也可用于肝癌，如果将雷替曲塞混在碘化油内经动脉栓塞肿瘤血管，则持续发挥作用的时间会更长。临床应用具有疗效确切、不良反应少、用药简便、易于接受等优点。

（4）第 3 代金属铂类络合物奥沙利铂（草酸铂，OXA）与洛铂（LBP），与其他铂类药作用相同，以 DNA 为靶作用部位。铂原子与 DNA 形成交叉联结，阻断其复制和转录。与顺铂比较，这两种化疗药物的毒性明显低，刺激性小，抗癌活性更强，对 HCC 均有抗瘤活性，包括对顺铂已耐药的细胞株。国内外临床观察，均提示含 OXA 的方案治疗肝癌有效，客观有效率有所提高。作为符合药代动力学二室模型的奥沙利铂，在 15 分钟内完成全部 DNA 结合，排出相很慢，半衰期为 24 小时，给药 3 周后仍可测出残余铂。因此，抗肿瘤疗效明显而持久。奥沙利铂的主要副作用为胃肠道反应及外周神经病变及粒细胞减少。洛铂几乎没有肾、神经毒性，主要副作用为血小板减少，程度与卡铂接近。洛铂溶解度在铂类中最高，可以高浓度与碘油混合乳化，形成所谓"油包水"的小微粒，适合介入治疗。

（5）三氧化二砷（亚砷酸，AS_2O_3）是中药砒霜的主要成分。2004 年，国内多中心协作临床研究的结果表明采用亚砷酸注射液治疗中晚期原发性肝癌具有一定的姑息治疗作用，同时不良反应较轻，患者的耐受性较好。因此，亚砷酸注射液已经获得国家食品药品监督管理局（SFDA）批准增加晚期肝癌的适应证，成为第一个通过多中心临床研究证明有效而获得批准治疗肝癌的系统化疗药物。其机制是干扰硫基酶的活性，调控癌相关基因的表达，抑制细胞周期。因此，可能是与清除肿瘤干细胞（TSCs）和抑制血管内皮生长因子（VEGF）有关。

（二）化疗方案

目前原发性肝癌的全身化疗有单药或多药联合使用，常用的联合用药方法有：卡培他滨联合顺铂（XP）；吉西他滨联合奥沙利铂；吉西他滨 + 顺铂 +5-Fu（GEMFP）；奥沙利铂 +5-FU/ 亚叶酸钙疗法（FOLFOX4）；奥沙利铂（OXA）+ 卡培他滨（CAP）；XELOX 方案等。

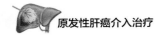

（三）系统化疗适应证

现在认为，对于没有禁忌证的晚期肝癌患者，系统化疗明显优于一般性支持治疗，不失为一种可以选择的治疗方法，其主要适应证如下。

（1）合并有肝外转移的晚期患者。

（2）局部病变，但不适合手术治疗和 TACE 者，如肝脏弥漫性病变或肝血管变异。

（3）合并门静脉主干或下腔静脉瘤栓者。

（4）多次 TACE 后肝血管阻塞以及或介入治疗后复发的患者。

（四）禁忌证

（1）ECOG PS 评分 > 2 分，Child-Pugh 评分 >7 分。

（2）白细胞计数 <3.0×10^9/L 或中性粒细胞计数 <1.5×10^9/L，血小板计数 <60×10^9/L，血红蛋白 <90g/L。

（3）肝、肾功能明显异常，氨基转移酶（AST 或 ALT）>5 倍正常值和 / 或胆红素显著升高 >2 倍正常值，血清白蛋白 <28g/L，肌酐（Cr）≥正常值上限，肌酐清除率（CCr）< 50ml/min。

（4）感染发热、出血倾向、中大量腹腔积液和肝性脑病。

二、生物治疗

随着现代分子生物学技术和基因工程技术的发展，生物治疗已成为肿瘤治疗的新兴模式，主要包括分子靶向治疗、免疫治疗、基因治疗、干细胞治疗等。

（一）分子靶向药物治疗

肝癌的发病机制复杂，其发生、发展和转移与多基因突变、细胞信号传导通路和新生血管增生异常等密切相关，其中存在多个关键性环节，正是进行分子靶向治疗的潜在靶点。近年来，应用分子靶向药物治疗已成为肝癌研究的热点。

索拉非尼是首个治疗 HCC 有效的分子靶向治疗药物，它是一种口服的多靶点、多激酶抑制剂，既可通过抑制血管内皮生长因子受体（VEGFR）和血小板源性生长因子受体（PDGFR）阻断肿瘤血管生成，又可通过阻断 Raf/MEK/ERK 信号传导通路抑制肿瘤细胞增殖，从而发挥双重抑制、多靶点阻断的抗 HCC 作用。

多项国际多中心Ⅲ期临床研究证明，索拉非尼能够延缓 HCC 的进展，明显延长晚期患者生存期，且安全性较好；SHARP 研究在欧美国家进行的一项国际多中心、随机、双盲、安慰剂对照Ⅲ期临床研究，共纳入 602 例患者，结果显示索拉非尼显著延长了晚期 HCC 患者的生存期（10.7 与 7.9 个月，P<0.001）。Oriental 研究是一次亚太地区进行的随机、双盲、安慰剂对照的Ⅲ期临床试验，共纳入 226 名晚期肝癌患者。结果也显示该药能延长晚期 HCC 患者生存期（6.5 与 4.2 个月，P=0.014）。Oriental 研究表明，不同种族和不同地域的 HCC 患者接受索拉非尼治疗均显示临床获益。

目前，索拉非尼已相继获得欧洲 EMEA、美国 FDA 和我国 SFDA 等批准，用于治疗不能手术切除和远处转移的 HCC。其常规用法为 400mg，口服，2 次 / 日。索拉非尼最常见的不良反应有：手足皮肤反应（HFSR）、腹泻、高血压、肝功能损害。经过处理，一般都能得到控制。在 2011 年，一项评估索拉非尼治疗不可手术切除的肝癌患者的安全性的 GIDEON 研究结果提示在肝功能 Child A 级和 B 级患者，无需调整索拉非尼剂量，用药相对安全。

现有研究证实，索拉非尼与 TACE 或系统化疗联合应用，可使患者更多地获益。其他新的分子靶向药物的临床试验也正在陆续开展。

（二）免疫治疗

1. 非特异性免疫治疗 肿瘤相关抗原在恶性肿瘤细胞上的表达浓度远高于普通细胞，足以引发免疫系统攻击。而肿瘤患者大多免疫功能低下，免疫抑制因子增多，因此，非特异性地提高机体免疫功能，激发免疫系统的免疫效能是有意义的。目前临床上应用的非特异性免疫治疗包括：①增强免疫应答的细胞因子，如白细胞介素（interleukin，IL）、干扰素（interferon，IFN）、肿瘤坏死因子等。②非特异性主动免疫调节剂，他们具有非特异性激活 NK 细胞，巨噬细胞及多克隆淋巴细胞催化剂的功能，临床上常用于肝癌治疗的有微生物及其产物（卡介苗、短小棒状杆菌、高聚金葡素等）及胸腺肽。

2. 特异性免疫治疗 目前用于临床的肝癌主动免疫包括肿瘤细胞疫苗、树突状细胞疫苗及异种重组甲胎蛋白疫苗。过继免疫治疗：输注自身或同种特异性或非特异性肿瘤杀伤细胞，直接杀伤肿瘤或激发机体抗瘤免疫效应，从而达到治疗肝癌的目的。包括淋巴因子激活的杀伤细胞（lymphokine activated killer cell，LAK）、肿瘤浸润的淋巴细胞、细胞毒性 T 细胞、细胞因子诱导的杀伤细胞（cytokine-induced killer cell，CIK）等。LAK 是外周血淋巴细胞在体外经过 IL-2 培养后诱导产生的新型杀伤细胞，杀伤肿瘤细胞不需要抗原致敏且无主要组织相容性复合体限制性，LAK 在体外有广谱的抗自体及异基因肿瘤活性，可直接溶解、杀伤瘤细胞。

（三）基因治疗

1. 抑癌基因治疗 抑癌基因治疗是通过恢复或添加肿瘤细胞中失活或缺乏的抑癌基因，恢复抑癌基因的功能，从而抑制肿瘤的生长和转移。已发现的抑癌基因有野生型 p53、p16、Rb、核转录因子等。p53 基因是目前研究和应用得最多的一个，不仅可抑制癌细胞生长，还可诱导其凋亡。研究证明 TACE 联合注射 p53 腺病毒重组体治疗晚期肝癌的治疗有效率及生存期均优于单纯 TACE 病例。

2. 自杀基因治疗 又称为病毒导向的酶解药物前体治疗。目前，用于肝癌基因治疗的自杀基因系统有单纯疱疹病毒胸腺嘧啶激酶基因 / 无环鸟苷系统、胞嘧啶脱氨酶基因 /5-氟胞嘧啶系统和嘌呤核苷酸磷酸酶基因 / 氟达拉滨系统等。由于肝癌是多基因多步骤过程，单用自杀基因效果尚不理想，一般与其他治疗联合应用。临床实验证实，该疗法能很好地耐受，未见任何剂量限定毒性的发生。

3. 免疫基因治疗 应用分子生物学方法将与免疫有关的细胞因子基因转导入肿瘤或其他免疫效应细胞，通过增强机体的抗肿瘤免疫功能而达到治疗肿瘤的目的。可用于这方面的细胞因子有 IL-2、IL-12、肿瘤坏死因子、IFN 和集落刺激因子等。IL-12 具有强大的抗肿瘤活性及抗转移作用。在动物实验中，瘤内注射或经肝内动脉注射腺病毒载体编码的 IL-12 基因或联合注射巨噬细胞集落刺激因子与 IL-12 基因，不管是对肝移植瘤还是致癌物诱导的多病灶肝肿瘤都具有明显的抗肿瘤效果。

4. 反义基因治疗 根据肝癌发病原因，导入反义寡核苷酸封闭肝癌基因的表达或用正常抑癌基因取代突变抑癌基因以达到治疗肿瘤的目的，在动物实验中得到验证，需要进一步临床试验。

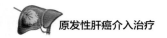

随着基础研究的不断深入以及临床应用的规范化，生物治疗将成为治疗肝癌的有效方法之一。

三、中医药治疗

中医治疗肿瘤是我国常用的方法之一，有扶正补虚、软坚散结、活血化瘀、以毒攻毒等法则。中药抗肿瘤作用的机制有：①抑制肿瘤细胞生长与增殖，诱发肿瘤细胞凋亡。②提高细胞免疫功能，调整机体免疫应答功能，促进骨髓造血干细胞增生。③活血化瘀药可阻止肿瘤区周围纤维蛋白的沉淀，使化疗药物和免疫活性物质易进入肿瘤内部。另有部分机制尚不清楚。中药与放、化疗有协同作用，有助于减少放、化疗的毒性，改善癌症相关症状和生活质量，延长生存期。因此中医中药可以作为肿瘤治疗的重要辅助手段。目前中医中药在肝癌的治疗中应用广泛，我国肝癌患者除了传统的辨证施治和汤药剂型，我国已生产出若干种现代中药制剂，如康莱特、华蟾素、榄香烯和得力生注射液等用于治疗肝癌。临床试验证实患者的依从性、安全性和耐受性均较好。但目前，肝癌临床辨证分型及疗效评价标准尚缺乏统一的规范，治疗结果的可比性和重复性差，不利于临床科研的进一步深入；在治疗上，尚缺乏抑制、消除致癌因子的有针对性的、高效的、可重复的方法和药物，需要积极进行深入研究。

第六节　肝癌的抗病毒治疗

HBV 感染与 HCC 的发生和进展有明确相关性。我国近年发布的《慢性乙型肝防治指南（2010 版）》《原发性肝癌诊疗规范（2011 版）》和《原发性肝癌诊疗规范（2017 版）》都强调了肝癌患者抗病毒治疗的重要性，但未作深入具体阐述。

一、HBV 相关性 HCC 患者应用抗病毒治疗的总体目标

病毒相关性 HCC 是个多步骤发生的疾病：HBV 通过病毒 - 免疫系统相互作用导致肝脏组织炎性反应坏死 - 修复反复发生，或通过病毒编码蛋白 / 整合后病毒基因异常编码蛋白对细胞周期调节蛋白产生影响，从而逐步造成 HCC 的发生。HCC 复发分为早期（术后 2 年内）或晚期复发（术后 2 年后）。早期复发多由原发灶转移所致，晚期复发多因肝硬化基础上肿瘤的再发。在 HBV 相关性肝硬化基础上，病毒活跃复制不仅导致 HCC 的发生 / 复发，同时也是各种终末期肝病事件发生的危险因素。

HBV 慢性感染是 HCC 发生的主要病因之一。中国台湾自然史研究显示，慢性乙型肝炎（chronic hepatitis B，CHB）患者 HCC 发生率为 403/10 万 ~ 470/10 万。导致 HBV 相关性 HCC 发生的病毒学因素有 HBV DNA 水平、HBeAg 持续阳性时间、病毒基因型、C 区启动子变异、X 基因变异等。

HBV 相关性 HCC 的特征：HCC 发生与 HBV DNA 水平有关；高 HBV DNA 水平患者发展到 HCC 所需要的时间要短于低 HBV DNA 水平的患者；抗病毒治疗可减少 HCC 的发生率；HBV 基因型，C 型感染者 HCC 的发生率高于 B 型；基因型 B 型 HBV 相关性 HCC 多发生在非肝硬化基础上，且多伴有卫星灶。肝硬化是 HCC 发生的一个独立危险因子，HBV 相关性肝硬化患者 HCC 发生率高达 820/10 万 ~ 2247/10 万。肝硬化患者 5 年内

出现 HCC 的发生率：西欧和美国为 10%，东亚为 17%，存在一定的人种特异性差异。HBV 相关性 HCC 患者生存率较低，与 HCC 高复发率有关。HCC 外科根治术后 5 年的复发率高达 50% ~ 70%。多种因素与 HBV 相关性 HCC 复发有关，除肿瘤大小、分期、AFP 水平、肝硬化程度外，HBeAg 是否阳性及 HBV DNA 载量与之密切相关。早期复发与肿瘤分期和生物学特性有关，晚期复发与肝脏基础疾病有关。HBV DNA 载量与 HCC 的病死率呈正相关，且具有明确的量效关系。HBV DNA 大于 10^5 拷贝 /ml 时，HCC 患者病死率的相对危险度（relative risk，RR）为 11.2（95%CI：3.6 ~ 35.0）。HBV 相关性 HCC 主要死亡原因为肝功能衰竭、消化道出血、肝性脑病和肝 - 肾综合征等肝病终末期事件，这些与 HBV 活跃复制密切有关。因此，患者 HBV DNA 水平是 HCC 发生、复发和患者死亡的危险因素，降低 HBV DNA 水平是 HBV 相关性 HCC 预防的关键因素之一。因此抑制 HBV 复制，控制炎性反应活动将有助于提高 HBV 相关性 HCC 患者的总体生存率。

HBV 相关性 HCC 患者应用抗病毒治疗的总体目标是在针对 HCC 的综合治疗基础上。通过抗病毒治疗将 HBV 的复制抑制至最低水平，旨在减少或延缓 HCC 的复发，保证生命质量，延长生存期；抗病毒治疗可改善肝脏功能，减少终末期肝病事件的发生，为 HCC 综合治疗创造条件。

二、HBV 相关性 HCC 抗病毒治疗

HBV 相关性 HCC 的抗 HBV 药物目前有两类，即干扰素 α（IFNα）和核苷（酸）类似物（nucleoside analogue，NA），在 HBV 相关性 HCC 患者中的应用有助于改善患者生活质量，提高生存率。

（一）NA 类药物

目前国内已经批准拉米夫定（lamivudine，LAM）、阿德福韦酯（adefovir dipivoxil，ADV）、恩替卡韦（entecavir，ETV）和替比夫定（telbivudine，LDT）、替诺福韦（tenofovir disoproxil fumarate，TDF）用于抗 HBV 治疗，核苷酸类似物抗病毒的机制是以替代的方式结合于 HBV DNA 聚合酶区，终止病毒复制过程中链的延长。各类抗病毒药物可以有效抑制病毒复制，但难以彻底清除。因此抗病毒治疗是长期的过程，针对慢性乙型肝炎患者的一些抗病毒停药指征可能并不适合 HCC 患者。抗病毒药物尚有耐药性问题，拉米夫定的耐药率较高，5 年耐药率可达 65%；服药过程中需要监测病毒 DNA 水平，发现耐药，需要及时调整应用 NA 类药物可提高 HBV 相关性 HCC 的生存率。一项小样本回顾性研究提示 NA 类药物组和对照组的肿瘤复发率相近，但前者的 DFS 较高。HBV 相关性 HCC 根治术后 NA 应用的大样本队列研究。研究组收集了 2003 年至 2010 年中国台湾地区的 100938 例 HCC，其中 4569 例 HBV 相关性 HCC 进行了根治术治疗，对照组 4051 例未予 NA，518 例术后予 NA 治疗（不含 ADV）。经过随访观察，NA 组复发率为 20.5%，对照组为 43.6%（$P<0.01$）；NA 组总体病死率为 10.6%，对照组为 28.3%（$P<0.01$）。该研究观察，NA 组 6 年 HCC 复发率为 45.6%，对照组为 54.6%（$P<0.01$）；6 年总体病死率 NA 组为 29.0%，对照组为 42.4%（$P<0.01$）。Cox 回归分析提示，NA 应用是降低 HCC 复发的独立重要因素（HR = 0.67，95%CI:0.55 ~ 0.81，$P<0.01$）。随机对照临床试验（randomized controlled trial，RCT）研究也提示 NA 改善 HBV 相关性 HCC 患者的肝功能，提高生存率。在 TACE 治疗后将患者随机分组，治疗组给予患者 LAM 治疗。结果发现对照组 37

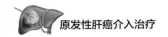

例中有 11 例（29.7%）术后出现 HBV 活跃复制导致的肝脏炎性反应，而 LAM 组 36 例中仅有 1 例（2.8%，$P = 0.002$）。该研究认为 LAM 可降低患者因 TACE 后炎性反应诱发慢性肝功能衰竭的风险。因而提出 NA 类药物可通过间接保护剩余肝功能而使得患者的生存率提高。就抗病毒效果而言，NA 组治疗 1 年时 HBV DNA 阴转率为 87%～100%，治疗 2 年时 HBeAg 血清学转换率为 22%～73%。服用 LAM 患者出现耐药的比例为 14%～39%，出现病毒学突破的患者可加用 ADV 或换用 TDF 予以控制。

HBV 相关性 HCC 患者 NA 的应用建议。

1. HBV 相关性 HCC 患者检测 HBV DNA 阳性，均应给予 NA 抗病毒治疗。在 HCC 综合治疗方案基础上，建议参照《慢性乙型肝炎防治指南（2010 版）》HBV 相关性肝硬化治疗选择 NA 长期服用。有条件者优先选择强效高耐药屏障药物。患者在接受抗肿瘤治疗前，宜尽早予 NA 治疗，以期将 HBV DNA 降至最低水平。减少 HBV 的再激活；NA 治疗过程中监测、不良反应及处理原则见《慢性乙型肝炎防治指南（2010 版）》。

2. HBV 相关性 HCC 检测 HBV DNA 阴性，接受 TACE、放射治疗、全身化学治疗者，应高度重视 HBV 的再激活，并密切监测 HBV DNA。如监测过程中 HBV DNA 阳性，则可根据《慢性乙型肝炎防治指南（2010 版）》HBV 相关性肝硬化进行 NA 长期治疗。

3. HBV 相关性 HCC 确诊符合肝移植标准且拟进行肝移植患者，如 HBV DNA 检测为阳性，应于术前给予强效高耐药屏障的 NA。以尽可能将 HBV DNA 在术前降至最低水平 LAM（或）ADV 联合高效价乙型肝炎免疫球蛋白（hepatitis B immunoglobulin, HBIG）可减小移植物再感染的风险。建议肝移植术前 1～3 个月开始服用 LAM。术中无肝期给予 HBIG。术后长期使用 LAM 和 HBIG。对于 LAM 治疗发生 HBV 病毒变异者，可加 ADV 联合治疗。有研究提示单用 ETV，不联合 HBIG 也可较好地预防 HBV 复发。

（二）IFNα

IFNα 具有较强的免疫调节作用，在其临床应用中既具有抗肿瘤作用，又具有抗病毒作用，因此被认为既具有早期复发预防作用，又具有晚期复发预防作用。选择 HCC 根治术后的患者随机分为 IFNα 治疗组和非治疗组各 118 例。IFNα 治疗 18 个月复发率为 36.4%，对照组为 49.2%（$P = 0.0485$）；停用 IFNα 后随访 18 个月，IFNα 组复发率为 32.9%，对照组为 23.2%（$P = 0.2292$）。另一项研究在切除 HCC 病灶后，将相同 TNM 分期的患者随机分为 IFNα 组或对照组，治疗方案为 IFNα-2b，$10mU/m^2$，2 次／周，疗程为 16 周。5 年随访结束时，治疗组 20%（8/40）的患者死亡或肝移植，对照组为 33%（13/40）；1、3、5 年的生存率在 IFNα 组分别为 97%、79% 和 79%，对照组分别为 85%、70% 和 61%，两组间无统计学差异（$P = 0.137$）；但对于 TNM 分期 Ⅲ/ⅣA 期患者，IFNα 组 1、3 和 5 年生存率分别为 95%、68% 和 68%，对照组分别为 68%、47% 和 24%，两组有统计学差异（$P = 0.038$）。总之，HBV 相关性 HCC 患者根治术后应用 IFNα 将有助于提高患者的存活率，应用期间可降低 HCC 的复发率。

HBV 相关性 HCC 患者根治／非根治术后，如无 IFNα 应用禁忌，可选择 IFNα 辅助治疗。肝功能代偿期患者建议按常规剂量应用 IFNα；Child-Pugh 评分 B 级患者宜自小剂量开始应用，逐步提高，疗程 6～18 个月，治疗 12 周。如检测 HBV DNA 仍阳性，建议加用或改用 NA（除 LDT 外）。IFNα 方案可重复应用。治疗过程中监测项目、不良反应及处理原则等均按照《慢性乙型肝炎防治指南（2010 版）》执行。

三、HBV 相关性 HCC 患者抗病毒治疗尚存的问题

HBV 相关性 HCC 患者抗病毒治疗的意义在于：在综合治疗的基础上，抗病毒治疗可减少 HBV 相关性 HCC 的复发率，降低终末期肝病事件的发生率，为多种治疗手段的应用创造条件。本领域尚有很多问题有待阐明，如病毒复制与 HCC 复发是否具有因果关系，IFNα 对 HBV 相关性 HCC 的 DFS 尚有争议，如何提高肝硬化背景患者应用 IFNα 的耐受性和安全性，HBV 相关性 HCC 患者应用聚乙二醇干扰素（Peg-IFNα）的可行性，HBV 相关性 HCC 联合应用 IFNα 和 NA 的有效性等，这些问题仍需要进一步研究，并期待具有更高循证医学证据的研究结果。总之，在 HCC 的诊断治疗过程中，多学科医师应共同商议治疗方案，多方面调整、维护患者的肝功能，通过综合治疗手段最大限度改善 HCC 患者的预后。

在我国，HBV 相关性肝癌占原发性肝癌的 80%～90%。HBV 相关性肝癌术后易复发，其 5 年复发率达 60%～70%，生存率仅 30%～50%。近年来，HBV 与肝癌治疗预后的关系逐渐引起人们的重视。研究证实，手术、化疗、放疗等创伤均可使 HBV 再激活，HBV DNA 的连续复制会加重肝细胞的破坏程度，导致上消化道出血以及肝功能衰竭等严重的肝硬化相关并发症，进一步加重肝脏的炎症和纤维化进程，甚至演变为肝癌。HBV DNA 载量与 HBV 相关终末期肝病，如肝性脑病、上消化道出血、自发性腹膜炎、原发性肝癌等的发生密切相关。另一方面，研究也证实，长期抑制 HBV 能够降低肝衰竭的发生率和病死率，明显减轻慢性乙型肝炎患者肝脏炎症，延缓甚至逆转肝纤维化，改善肝脏功能，使之更能耐受手术或其他抗肿瘤治疗对肝脏的打击。显著降低 HCC 术后复发率，尤其是降低晚期复发率。鉴于抗病毒治疗在 HCC 综合治疗中起着非常重要的作用，《原发性肝癌诊疗规范（2011 版）》写入了 HBV 相关 HCC 的抗病毒治疗内容。2014 年出现了国际《HBV/HCV 相关 HCC 抗病毒治疗专家共识》，根据循证医学证据和专家共识，认为在以下情况下应该给予抗病毒治疗：① HBV DNA ≥ 500IU/ml（或 ≥ 1×10 拷贝/ml）或 HBV DNA 能检出者，在行 HCC 治疗（包括手术、TACE、射频消融和放疗等）的同时，应给予核苷（酸）类抗病毒药物治疗；②对于 HBV DNA<500IU/ml 或未能检出者。在进行手术、TACE 和放疗等治疗过程中应密切观察 HBV DNA 载量。发现病毒再激活，应立即给予抗病毒治疗；③ HBeAg 阳性并谷丙转氨酶升高者应给予抗病毒治疗，因为 HBeAg 是影响 HCC 预后的独立危险因素之一；④ HBV 相关 HCC 在行肝移植等需用免疫抑制剂时应在术前服用抗病毒药，术后长期服用，防止病毒再激活。

综上所述，肝癌治疗重在早发现、早诊断和早治疗。应遵循规范化多模式综合治疗的原则，根据基础疾病、肿瘤病理学类型、临床分期、门静脉或下腔静脉癌栓以及远处转移情况，结合患者的一般状况和器官功能状态，合理选择或者联合应用外科手术、肝动脉介入治疗、局部消融、放疗、系统治疗（分子靶向治疗、化疗、生物治疗、中医药和抗病毒治疗等）以及支持对症治疗等多种手段，发挥各种方法的优势，采取多学科综合治疗，为患者制订最佳的个体化治疗方案。各种治疗方法的合理、序贯应用，充分发挥各自优势，防止副作用叠加。最大限度地控制肿瘤，改善患者的生活质量，达到延长生存期或争取根治的目的。注意避免片面强调某一项技术，不恰当或过度治疗，给患者造成损害。

依据"早期、综合、微创、靶向"的原则和患者的具体病情，肝癌规范化综合治疗的

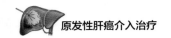

大体方案可参考如下：对于小肝癌，如肝功能代偿、估计可切除者，应积极争取根治性切除，也可考虑 RFA、化学消融等局部治疗。如估计手术不能切除者，可行局部治疗或姑息性外科治疗。肝功能失代偿而无腹水，结节数少者可首选局部消融治疗，结节较多者可行 TACE 治疗。

同时，对肝癌治疗应具有整体观念，注意纠正免疫异常、改善重要脏器功能，增强抗肿瘤免疫，对于活动性肝炎患者维持抗病毒治疗。立足于肝癌分子分型基础上的个体化治疗可能是未来发展的重要方向。

第七节　肝癌治疗效果评价

一、世界卫生组织标准

1979 年 WHO（世界卫生组织）制订了实体瘤疗效评价标准：以肿瘤最大长径和最大垂直径的乘积来代表肿瘤面积。以肿瘤面积的变化作为可测量病灶和不可测量病灶的疗效评价。

（一）可测量病灶

1. 完全缓解（complete response，CR）　所有可见病变完全消失并维持 4 周以上。

2. 部分缓解（progressive disease，PR）　肿瘤面积缩小 50% 以上，并维持 4 周以上。①单个肿瘤面积：肿瘤病灶的最大长径和其最大垂直径的乘积。②多个肿瘤面积：多个肿瘤面积之和。

3. 稳定（stable disease，SD）　肿瘤面积缩小至 50% 以下，或增大 25% 以下，无新病灶出现。

4. 进展（progressive disease，PD）　肿瘤面积增大 25% 以上，或出现新病灶。

（二）不可测量病灶

1. **CR**　肿瘤完全消失。

2. **PR**　肿瘤面积缩小 50% 以上。

3. **SD**　肿瘤面积缩小至 50% 以下，或增大 25% 以下。

4. **PD**　肿瘤面积增大 25% 以上，或出现新病灶。

WHO 标准推出后得到广泛应用，但也逐渐暴露出不足。如概念不清，标准模糊，导致理解和应用中产生误差。WHO 标准中并未包括 CT、MRI 检查在评价肿瘤治疗效果中的应用。

二、RECIST 标准

1999 年提出的实体肿瘤疗效评价标准（response evaluation criteria in solid tumors，RECIST）对 WHO 标准的不足进行了修正及补充。如以单径测量代替了双径测量，同时也保留了 WHO 标准的 CR、PR、SD、PD 概念。

（一）肿瘤病灶的测量

1. 肿瘤病灶基线的定义

（1）可测量病灶：至少有一个可测量的径线。用常规技术测量病灶直径长度 ≥ 20mm

或螺旋 CT 测量 ≥ 10mm 的可以精确测量的病灶。

（2）不可测量病灶：小病灶（常规技术测量长径 <20mm 或螺旋 CT 测量 <10mm）以及其他不可测量的病灶，包括骨病变、脑膜病变、腹水、胸水、心包积液、炎症乳腺癌、皮肤或肺的癌性淋巴管炎、影像学不能确诊和随诊的腹部肿块和囊性病灶。

2. 测量方法 基线和随诊应用同样的技术和方法评估病灶。

临床表浅病灶如可扪及的淋巴结或皮肤结节可作为可测量病灶，皮肤病灶的彩色照片中应附有标尺。

胸部 X 片：肺部清晰明确的病灶可作为可测量病灶，但最好用 CT 扫描。

CT 和 MRI：目前最可靠、并可重复随诊的方法。对于胸部、腹部、盆腔，CT 和 MRI 用 10 mm 或更薄的层面扫描，螺旋 CT 用 5 mm 层面连续扫描，而头颈部及特殊部位要用个体化的方案。

超声检查：当研究的终点是客观肿瘤疗效时，超声不能用作评价手段，仅可用于测量表浅可扪及的淋巴结、皮下结节和甲状腺结节，亦可用于确认临床查体后浅表病灶的完全消失。

内窥镜和腹腔镜：作为客观肿瘤疗效评价至今尚未广泛充分的应用，仅在有争议的病灶或有明确验证目的高水平的研究中心中应用。这种方法取得的活检标本可证实病理组织上的 CR。

肿瘤标志物：不能单独应用判断疗效。但治疗前肿瘤标志物高于正常水平时，临床评价 CR 时，所有的标志物需恢复正常。疾病进展的要求是肿瘤标志物的增加必须伴有可见病灶进展。

细胞学和病理组织学：在少数病例，细胞学和病理组织学可用于鉴别 CR 和 PR，区分治疗后的良性病变还是残存的恶性病变。治疗中出现的任何渗出，需细胞学证实是否有肿瘤细胞，以区别肿瘤的缓解、稳定及进展。

（二）肿瘤治疗效果评价

1. 肿瘤病灶基线的评价 要确立基线的全部肿瘤负荷，以便与治疗后状态比较。可测量的目标病灶至少有一个，如可测量病灶是有限的孤立的病灶需组织病理学证实。目标病灶：应代表所有累及的器官，每个脏器最多 5 个病灶，全部病灶总数最多 10 个作为目标病灶，并在基线时测量并记录。目标病灶应根据病灶长径大小和可准确重复测量性来选择。所有目标病灶的长度总和为基线病灶最大径之和。非目标病灶：所有其他病灶应作为非目标病灶并在基线上记录，不需测量的病灶在随诊期间要注意其存在或消失。

2. 缓解的标准 目标病灶的评价 CR：所有目标病灶消失；PR：基线病灶最大径之和缩小 ≥ 30%；PD：基线病灶最大径之和增加 ≥ 20% 或出现新病灶；SD：基线病灶最大径之和缩小但未达 PR 或有增加但未达 PD。

非目标病灶的评价 CR：所有非目标病灶消失且肿瘤标志物水平正常；SD：一个或多个非目标病灶和 / 或肿瘤标志物高于正常，并持续存在；PD：出现一个或多个新病灶和（或）存在非目标病灶进展。

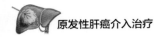

3. 总的疗效评价 见表 1-2-1。

表 1-2-1　肿瘤总疗效评价标准

目标病灶	非目标病灶	新病灶	总疗效
CR	CR	无	CR
CR	未达 CR/SD	无	PR
PR	无 PD	无	PR
SD	无 PD	无	SD
PD	任何	有 / 无	PD
任何	PD	有 / 无	PD
任何	任何	有	PD

（1）最佳疗效评价：最佳疗效评价是指治疗开始后最小的测量记录值到疾病进展 / 复发之间记录到的最小测量记录值。最佳疗效评价包括病灶测量和疗效确认。虽然没有 PD 证据，但因全身情况恶化而停止治疗者应评定为"症状恶化"并在停止治疗后详细记录肿瘤客观进展情况。要明确早期进展、早期死亡及不能评价的患者。在某些情况下，很难鉴别残存肿瘤病灶和正常组织，所以在评价 CR 时，应在治疗 4 周后进行，确认之前应使用细针穿刺或活检检查残存病灶。

（2）肿瘤重新评价的频率：肿瘤重新评价的频率决定于治疗方案，实际上治疗的获益时间是不清楚的，每 2 周期（6～8 周）的重新评价是合理的，在特殊的情况下应调整为更短或更长的时间。治疗结束后，需重新评价肿瘤的间隔时间决定于临床试验的研究目的（end point）是缓解率还是"到事件发生时间"（time to event，TTE），即"到疾病进展 / 死亡时间"（time to progression，TTP / time to death，TTD）。如临床试验的研究目的为 TTP / TTD，则需要重复评估，二次评估的间隔时间没有严格的规定。

（3）疗效评价的确认：客观疗效确认的目的是避免高估有效率。评价为 CR、PR 的患者，必须在首次评价的至少 4 周后重新确认。SD 患者在治疗后最少间隔 6～8 周，病灶测量至少有一次 SD。对于以无进展生存（progression-free survival，PFS）和总生存（overall survival，OS）为研究目的的临床研究不需要反复确证肿瘤大小的变化。

（4）缓解期：从首次测量 CR 或 PR 直到首次疾病复发或进展的时间。

（5）稳定期：从治疗开始到疾病进展的时间。SD 期与临床的相关性因不同的肿瘤类型、不同的分化程度而变化。缓解期、稳定期以及 PFS 受基线评价后随诊频率的影响，由于受到疾病的类型、分期、治疗周期及临床实践等多种因素的影响，至今尚不能确定基本的随诊频率，这在一定程度上影响了试验终点的准确度。

（6）独立的专家委员会：对于以 CR、PR 为主要研究目的临床研究，强调所有"缓解"都必须被该研究项目以外的独立专家委员会评判。

4. 结果报告　所有进入研究的患者，都应进行疗效评价。每个患者需归入以下的其中一类：CR、PR、PD、SD；因肿瘤致早期死亡；因治疗毒性致早期死亡；因其他原因致早期死亡；无法分类（不能评价或资料不完整）。疾病进展和各种原因导致的患者早期死亡视为无效。无法分类的精确定义因治疗方案不同而异。除外违背主要治疗方案的患者，可以进行亚组分析，但亚组分析结果中不能得出治疗效果的结论。必须在报告中明确描述出把患者排除的原因。并且，资料分析要求 95% 的可信区间范围。

三、RECIST 1.1 版

2009 年，RECIST 修订版首次公布。与 RECIST 1.0 版一样，RECIST 修订版也运用基于肿瘤负荷的解剖成像技术进行疗效评估，故被称作 RECIST 1.1 版。其主要针对目标病灶的数目、疗效确认的必要性及淋巴结的测量等方面做了更新。

（一）目标病灶的数目

在 RECIST 1.1 版中，用于判断疗效的可测量目标病灶数目从最多 10 个、每个器官 5 个改为最多 5 个、每个器官 2 个。可测量的目标病灶包括：在 5mm 薄层 CT 上淋巴结短径 ≥ 10mm、长径 ≥ 15mm；在对比度良好的胸部 X 线平片上淋巴结长径 ≥ 20mm；体表病变，如皮肤结节等，若 ≥ 10mm 也可作为可测量病变，应通过有标尺的彩色照片明确标示其大小，若成像技术能评估应首选成像技术评估。不可测量的非目标病灶是指确实不可测量的病灶，如软脑脊髓膜病变、腹水、胸膜心包膜渗出液、炎性乳腺癌、皮肤或肺的癌性淋巴管炎、成像技术不能重现的腹部肿块或包块等。该标准还新增了以 10mm ≤ 短径 < 15mm 的淋巴结为有病理意义的淋巴结。

（二）PD 的定义

在 RECIST 1.1 版，疾病进展的定义不仅仅为原目标病灶长径总和增加 20%，还包括其绝对值增加 5mm，出现新病变也视为 PD。当一个目标病灶在随访中散裂为多个病灶时，应将各单个病灶长径相加。当多个靶病灶融合时应取其最大长径。出现明确新病变如脑转移者，不管基线时是否进行过脑部成像检查，都评价为 PD。因健康状况下降而中止治疗者，如无目标病灶 / 非目标病灶的客观证据，则不能评价为 PD，而评价为症状恶化。

（三）有病理意义淋巴结疗效评估

CT 扫描中，短径 < 10mm 的淋巴结视为正常淋巴结而不给予记录和随访；10mm ≤ 短径 < 15mm 的淋巴结被视为有病理意义的不可测量非目标病灶；短径 ≥ 15mm 的淋巴结可作为有病理意义的可测量目标病灶，疗效评估时目标病灶总数目可将其包括进去。如果将淋巴结作为目标病灶进行疗效评估，则在基线及随访中的淋巴结应处于同一解剖区域，淋巴结即使缩小到 < 10mm 的正常范围，其总长径之和也不能记录为 0。在评估 CR 时必须确认每一个淋巴结均 < 10mm。

（四）疗效确认的必要性

对于以客观缓解率（ORR）为主要研究目的的临床研究，必须进行疗效确认。但以 OS 为主要研究目的的随机对照Ⅲ期临床研究不再需要疗效确认。

四、改良 RECIST 标准（modified RECIST，mRECIST）

RECIST 标准依靠肿瘤大小的变化进行评价疗效，但近年来出现的新治疗模式，靶向药物、免疫治疗等的疗效评价对 RECIST 标准提出很大挑战。多数靶向药物的作用体现在

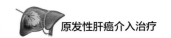

干扰癌细胞的信号通路从而抑制肿瘤细胞的生长，而肿瘤细胞是否死亡并不重要，对整个肿瘤而言，其表现可能就是一个肿瘤大小的稳定、无变化。此外，以抗血管形成为主要作用机制的药物，治疗后常导致肿瘤坏死并形成空洞或液化，而肿瘤大小并无明显的变化甚至有所增大（但肿瘤内部已无"存活的肿瘤"或很少"存活的肿瘤"），这时如果按RECIST 标准，这些药物在临床试验中并没有显示出很好的抗癌活性，但患者却在 PFS 和OS 上获益。所以，采用 RECIST 标准来评价这种以稳定肿瘤细胞为主的药物，常常难以客观真实地评价分子靶向药物的疗效。

在肝癌的治疗中，常规经 TACE 后或肿瘤消融治疗后，部分初始体积较大的病灶坏死后吸收缓慢或机化、液化，而体积缩小并不显著。但病灶可保持长时间稳定，患者无症状生存期明显延长。对此，RECIST 评价系统同样显示出局限。

2008 年，美国肝脏病研究协会（AASLD）颁布了治疗肝癌的 mRECIST（表 1-2-2），提出采用增强扫描动态 CT 或 MRI 要避开坏死或液化区，测量其残存肿瘤，以显示对比剂摄取的病变范围或区域即动脉期强化的存活肿瘤的变化（viable tumor）来评估疗效。

表 1-2-2　WHO、RECIST 及 mRECIST 方法对于可测量病灶疗效评价标准的比较

疗效	WHO （两最大垂径乘积变化）	RECIST （最大径总和变化）	mRECIST （最大径总和变化）
CR	全部病灶消失	全部病灶消失	（动脉期增强显影病灶）全部病灶消失
PR	缩小至少 50%	缩小至少 30%	（动脉期增强显影病灶）缩小至少 30%
SD	介于 PR 和 PD 之间	介于 PR 和 PD 之间	介于 PR 和 PD 之间
PD	增加超过 25% 或出现新病灶	增加超过 20% 或出现新病灶	（动脉期增强显影病灶）增加超过 20% 或出现新病灶

典型病例一

例 1-2-1（图 1-2-3）

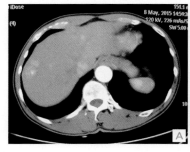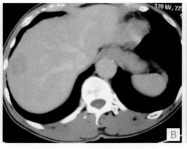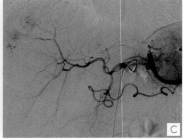

图 1-2-3　影像学资料 A～C

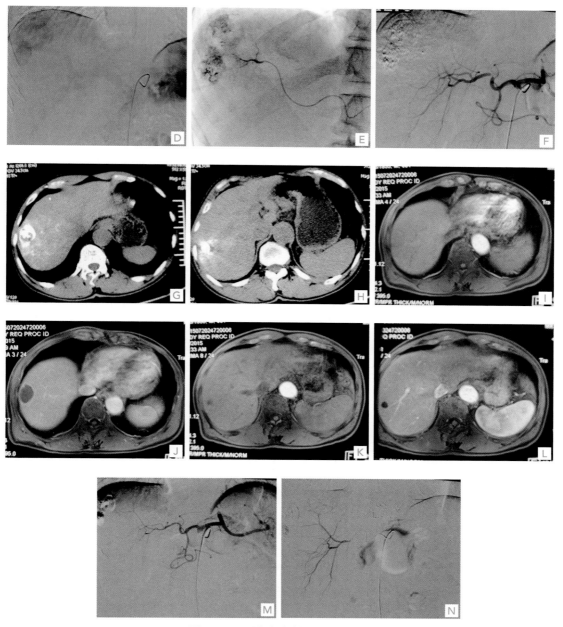

图 1-2-3　影像学资料 D～N（续）

【临床资料】

男性，60 岁，乙肝病史 30 年余，以发现肝内占位 5 天来诊。2015-05-09 上腹部强化 CT：肝实质内可见多发低密度灶，大者直径约 3.2 cm×2.5cm，动脉期呈明显强化。结论：肝内多发占位，考虑肝癌可能大；胆囊结石。肝功能 Child-Pugh A 级，AFP 为 347.9ng/ml，CA19-9 为 72.43U/ml。

【治疗及随访经过】

患者于 2015-05-19 行第 1 次 TACE，1 个月后行肝脏 CT 检查示肝右叶两个病灶碘化

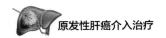
油沉积较好，检验示血清 AFP 降至正常范围。2 个月后行肝脏增强 MRI 检查示肝右叶 2 个病灶动脉早期及动脉期无增强，检验示血清 AFP 正常。2015-07-21 行第 2 次 TACE。之后定期复查肝脏 B 超和血清 AFP。2016-03 复查肝脏 B 超示病灶范围 1.6cm×1.5cm，AFP 为 3.05ng/ml。

【附图说明】

A、B. 患者初诊的肝脏增强 CT 示肝右叶病灶呈典型的"快进快出"的 HCC 的 CT 表现；

C～F. 第 1 次 TACE：造影示动脉期（C）和实质期（D）可见位于肝右叶的两个大小不等的病灶；栓塞后碘化油沉积较好（E）；栓塞后的造影示肿瘤血管及肿瘤染色完全消失（F）；

G、H. 第 1 次 TACE 1 个月后的 CT 平扫示肝右叶两个病灶碘化油沉积较好；

I～L. 第 1 次 TACE 2 个月后的增强 MRI 示肝右叶 2 个病灶动脉早期及动脉期无增强；

M、N. 第 2 次 TACE 中，肝动脉及肝右动脉造影示病灶无血供。

【病例讨论】

该患者是肝右叶多发肿瘤，第 1 次 TACE 治疗后 1 个月肝脏平扫 CT 示病灶碘化油沉积较好，AFP 降至正常水平；在第 2 个月随访时，我们考虑到由于部分容积效应，若继续采用增强 CT 检查，则不易判断病灶是否血供完全消失，遂采用肝脏增强 MRI 检查，结果示肝右叶两个病灶的血供完全消失。疗效评价按 RECIST 标准为 PR，按 mRECIST 标准为 CR。

（李继军　王承儒　唐　军）

参考文献

1. 中华医学会器官移植学分会.中国肝癌肝移植临床实践指南（2014 版）.中华消化外科杂志,2014,13（7）:497-501.

2. 樊嘉,周俭,徐泱,等.肝癌肝移植适应证的选择:上海复旦标准.中华医学杂志,2006,86（18）:1227-1231.

3. 王建华.肝癌综合介入治疗的现状.中华肝脏病杂志,2005,13（10）:721-723.

4. 傅思睿,陆骊工.索拉菲尼在肝癌靶向治疗中的应用.中华医学杂志,2012,92（29）:2084-2086.

5. Clavien PA, Lesurtel M, Bossuyt PMM, et al. Recommendations for liver transplantation for hepatocellular carcinoma:an international consensus conference report. The lancet oncology, 2012,13（1）: e11-e22.

6. Liang SX, Zhu XD, Lu HJ, et al. Hypofractionated three-dimensional conformal radiation therapy for primary liver carcinoma. Cancer,2005,103（10）:2181-2188.

7. Cheng AL, Kang YK, Chen Z, et al. Efficacy and safety of sorafenib in patients in the Asia-Pacific region with advanced hepatocellular carcinoma: a phase III randomised, double-blind, placebo-controlled trial. The lancet oncology,2009,10（1）:25-34.

8. Liaw YF, Sung JJ, Chow WC, et al. Amivudine for patients with chronic hepatitis B and

advanced liver disease.　N Engl J Med,2004,351:1521-1531.

9. World Health Organization. Geneva, Switzerland: World Health Organization; 1979. WHO handbook for reporting results of cancer treatment.

10. Eisenhauer EA, Therasse P, Bogaerts J, et al. New response evaluation criteria in solid tumors: Revised RECIST guideline （version 1.1）. Eur J Cancer,2009,45:228–247.

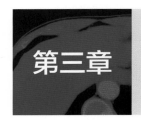

第三章 随访

如同其他恶性肿瘤，肝癌治疗后有很高的复发率。并且，肝癌常呈多中心生长，即原有病灶控制后，又有新的病灶发生。治疗后需要通过定期复查，及时发现肝癌的复发或再发。癌灶发现得越早，病灶越小，治疗效果也越好。因此肝癌随访非常重要。

一、随访内容

（一）影像学检查

1. CT 检查　CT 检查是肝癌介入治疗后常用的复查手段。特别是对于 TACE 术后的患者，治疗中通常以碘油作为栓塞剂，碘油与抗癌药物混合后经导管注入肿瘤供血动脉，沉积于肿瘤组织，造成病灶缺血、坏死。术后碘油的沉积情况可以提示治疗前、后肝内病灶大小和数量的变化，碘油沉积越浓密、均匀，肿瘤坏死率越高，而无碘油沉积或沉积较少的区域肿瘤存活率高。

对于以微球或明胶海绵作为栓塞剂的 TACE 以及消融治疗后的病灶，CT 平扫可反映瘤体治疗后的变化情况，如液化、纤维化、有无存活瘤组织及新发病灶。而双期增强扫描可以反映残瘤组织及新发病灶的血液供应情况。动脉期病灶明显强化表明肿瘤组织残存、肿瘤血管部分再通或侧支循环生成；若门静脉期见瘤组织强化，可能存在门静脉参与肿瘤供血，则可经门静脉途径进行治疗。

但是，由于碘油密度高，造成周围肝实质伪影，可在一定程度影响对肿瘤残存或复发的诊断。而且坏死肿瘤组织缺乏血供可出现局部碘油沉积缺失，因此碘油缺损区并非意味着肿瘤残存或复发。

2. MRI 检查　MRI 对软组织的分辨力优于 CT，对病灶出血，液化坏死，脂肪变性及肿瘤区血供情况诊断更明确。而且 MRI 平扫就可以显示病灶的血管情况。在以碘油作为栓塞剂的 TACE 治疗后的患者，由于碘油在 MRI 上不产生信号。所以，MRI 影像比 CT 更好地排除了碘油的影响，残存肿瘤组织及坏死组织显示更清晰。肝癌 TACE 后或消融治疗后在病理上主要表现为肿瘤的凝固性坏死或者玻璃样变、组织失水。在 MRI 上肿瘤坏死的表现较为一致：在 T_1WI 和 T_2WI 上均为低信号，而残存肿瘤组织在 T_2WI 上仍为高信号。动态增强扫描能做出更加准确的诊断，肿瘤残留区动脉期即通过供血血管摄取对比剂而呈信号增强，肿瘤坏死区则无信号增强。

MRI 的另一优点在于功能成像技术。近年来的研究证实，磁共振功能成像在评价肝癌介入治疗效果方面有 CT 不可比拟的优势。以往临床常用实体瘤的疗效评价（RECIST）标准来评价非手术切除恶性肿瘤的治疗效果。但是 RECIST 标准主要评价肿瘤大小变化，而不能评价肝癌介入治疗引起的肿瘤坏死和肿瘤灌注的改变。因此不太适合肝癌的介入治疗效果的评价。改良 RECIST（mRECIST）标准考虑到了治疗引起的肿瘤坏死但未提出量化标准。目前，以 MRI 扩散加权成像（diffusion weighted imaging，DWI）、MRI 灌注加权成像（perfusion weighted imaging，PWI）为代表的 MRI 功能成像技术，可以先于肿瘤形态学的变化，通过反映细胞密度或肿瘤血管密度，从而帮助早期判断肿瘤治疗反应，有望成为肝癌 TACE 术后疗效判断及随访的有效手段，已成为研究热点。现在认为，MRI 增强扫描可以作为肝癌介入治疗后首选的影像随诊方法。

3. 超声及 X 线检查　腹部超声检查廉价、简单、易行，定期超声检查可以动态观察病灶的控制情况，可发现新生病灶。对于 AFP 的升高或者超声检测有可疑的病灶，需要进一步做超声造影、CT 或 MRI 检查。肝癌容易发生肺转移，因此，需要定期做肺部 X 线胸片，一般是每年做一次 X 线胸片检查。

（二）化验检查

1. 血清 AFP 检查　原本血清 AFP 阳性的肝癌患者，介入治疗后检测 AFP 能敏感地发现肿瘤复发。AFP 阴性的肝癌患者，介入治疗后仍需要复查 AFP，因为有很多肝癌患者，介入治疗前的 AFP 是阴性，但肿瘤复发后，AFP 却是阳性的。这可能是由于肝癌为多中心起源，原有的病灶经治疗控制后，又在肝硬化的基础上再新生的病灶的 AFP 可能为阳性。同样，有的患者介入治疗前的 AFP 是阳性，但肿瘤复发后也可能是 AFP 阴性。所以，AFP 检测并不能完全确定肝癌是否复发，需要与影像学检查相结合。

2. 肝癌侵犯灶可致肝功能异常　部分肝癌患者同时有慢性肝炎及肝硬化，因此随访时应当同时复查肝功能。放疗、化疗及 TACE 治疗的患者，会有肝、肾功能损伤或骨髓抑制，应复查肝肾功能及血常规。对于伴有乙型病毒性肝炎的肝癌患者，随访时应复查病毒定量。

二、随访时间

肝癌根治术后，随访频率在治疗后 3 年内应该每 3 ~ 4 个月 1 次；3 ~ 5 年期间，每 4 ~ 6 个月 1 次；5 年后若随访结果依然正常，可以改为每 6 ~ 12 个月 1 次。也就是复查没有异常的时间越长，随访的间隔则可以越久。其间发现肝癌复发征象需及时治疗。

对于姑息性治疗，则应当提高随访频率。一般为每月复查一次 AFP 及腹部超声，对可疑异常者需要行 CT 强化扫描。另外，还需要根据患者具体情况复查肝功能、血常规及肝炎病毒定量等。

典型病例二

例 1-3-1（图 1-3-1）

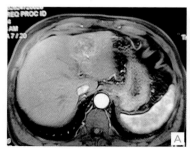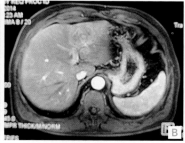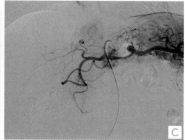

图 1-3-1　影像学资料 A ~ C

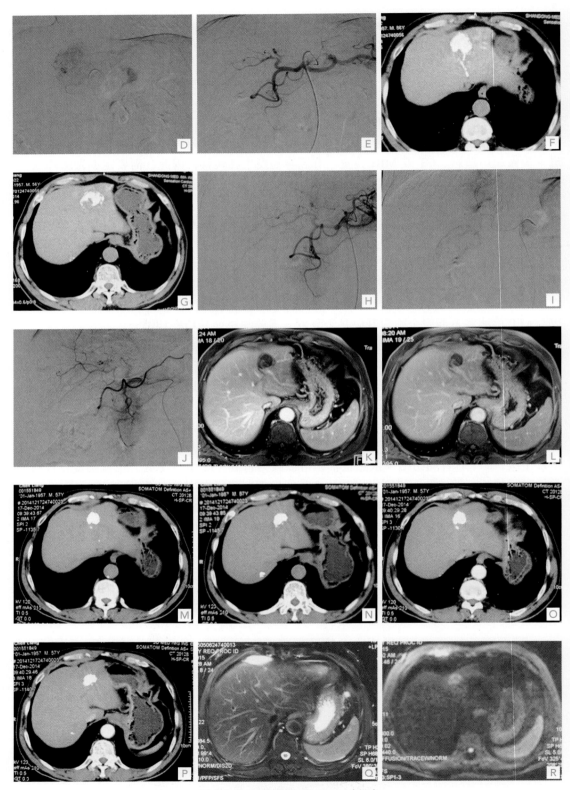

图 1-3-1　影像学资料 D ~ R（续）

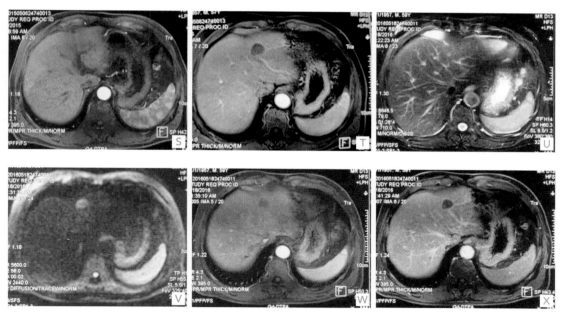

图 1-3-1　影像学资料 S～X（续）

【临床资料】

中年男性，56 岁，查体发现肝内占位 5 天来诊。肝脏增强 MRI：肝左叶占位，符合肝癌 MRI 表现；肝硬化。肝功能 Child-Pugh A 级，AFP 为 126.582ng/ml。

【治疗及随访】

2014-05-28 行第 1 次 TACE；2014-07-01 复查 AFP 为 212.8ng/ml，肝脏平扫 CT 显示病灶碘化油沉积部分缺失；2014-07-02 行第 2 次 TACE；2014-08-18 行肝脏增强 MRI 检查显示病灶动脉期无增强，AFP 为 4.16ng/ml；2014-12-17 行肝脏增强 CT 检查示肝左叶病灶碘化油沉积密实，无强化表现，AFP 正常；后分别于 2015-05-06 和 2016-05-18 行肝脏增强 MRI 检查示病灶未见异常强化，AFP 均在正常范围内。

【附图说明】

A、B. 初诊时的肝脏增强 MRI：动脉早期和动脉期可见肝左叶占位显示强化，符合肝癌 MRI 表现；

C～E. 第 1 次 TACE（2014-05-28）中造影显示肝左叶肿瘤血管及肿瘤染色（C、D），栓塞后肿瘤染色消失（E）；

F～G. 第 1 次 TACE 1 个月后（2014-07-01）肝脏平扫 CT 显示病灶碘化油沉积部分缺失；

H～J. 第 2 次 TACE（2014-07-02）中造影显示肝左叶病灶残留部分血供（I），栓塞后肿瘤血管完全消失（J）；

K～L. 第 2 次 TACE 后 1 个半月（2014-08-18）肝脏增强 MRI 显示病灶动脉期无增强；

M～P. 第 2 次 TACE 后 5 个月余（2014-12-17）肝脏增强 CT 示肝左叶病灶碘化油沉积密实，无强化表现，并另见肝右叶一碘化油沉积灶；

Q～T. 2015-05-06 肝脏增强 MRI 显示病灶呈 T_2 略高信号，DWI（b=800）呈高信号，

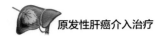

注入 GD-DTPA 后肝左叶病灶未见异常强化；

U～X. 2016-05-18 肝脏增强 MRI 显示病灶呈 T$_2$ 等短异常信号，DWI（b=800）呈高信号，注入 GD-DTPA 后肝左叶病灶和肝右后叶病灶未见异常强化。

【病例讨论】

以 DWI、PWI 为代表的 MRI 功能成像技术，可以帮助早期判断肿瘤治疗反应，成为肝癌 TACE 术后疗效（mRECIST 标准）判断及随访的有效手段。

（李继军　唐　军）

参考文献

1. 邢古生，欧阳汉，王爽，等. CT 及 MR 多期动态增强扫描对肝细胞肝癌介入治疗后随诊的对比分析. 癌症进展杂志,2009,7（2）:189-195.

2. 周军，龙清云，方瑜，等. CT 灌注成像在原发性肝癌肝动脉化疗栓塞术后的临床应用. 中华肝脏病杂志,2011,19（2）:142-143.

3. Vilgrain V. Advancement in HCC imaging:diagnosis, staging and treatment efficacy assessments: hepatocellular carcinoma:imaging in assessing treatment efficacy. J Hepatobiliary Pancreat Sci,2010,17:374-379.

4. Shim JH, Lee HC, Kim SO, et al. Which response criteria best help predict survival of patients with hepatocellular carcinoma following chemoembolization?A validation study of old and new models. Radiology,2012,262:708-718.

5. Forner A, Ayuso C, Varela M, et al. Evaluation of tumor response after locoregional therapies in hepatocellular carcinoma. Cancer,2009,115:616-623.

6. Goshima S, Kanematsu M, Kondo H, et al. Evaluating local hepatocellular carcinoma recurrence post-transcatheter arterial chemoembolization:is diffusion-weighted MRI reliable as an indicator? J Magn Reson Imaging,2008,27:834-839.

7. 尚全良，肖恩华，贺忠，等. 肝癌经导管动脉灌注化疗栓塞术疗效的 MR 扩散加权成像动态研究. 中华放射学杂志,2006,40:235-240.

8. Lencioni R, Llovet JM. Modified RECIST （mRECIST） assessment for hepatocellular carcinoma. Semin Liver Dis,2010,30:52-60.

9. Gillmore R, Stuart S, Kirkwood A, et al. EASL and mRECIST responses are independent prognostic factors for survival in hepatocellular cancer patients treated with transarterial embolization. J Hepatol,2011,55:1309-1316.

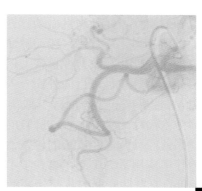

第二篇
原发性肝癌介入治疗

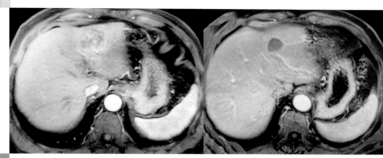

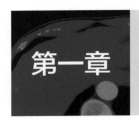

第一章 经动脉途径的介入治疗

肿瘤生长依赖于肿瘤的供血系统，而且一般认为恶性肿瘤的供养血管绝大部分都是来自于动脉，因此，经过肿瘤动脉可以进行有效的抗肿瘤治疗：经肿瘤供血动脉进行灌注化疗较全身化疗可以明显提高肿瘤局部的药物浓度，进而提高化疗效果；经动脉途径注射栓塞材料可以导致肿瘤的直接缺血坏死；如栓塞材料携载化疗药和放射性核素，还可起到在肿瘤局部缓释化疗药和局部内照射治疗的作用。因此经动脉途径进行的肿瘤介入治疗已经广泛应用到多种肿瘤，如肝癌、肺癌、肾癌、妇科恶性肿瘤、子宫肌瘤、肌肉骨骼肿瘤等，成为肿瘤治疗的重要治疗技术之一，也是肿瘤介入治疗的重要内容。肝脏的双重供血系统，又在一定程度上减少了正常肝组织的损伤，因此经动脉途径进行的栓塞治疗、化疗栓塞、内照射栓塞、灌注化疗等治疗在肝内肿瘤治疗中应用最为广泛，也在学术界最受认可，其中对于巴塞罗那临床肝癌分期（BCLC）B 期的原发性肝癌的化疗栓塞治疗技术已经被国际广泛认可为一线治疗方案。

经动脉途径的原发性肝癌的介入治疗技术种类繁多，化疗药的使用种类、栓塞剂选择、适应证的选择、栓塞终点的判断、影像技术监测手段在不同的中心都有诸多分歧，本章在回顾近三十年该领域的学术文献、参考国内和国际治疗指南、以及国内国际多个癌症中心治疗经验基础之上将经动脉介入治疗原发性肝癌的成熟技术分享给读者。

第一节　传统经动脉化疗栓塞技术

原发性肝癌的传统经导管动脉内化疗栓塞技术（conventional transcatheter arterial chemoembolization，cTACE）也叫碘油 TACE（lipiodol-TACE），是在影像引导下经导管选择至肿瘤供血动脉漂注碘油和化疗药乳剂，最后采用颗粒性栓塞材料（如明胶海绵颗粒栓塞）的治疗技术。cTACE 是国际上开展最早、最为成熟，目前仍然应用最为广泛的介入技术。

一、原理

经肿瘤供血动脉选择性插管行栓塞治疗可以导致肿瘤的缺血坏死，这是肝动脉栓塞/化疗栓塞治疗肿瘤的基础。肝脏肿瘤最适合经动脉的栓塞或化疗栓塞治疗，还由于肝脏有双重血供，正常肝组织 75% 由门静脉供血，25% 由肝动脉参与供血，而肝脏肿瘤 95%~99% 由肝动脉供血，因此经肝动脉的栓塞治疗或化疗栓塞可以起到很好的抗肿瘤作用，同时可以避免肝组织的过多损伤。原发性肝细胞性肝癌（HCC）是一种富血供的恶性肿瘤，最适合肝动脉化疗栓塞进行治疗，也是国际上最先认可的用于化疗栓塞治疗的肿瘤。

碘油是一种液体栓塞剂，在化疗栓塞中作为化疗药的载体，能长期滞留在肿瘤组织内，碘油本身也能进入肿瘤细胞引起肿瘤细胞坏死；同时碘油也能暂时栓塞肿瘤的末梢血管，甚至经过胆管周围静脉丛和肿瘤引流静脉到肿瘤周边的门静脉分支，起到同时栓塞门静脉的作用。但严格来讲，碘油不应该作为栓塞剂，因为它不能导致肿瘤供血动脉的闭塞；因此传统 cTACE 主张在碘油的"栓塞"后，要漂注明胶海绵颗粒栓塞肿瘤供血动脉，避免碘油的快速流失，加强栓塞效果。

二、病例选择

（一）适应证

1. 局部进展期的原发性肝癌，按照最新的 2014 年国际上最受认可的 BCLC 分期及指南系统（图 2-1-1），BCLC 分期 B 期即大于 3 个肿瘤结节、无门静脉侵犯和肝外转移、肝功能 Child-Pugh A-B 级、功能状态（PS）评分 0 分的患者是 TACE 的首选一线治疗方案，但诸多临床研究也证实 BCLC 分期 C 期的患者也从 TACE 中获益，包括合并门静脉癌栓、肝外局限性转移、PS 评分 1 分的患者。

2. 不能手术切除和不愿切除的原发性肝癌。

3. 外科手术切除后残留或切除术后复发者。

4. 局部消融术后残留或复发者。

5. 肝移植术后复发者。

6. 无完全阻塞的门静脉主干癌栓。

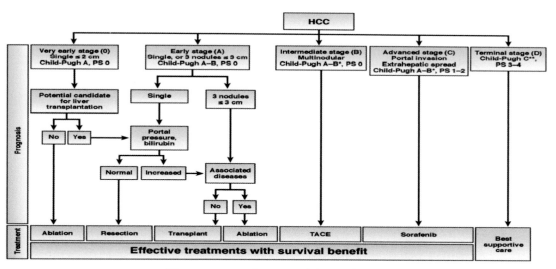

图 2-1-1　2014 年 BCLC 分期及治疗策略

（二）禁忌证

1. 严重肝功能衰竭，Child-Pugh C 级。

2. 严重心、肺、肾功能衰竭。

3. 严重无法纠正的凝血功能障碍。

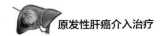

4. 门静脉高压伴逆向血流以及门脉主干完全阻塞，且侧支循环建立少者。

5. 肝内感染，如肝脓肿。

6. 全身已发生广泛转移。

7. 全身情况衰竭者。

8. 肿瘤负荷占全肝 70% 以上者视为相对禁忌。

9. 合并梗阻性黄疸，总胆红素大于 $100\mu mol/L$（需行胆汁引流或胆道支架置入术使胆红素降至正常上限值 2 倍以下）。

10. ECOG 评分 2 分及以上。

三、器械要求和术前准备

（一）介入器材包括以下几种。

穿刺针、导管鞘、各种形状造影导管（一般选择 RH 导管）、导丝、2.2-3Fr 同轴微导管系统等（图 2-1-2，图 2-1-3）。

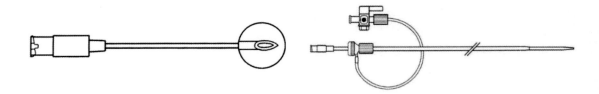

图 2-1-2　穿刺针和导管鞘

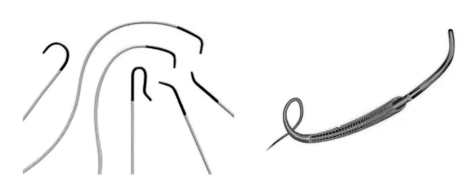

图 2-1-3　各种类型造影导管和同轴微导管

（二）栓塞材料（图 2-1-4）和药物

（1）碘油：也叫碘化油（lipiodol；iodized oil），现在用来栓塞的碘油多为超液化的，便于经导管注射，市场上有法国 Guerbet 公司超液化碘油和国产超液化碘油。

（2）化疗药：国际上常用来与碘油携载的化疗药主要为蒽环类（如阿霉素、表阿霉素）、铂类（如顺铂、奥沙利铂）。

（3）明胶海绵颗粒：明胶海绵是中期栓塞剂，其栓塞后可以再通，便于再次动脉化疗栓塞治疗。过去多为术者用剪刀剪成不同尺寸的颗粒，或利用连接三通阀的两个注射器反复推拉，把明胶海绵块粉碎成细碎屑，但以上两种方法均难保证颗粒大小均匀和尺寸要求。现在市场上有不同制式的明胶海绵颗粒（如杭州艾力康），直径从 150～350μm 到 1400～2000μm 不等，方便术中使用。

（4）PVA 颗粒：PVA 是永久性栓塞剂，如 COOK 公司的 PVA 颗粒，直径从 90～180μm 到 2000～2800μm 不等，PVA 颗粒的缺点是颗粒不规则，影响栓塞的彻底性，但现在也有球形 PVA 颗粒。

（5）栓塞微球：详见下节。

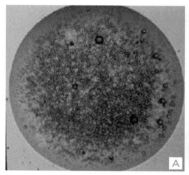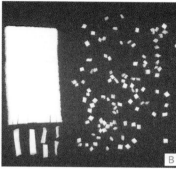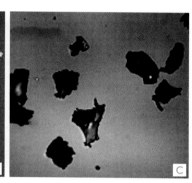
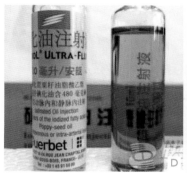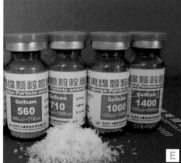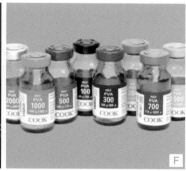

图 2-1-4　各种肿瘤栓塞材料

A. 碘油乳剂颗粒；B. 裁剪的明胶海绵颗粒；C. PVA 颗粒；

D. 法国超液化碘油；E. 不同规格的明胶海绵颗粒；F. COOK 公司的不同规格的 PVA 颗粒

（三）术前患者准备

1. 术前腹股沟区皮肤备皮，清洁。

2. 术前 4 小时禁食水。

3. 预防应用抗生素，国内和国际指南推荐 TACE 治疗 HCC 术前应用抗生素，而对于既往有过胆肠吻合手术、Oddis 括约肌切开术、胆道的介入操作等患者建议应用抗生素 3～5 天。

4. 对于紧张焦虑的患者可以给予一定的镇静药物。

5. 术前腹部增强 CT 或 MR（1 月以内，最好 2 周内）、胸片、心电图。

6. 实验室检查：肝肾功、血常规、凝血试验、感染筛查、甲胎蛋白（AFP）等。

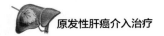

四、操作技术

（一）股动脉穿刺置管技术

股动脉穿刺采用 Seldinger 穿刺技术，置入动脉鞘。Seldinger 技术的示意图（图 2-1-5）如下：穿刺针穿入血管——送入导丝——撤出穿刺针——沿导丝送入内置扩张管的导管鞘。

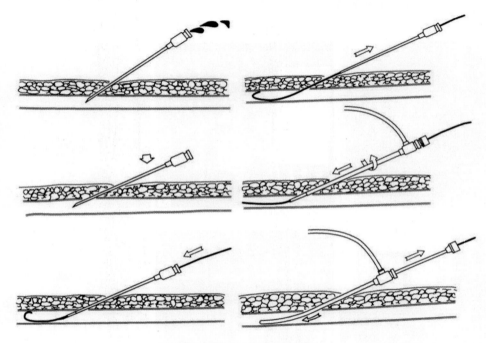

图 2-1-5　Seldinger 技术

（二）选择性动脉造影术

造影导管选择到腹腔动脉和肠系膜上动脉后，行数字减影血管造影（图 2-1-6），观察肝动脉解剖特点、变异血管、肿瘤的供血分支；同时观察肿瘤血管特点如肿瘤血供的丰富程度、肿瘤染色、有无动静脉瘘、动 - 门静脉瘘、门静脉癌栓（图 2-1-7）等。肿瘤靠近肝脏表面或累及周围脏器时，还要行胃左动脉、膈下动脉、肾动脉、肾上腺动脉、胸廓内动脉、胃网膜动脉等造影，发现可能参与肿瘤供血的侧支血管，显示肝脏各个部位肿瘤可能发生侧支供血及肝外侧支供血的血管（图 2-1-8，图 2-1-9）。推荐行肠系膜上动脉注射对比剂的间接门静脉造影观察门静脉及其分支有无癌栓、有无门静脉的逆肝血流、门静脉侧支血供等。

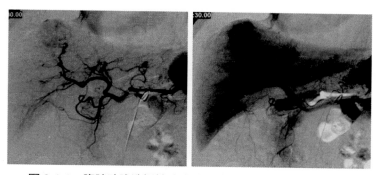

图 2-1-6 腹腔动脉选择性动脉造影（肝脏 S8 段富血供肿瘤）

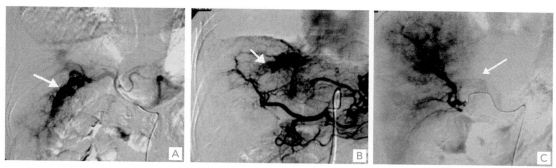

图 2-1-7 肝动静脉瘘和门静脉癌栓的造影表现

A.动 - 门静脉瘘；B.动 - 静脉瘘；C.门静脉癌栓（线样征）

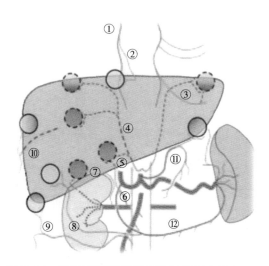

图 2-1-8 不同部位肝癌的好发肝外侧支供血血管

1. 内乳动脉；2. 心包膈动脉；3. 肌膈动脉；4. 膈下动脉；5. 肾上腺上动脉；6. 肾上腺下动脉；
7. 肾囊上动脉；8. 网膜支；9. 结肠支；10. 肋间动脉；11. 胃左动脉；12. 胃网膜动脉

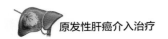

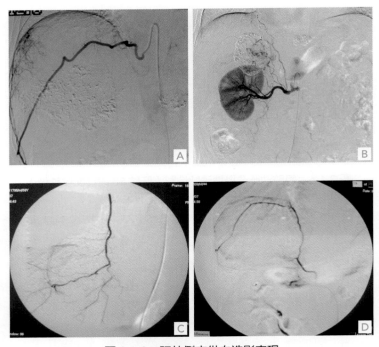

图 2-1-9 肝外侧支供血造影表现

A. 肋间动脉侧支供血；B. 右侧肾上腺下动脉侧支供血；

C. 右侧胸廓内动脉侧支供血；D. 右侧膈下动脉侧支供血。

推荐有条件的单位采用平板 X 线探测器行锥体束 CT（Cone-Beam CT，CBCT）三维血管造影。研究显示 CBCT 三维肝动脉造影与传统二维 DSA 肝动脉造影比较，CBCT 三维血管造影能克服二维血管造影前后影像重叠的不足，在判断肿瘤供血动脉方面有一定优势，CBCT 图像对于发现肝内隐匿性病变优于传统 DSA（图 2-1-10）。基于三维肝动脉造影的血管追踪软件可以自动追踪识别肿瘤供血动脉、胆囊动脉及胃肠道供血分支，并采用彩色标示便于观察（图 2-1-11）。血管软件追踪系统提高了血管的识别能力，更明显的优势是较人工识别提高肿瘤供血动脉的快速检出能力，进而缩短手术时间。

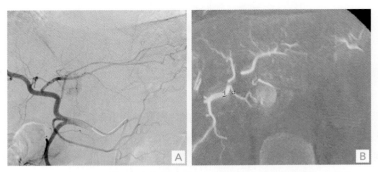

图 1-1-10 肝尾状叶病变的 CBCT 三维造影判断肿瘤供血动脉

A. DSA 肝动脉造影发现尾状叶结节的供血动脉判断困难；

B. CBCT 三维肝动脉造影清晰判断肿瘤供血动脉

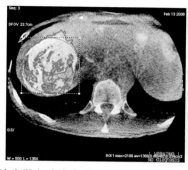
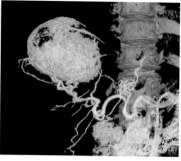

图 2-1-11　肿瘤供血动脉自动识别技术 [Cardiovasc Intervent Radiol,2010,33（6）:1235-1242.]

（三）微导管超选择性插管及栓塞技术

根据造影导管显示的肿瘤血供情况，一般采用 2.2-3Fr 同轴微导管通过造影导管超选择或超超选择肿瘤供血分支，再次造影确认为肿瘤供血动脉，进行栓塞治疗（图 2-1-12）。肝脏肿瘤的栓塞过去经常采用 5Fr 造影导管进行，现在多主张采用 3Fr 以下微导管的超超选择栓塞技术，其优势是：栓塞效果彻底、正常肝组织保护好、对血管内膜损伤小，便于下次操作。

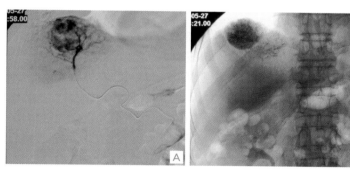

图 2-1-12　超超选择插管栓塞技术

A. 微导管超选择 S8 动脉造影确认后栓塞；B. 栓塞后碘油沉积密实（与图 2-1-6 同一患者）

（四）栓塞终点的判断

栓塞终点的判断对于完整彻底的栓塞非常重要。一般对于 5cm 以下的肿瘤可以做到一次性彻底栓塞，彻底栓塞的标准：漂注碘油使肿瘤周边门静脉小分支显示；追加栓塞明胶海绵颗粒使肿瘤供血动脉血流完全滞留；栓塞后碘油沉积完全、密实，无缺失。对于巨大的肿瘤，尤其 8cm 以上的肿瘤，一般不主张一次性完全彻底栓塞，可以采用分次栓塞的方法：如碘油栓塞至血流变慢，多数控制碘油一次性用量 30ml 以下，最后采用明胶海绵颗粒栓塞补充，不一定导致血流完全停止，以便下一次治疗补充栓塞。

术后即刻行 CBCT 检查（图 2-1-13），对于显示碘油沉积明显优于 X 线透视，帮助判断碘油栓塞是否完全，是否达到理想的栓塞终点。如发现没有完全栓塞的区域，及时补充栓塞所有可能瘘栓的肿瘤供血分支包括肝外寄生供血和侧支供血；必要时对难以栓塞的病变区域联合消融治疗。

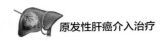

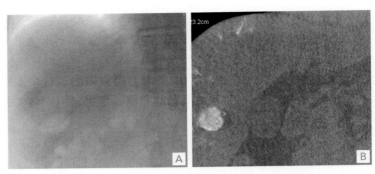

图 2-1-13　X 线透视和 CBCT 显示碘油沉积情况

A. X 线透视显示碘油沉积情况　　B. CBCT 显示碘油沉积情况

（五）对合并动 - 静脉分流的处理

介入术中造影如果发现动 - 静脉分流，预示动脉化疗栓塞效果不会很理想，但必须根据具体情况进行相应的处理，否则会引起严重并发症。动 - 静脉分流分为动 - 门静脉瘘和动 - 肝静脉瘘；按照瘘口所处血管分支级别有分为动脉主干、分支、末梢的瘘，分别表现为血管造影动脉早期、中期、晚期出现静脉早显。动 - 静脉瘘是肿瘤血管生长的一种特殊生物学行为，在特定的个体肿瘤中往往泛发于肿瘤的每一个部位，有时与静脉癌栓伴行，是瘤栓的回流静脉。

如果动 - 门静脉瘘是末梢瘘，且只累及部分肝段，可以不予特殊处理，尤其是局限于一个肝段的门静脉瘘，部分栓塞剂通过瘘口进入门静脉，可以实现动脉和门静脉的双重栓塞。但是如果累及多个肝段，则要考虑肝功能损伤的问题，可以先行小颗粒栓塞材料栓塞封堵瘘口。对于广泛的小分支瘘口也是如此，根据瘘口的大小选择合适大小颗粒的栓塞材料，必要时可以联合无水酒精和医用胶来封堵。对于大血管的动 - 静脉瘘如能发现瘘口的确切位置则可选择微弹簧圈来直接封堵。过早的弹簧圈封闭有时会导致肿瘤供血动脉的闭塞，妨碍肿瘤实质的栓塞，如有可能可以先采用微导管越过动 - 静脉瘘口，栓塞肿瘤末梢血管，再退至瘘口位置封堵弹簧圈。动脉主干的动 - 静脉瘘导致动脉血直接进入门静脉，患者临床会表现为门脉高压的一系列表现如消化道出血、腹水等，封堵瘘口能瞬间降低门脉高压，短期控制门脉高压的临床表现，但长期预后仍然欠佳。

对于肝动脉 - 肝静脉瘘的处理，主要是为了避免肺栓塞的发生，在碘油栓塞之前需采用颗粒栓塞材料封堵瘘口；漂注碘油时密切观察有无碘油进入肝静脉。

五、术后处理

术后给予抗炎、保肝、对症止痛和支持治疗，按照国际介入放射学会指南，肝癌栓塞治疗建议预防性给予抗生素治疗。

六、疗效评价

术后 1 月行增强 CT 或 MRI 检查，评估治疗效果，对于巨大肝癌分期治疗时，也可以 2 次治疗后 1 月复查。评价标准目前主张采用 mRECIST 标准，即测量活性肿瘤部分（肿瘤动脉期强化部分）的大小。如果没有活性，建议第一年每 3 个月随访复查增强 CT 或

MRI，之后每半年一次。如发现肿瘤残留或肿瘤复发可以根据情况再次行 TACE，或选择联合消融治疗。但远期疗效评价指标还是总生存期（overall survival，OS）和无进展生存期（progressive-free survival，PFS）。

原发性肝癌传统 TACE 的客观疗效肯定，文献报道按照 WHO 标准客观反应率为 $40\% \pm 20\%$，1、2、3、5 年生存率分别为 $62\% \pm 20\%$、$42\% \pm 17\%$、$30\% \pm 15\%$ 和 $19\% \pm 16\%$，平均生存期 18 ± 9 个月。最近一项前瞻性临床试验显示，选择合适入组患者的 TACE 治疗的治疗反应率达 73%，2 年生存率达到 75%。

TACE 治疗原发性肝癌对生存的获益 20 世纪一直饱受争议，直到 2002 年两个随机对照试验和 2003 年 Meta 分析证实传统 TACE 较最佳支持治疗的生存获益显著。

可切除肝癌的术前 TACE 价值不被认可，随机对照试验和 Meta 分析资料显示术前 TACE 对于可切除肝癌术后的 5 年生存率和肝内肝外复发时间均无差异。可切除肝癌术后辅助 TACE 可降低术后复发率，延长生存，Meta 分析显示 TACE 明显降低术后 1 年复发率（$P = 0.0003$），基于 5 个 RCT 的 Meta 分析显示 TACE 提高术后 1 年生存率（$P < 0.00001$），基于 4 个 RCT 的 Meta 分析也显示术后 3 年生存率的提高（$P = 0.002$），但基于仅有 3 个 RCT 的 Meta 分析显示术后 5 年生存率无差异（$P = 0.36$），因此建议对于高危术后复发（多结节、肿瘤大于 5cm、脉管侵犯）的患者术后行辅助 TACE。

七、并发症处理原则和预防

肝癌 TACE 并发症发生率 5% 以下。主要包括肝功能损伤、肝脏梗死、肝脓肿、胆管炎、胆汁瘤、胆囊炎、胆囊穿孔、肿瘤破裂出血、非靶器官栓塞如肺栓塞、脑栓塞、胃肠道栓塞等。预防和处理措施：超超选择栓塞肿瘤供血动脉，尽量避免非瘤肝组织的损伤；栓塞时应越过胆囊动脉进行栓塞；注意对于肝动脉发出的胃右动脉和副胃左动脉等肝外血管的鉴别，避免误栓导致胃肠道黏膜等组织的损伤；对于造影发现动 - 肝静脉和动 - 门静脉瘘的处理措施见前文所述，避免碘油或小的颗粒栓塞剂进入门静脉或肝静脉，以减少肝脏损伤和肺栓塞的发生；栓塞术前和术后 24 小时内预防应用抗生素，尤其对于外科胰十二指肠切除术后、Oddis 括约肌切开术后和胆道下端支架置入术后患者，抗生素建议用 5 天，降低术后肝脓肿的发生率。

八、结语

采用碘油的传统 TACE 治疗目前依然是国际上主流的原发性肝癌治疗技术，也是目前循证医学证据最充足的治疗技术，虽然新型栓塞材料的研发使用开拓了肝癌的治疗技术，但目前尚无充足的证据证明明显优于传统碘油 TACE。更加纤细的微导管的使用、大平板血管造影机三维血管造影技术、Angio-CT 技术提高了 TACE 的治疗效果。

典型病例三

例 2-1-1（图 2-1-14）

【病史】

患者，男，47 岁，慢性乙型肝炎 20 余年，原发性肝癌术后 2 年肝内复发，增强 MRI 考虑肝内多发活性 HCC。Child-Pugh A 级、PS 评分 0 分、BCLC 分期 B 期。

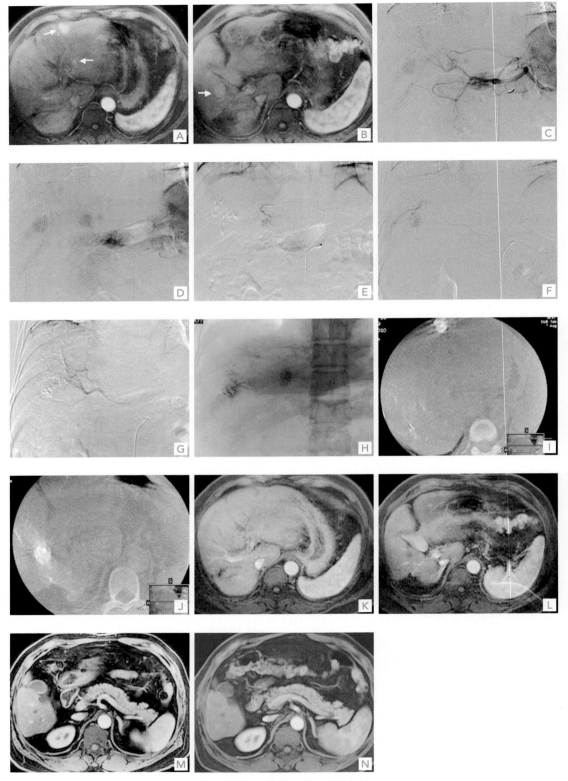

图 2-1-14　影像学资料 A ～ N

【诊疗经过】

分别超超选择 cTACE，术后 1 个月示肝内病灶无活性，之后每 3 个月随访无活性。2 年发现肝内新发孤立强化结节，给予经皮穿刺微波消融，之后随访至今一直无活性。

【附图说明】

A、B. 增强 MRI 示肝内多发强化结节，考虑肝内多发活性 HCC；

C、D. 肝动脉造影示肝内多发染色，提示肝内多发活性 HCC；

E、F. 分别超超选择肿瘤供血动脉，行 cTACE，至肿瘤供血动脉血流滞留；

G. 肝动脉造影复查示：肿瘤血管和肿瘤染色消失；

H. 透视示碘油沉积良好；

I、J. CBCT 示碘油沉积良好；

K、L. 术后 3 个月随访 MRI 示肝内原活性病变无强化，无新发活性病变；

M. 术后 2 年随访 MRI 示肝右后下叶可见新发强化结节，提示活性病变；

N. 给予消融治疗后 1 个月复查增强 MRI 示病变无活性。

【病例讨论】

该患者术后复发多发病变，BCLC 分期 B 期，无手术切除机会，给予 cTACE 治疗，从适应证上符合治疗规范，1 次 cTACE 治疗后评效完全缓解（CR），且维持肝内无病生存时间 2 年余。cTACE 治疗效果非常好原因来自于两方面：超超选择性分别栓塞每一个肝内病变；栓塞终点满意：肿瘤供血动脉血流完全停止，CBCT 显示碘油沉积完全良好。2 年后的活性病变是新发病变，1cm 的孤立结节，给予充分消融，符合治疗原则。

典型病例四

例 2-1-2（图 2-1-15）

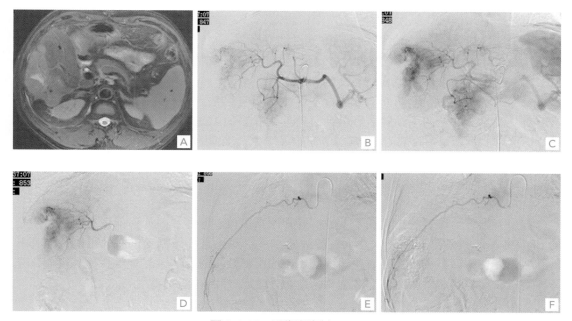

图 2-1-15 影像学资料 A~F

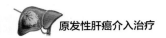

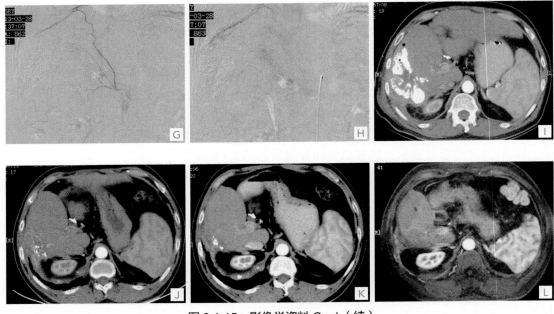

图 2-1-15　影像学资料 G ~ L（续）

【病史】

患者，男，56 岁，肝癌术后半年，右后背部疼痛 2 个月，增强 MRI 考虑肝癌切除术后局部复发。Child-Pugh A 级、PS 评分 0 分、BCLC 分期 B 期。

【治疗经过及随访】

行超超选择 cTACE 2 次，术后 1 个月示肝内病灶无活性，之后每 3 个月随访一次，随访 2 年一直无活性。

【附图说明】

A. 腹部 MRI 示肝癌术区活性病变，外生性生长；

B、C. 肝动脉造影示肝右叶大片肿瘤染色，但有染色缺损区；

D. 微导管超选择肝右动脉，行 cTACE；

E、F. 选择右侧第 10 肋间动脉造影发现肿瘤染色，给予 cTACE；

G、H. 右侧肾上腺下动脉造影示肿瘤染色，给予 cTACE；

I. 术后 1 个月复查腹部 CT 示碘油沉积良好，肿瘤无明确活性；

J、K. 术后 4、7 个月复查腹部 CT 示肿瘤无明确活性；

L. 术后 2 年随访 MRI 示肿瘤局部无活性病变。

【病例讨论】

该患者推荐给读者的意义在于：肿瘤肝外侧支供血动脉存在时如何保证有效的、完全的 cTACE 术。特别是对于外生性生长的肿瘤，一定要注意肝外侧支供血的可能，尤其肝动脉造影发现肿瘤染色缺损，或碘油栓塞后碘油沉积缺损时，必须尽量寻找侧支供血，充分栓塞所有参与肿瘤供血的侧支供血动脉是 cTACE 治疗成功的关键之一。

典型病例五

例 2-1-3（图 2-1-16）

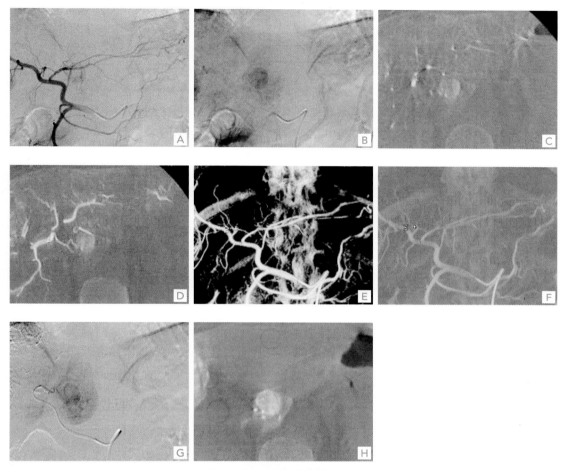

图 2-1-16　影像学资料 A ~ H

【病史】

男性，55 岁，确诊原发性肝癌 2 周，肝内多发活性病变，不可手术切除，Child-Pugh A 级、PS 评分 0 分、BCLC 分期 B 期。

【治疗经过和随访】

给予 CBCT 三维肝动脉造影引导下的 cTACE，肝尾叶病变栓塞完全。

【附图说明】

A、B. 肝总动脉造影动脉期（A）和实质期（B）示肝左叶靠近肝门区域有一肿瘤染色团块，但有多支血管重叠于肿瘤染色区，不能确定供血动脉；

C. CBCT 肝动脉（HA）造影可见肿瘤位于 S1 段（肝尾叶），边界清晰；

D. CBCT 横轴位最大厚度（MIP）图像（层厚 10.9mm）清楚显示肝右动脉起始部单独发出一分支进入尾叶肿瘤染色内，将定位光标（绿色 1+）置于观察到的肿瘤供血动脉；计算机会自动关联定位光标到三维 volume rendering 图像（E）和三维 MIP 图像（F），分

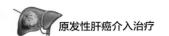
别标记为绿色 2+ 和白色 3+，在三维造影图像上明确标示出肿瘤供血动脉；

G. 2.7Fr 同轴微导管超超选择该肿瘤供血动脉造影显示完整的肿瘤染色和肝尾叶轮廓，给予 EPI 和碘油乳剂，并追加 100～300μm 直径的 embosphere 栓塞至该供血动脉血流停止；

H. 栓塞后即刻行 CBCT 示 S1 段肿瘤碘油沉积良好，边界清楚。

【评述】

该例患者呈献给读者主要意义在于说明 CBCT 三维肝动脉造影在肝癌介入治疗中判断肿瘤供血动脉的价值。二维血管造影时由于前后位组织结构的重叠经常导致判断肿瘤供血动脉困难，有时甚至反复的超选择插管造影验证，浪费了手术时间，也增加局部的损伤、对比剂的使用量及过多的 X 线暴露损伤。大平板血管造影机使术中 CBCT 三维血管造影成为可能，并且具有相对清晰的分辨率，其在判断肿瘤供血动脉、肝外供血动脉、胆囊动脉等方面明显优于常规 DSA 血管造影，值得在临床中广泛使用，尤其是对于肝门部病变和尾叶病变，二维血管造影判断肿瘤供血动脉困难时，CBCT HA 更加值得推荐。

典型病例六

例 2-1-4（图 2-1-17）

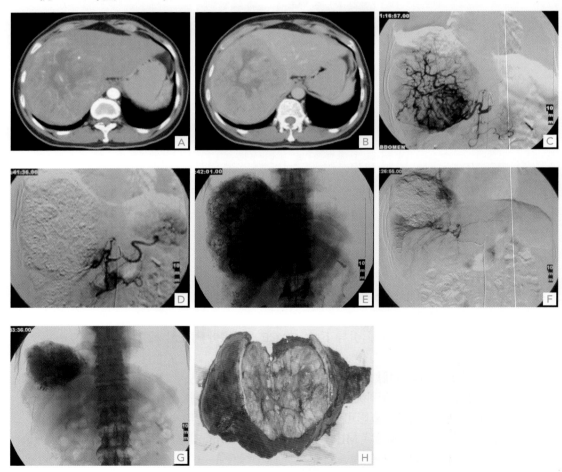

图 2-1-17　影像学资料 A～H

【病史】

男性，52 岁。2007 年 6 月 5 日确诊原发性肝癌。因肿瘤巨大，无法手术切除。Child-Pugh A 级、PS 评分 0 分、BCLC 分期 A 期。

【治疗经过和随访】

2007-06-19、2007-07-25、2007-09-14 和 2007-11-05 共行 4 次 cTACE。于 2008-04-18 肝癌切除术。术后病理：无活性肿瘤组织。

【附图说明】

A、B. 2007-06-05 腹部增强 CT 显示肝右叶巨大占位，动脉期明显强化，门脉期相对低密度；

C～E. 2007-06-19 第 1 次 TACE（EADM+ 超液化碘油 52ml+ 明胶海绵颗粒）；

F、G. 2007-11-05 第 4 次 TACE；

H. 2008-04-18 肝癌切除术，肿瘤标本，肿瘤无活性（完全坏死）。

【评述】

巨块型肝癌无法一期手术切除者，可先行 TACE，待肿瘤明显缩小后，行二期手术切除。该病例随访至 2009 年 11 月，患者无病生存 30 个月。巨块型肝癌 TACE 时，超液化碘油的用量一般建议不要超过 20ml，单次用量超过 20ml 会大大增加并发症出现概率，尤其肺栓塞的发生概率。可以采用分次栓塞策略规避风险。在充分评估患者肝肾功能，并排除肝动静脉瘘、动门脉瘘后，有丰富临床经验以及良好介入治疗技能的医师可以用超过 20ml 的超液化碘油（该病例首次 TACE 使用超液化碘油 52ml，未出现严重并发症）进行肿瘤栓塞治疗。

典型病例七

例 2-1-5（图 2-1-18）

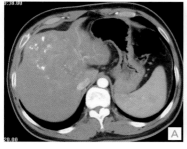
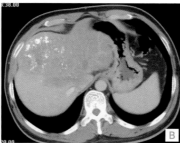
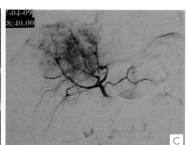
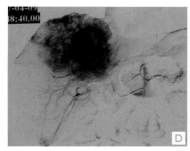
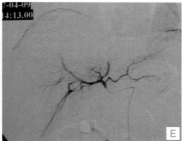
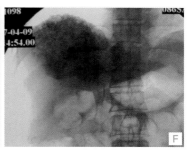

图 2-1-18 影像学资料 A～F

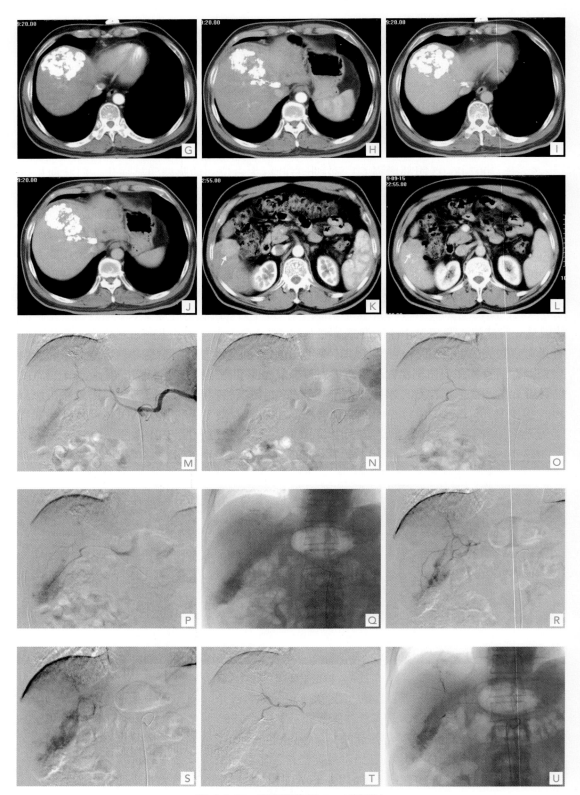

图 2-1-18　影像学资料 G～U（续）

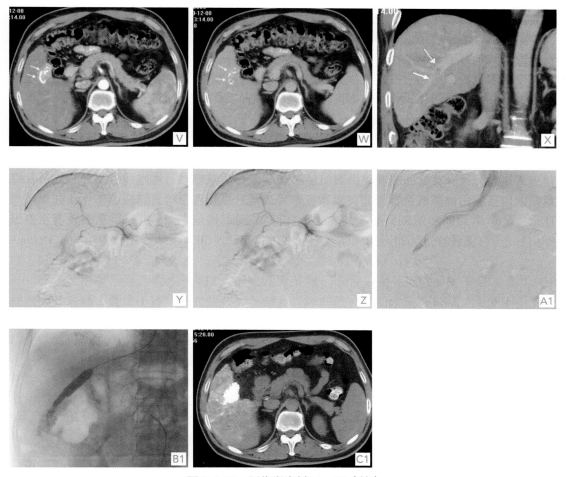

图 2-1-18　影像学资料 V～C1（续）

【临床资料】

患者，男，53 岁，确诊肝癌 2 月，外院 TACE 治疗 1 次，腹部增强 CT 示肝内仍有明显活性，合并肝中静脉癌栓。AFP 75317 ng/ml。Child-Pugh A 级、PS 评分 0 分、BCLC 分期 C 期。

【治疗经过和随访情况】

2007-04-09 给予 cTACE 治疗 1 次，术后 1 个月病变评效无明显活性，2007 年 7 月和 2008 年 4 月给予 TACE 治疗；2009-09-15 发现肝内 S5 病变增大，AFP 升至 91.23 ng/ml；给予 cTACE 2 次，效果不佳，肿瘤生长进入肝右静脉，AFP 升至 179 和 417.9 ng/ml。2009-12-08 胸部 CT 发现多发肺转移。2009-12-10 给予肝右静脉球囊阻断下的超选择性 cTACE。术后 3 天 CT 示碘油沉积密实，AFP 降至 189.8 ng/ml。2010 年 5 月随访复查肝内出现多发活性病变，肺内广泛转移。之后失随访。

【附图说明】

A、B. 2007-04-09 腹部增强 CT 示肝左右叶交界处巨大占位，肝中静脉癌栓，符合 HCC；

C、D. 肝动脉造影示肝左右叶交界处异常增粗的肿瘤血管和肿瘤染色；

E. 微导管超选择至每一支肿瘤供血动脉，行 cTACE，栓塞后肝动脉造影复查示肿瘤血管和肿瘤染色消失；

F. 透视示碘油沉淀密实；

G～J. 术后 1 个月复查腹部增强 CT 示肿瘤碘油沉积密实，肝内无活性病变；

K、L. 2 年后 2009-09-15 腹部 CT 示肝右下叶 S5 段活性病变；

M～Q. 再次行 cTACE：术中造影示 S5 段肿瘤血管和肿瘤染色，并发动 - 静脉瘘，给予超选择栓塞，示碘油沉积可；

R～U. 1 月后发现 AFP 升高，给予再次 cTACE，术中造影示 S5 段肿瘤血管和肿瘤染色较前明显，仍并发动 - 静脉瘘，给予超选择栓塞，示碘油沉积不佳；

V～X. 术后 1 月（2009-12-08）随访增强 CT 示 S5 段病变碘油流失，仍有明显活性，肿瘤长入肝右静脉内；

Y～B1. 2009-12-10 行肝右静脉球囊阻断下的 cTACE；

C1. 2009-12-10 腹部平扫 CT 示 S5 碘油沉积密实，AFP 明显下降。

【病例讨论】

该患者的展示要点：球囊阻断下的 cTACE 的价值。首先该患者巨大 HCC 的 cTACE 是一个很成功的案例，充分的超选择栓塞产生了良好的疗效，包括肝中静脉的癌栓均完全坏死，随访 2 年半无活性。S5 段的病变是个非常棘手处理的病变，该病变在初次介入治疗时就被发现并给予 cTACE，但 2 年后复发且并发肝右静脉的瘘，多次 cTACE 均效果不好，碘油沉积不佳，且很快沿肝右静脉形成瘤栓。肿瘤合并静脉瘤栓尤其有动 - 静脉瘘时，球囊静脉阻断下的超选择 cTACE，碘油不会随静脉瘘流失，明显提高了碘油在肿瘤局部的沉积效果，也降低肺栓塞的发生风险。该患者栓塞后 3 天的 CT 显示碘油沉积密实，局部治疗效果明显好于前 2 次没有球囊阻断下的 cTACE。但遗憾的是该患者时机选择太晚，在行球囊阻断下的 cTACE 时，已经合并广泛的肺转移，所以很难有好的长期生存获益。不管怎样，HCC 合并局限性静脉瘤栓尤其有动 - 静脉瘘时，球囊静脉阻断下的超选择 cTACE 是一个可供选择的治疗技术。

典型病例八

例 2-1-6（图 2-1-19）

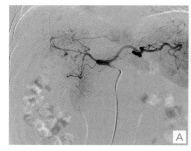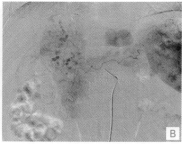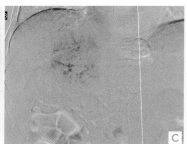

图 2-1-19　影像学资料 A～C

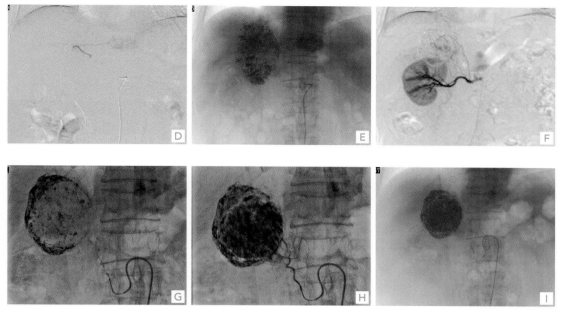

图 2-1-19　影像学资料 D ～ I（续）

【临床资料】

患者，男，56 岁，确诊肝癌 2 周，腹部增强 CT 示肝内多发活性病变。Child-Pugh A 级、PS 评分 0 分、BCLC 分期 B 期。

【治疗经过和随访情况】

给予 cTACE 治疗 2 次，第 1 次术中造影发现肝内多发肿瘤染色，给予分别超超选择栓塞，碘油沉积良好，1 月后复查 CT 示肝右后叶病变碘油沉积缺失，仍有活性。给予再次 TACE 术，术中肝动脉造影未见确切活性，行右侧肾动脉造影示右侧肾上腺下动脉参与肿瘤供血，给予超选择栓塞，碘油沉积密实，无缺损。1 月后复查肿瘤无明显活性。

【附图说明】

A、B. 肝动脉造影示肝左右叶两个占位；

C、D. 分别超超选择肝左右动脉肿瘤供血动脉造影示肿瘤血管和肿瘤染色；

E. 术后透视示左叶肿瘤沉积良好，右侧肿瘤的左下缘碘油沉积部分缺失；

F. 第 2 次 TACE，右侧肾动脉造影示右侧肾上腺下动脉增粗并见肿瘤染色；

G、H. 2.2Fr 微导管超选择右侧肾上腺下动脉，给予碘油栓塞至血流停止，并补充少许 150μm 明胶海绵颗粒；

I. 腹部平片示肿瘤呈碘油密实的球形，无沉积缺失。

【病例讨论】

该患者推荐给读者的意义在于：侧支供血动脉参与肿瘤供血时，充分栓塞所有侧支供血的重要性，对于肝右后叶累及肝被膜的肿瘤，行肾上腺上下动脉造影，发现可能存在的侧支供血。该患者是在第 2 次随访复查 CT 时发现该部位肿瘤活性，术中给予及时的补充栓塞，保证了治疗效果。但是仔细观察第 1 次 TACE 术中影像，栓塞后腹部平片即显示碘油的部分充盈缺损，如果即刻再行 CBCT 扫描可以更加明确碘油的缺失，或许在第 1 次

TACE 术中即可进行右侧肾上腺下动脉的补充栓塞，避免患者进行 2 次 TACE。

典型病例九

例 2-1-7（图 2-1-20）

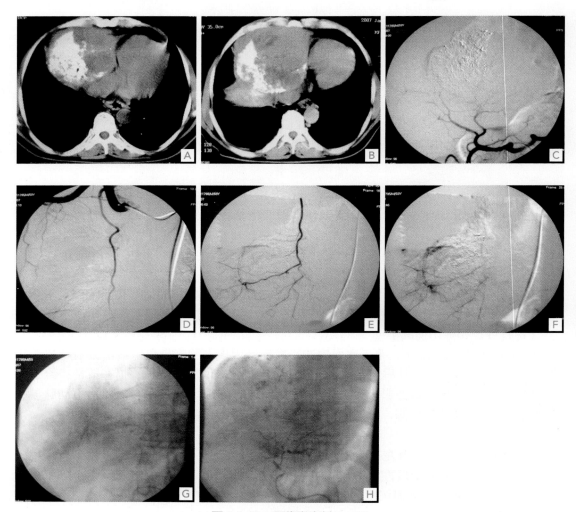

图 2-1-20　影像学资料 A ~ H

【临床资料】

患者，男，59 岁，肝左叶巨大肿瘤 8 次 TACE 术后，腹部 CT 示肝左叶肿瘤存在明显的碘油缺损，靠近左前胸壁，增强有强化。

【治疗经过和随访情况】

给予再次 TACE 治疗，术中肝动脉造影未见肿瘤染色，行右侧胸廓内动脉造影，显示异常增粗供给肝左叶肿瘤。给予选择性碘油栓塞。1 月后复查肿瘤无明显活性。

【附图说明】

A、B. CT 扫描示肝左叶巨大肿瘤，向膈肌上方生长，碘油沉积呈偏心性；

C. 肝动脉造影未见明显的肿瘤血管和肿瘤染色；

D. 右侧锁骨下动脉动脉发现增粗的右侧胸廓内动脉；

E、F. 右侧胸廓内动脉选择性血管造影示其供给肝左叶肿瘤，并见丰富的肿瘤血管和肿瘤染色；

G. 栓塞前腹部平片示肝左叶碘油沉积缺失；

H. 栓塞后腹部平片示肝左叶碘油沉积良好。

【病例讨论】

该患者推荐给读者的意义在于：对于肝左右叶靠近前胸壁或累及前胸壁时，胸廓内动脉是潜在的肿瘤供血动脉，尤其是多次肝动脉栓塞后，小的肝外侧支可以代偿性增粗，成为肿瘤的主要供血动脉。因此多次 TACE 术后如发现肿瘤仍有活性，尤其活性肿瘤部分累及肝脏表面，侧支供血的可能性非常大。（该病例为山东省医学影像研究所唐军教授提供）

典型病例十

例 2-1-8（图 2-1-21）

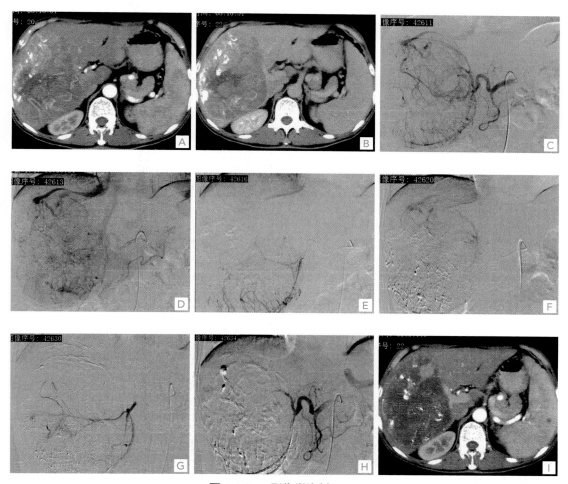

图 2-1-21　影像学资料 A～I

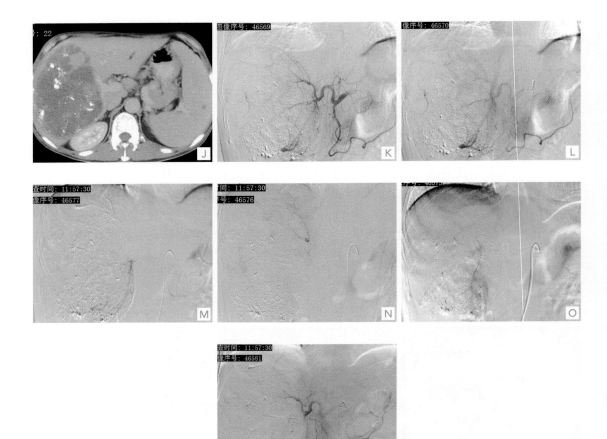

图 2-1-21　影像学资料 J~P（续）

【病史】

患者，男，56 岁，慢性乙型肝炎多年，确诊原发性肝癌 3 月，外院行 2 次 TACE 后，增强 CT 显示碘油少许沉积，肝右叶巨大占位无明显坏死。Child-Pugh A 级、PS 评分 0 分、BCLC 分期 B 期。

【诊疗经过】

分别行超选择 cTACE，第 1 次 TACE 术后 1 月示肝内病灶大部分坏死，周边有少许结节状活性成分，给予第 2 次 TACE，目前随访中。

【附图说明】

A、B. 增强 CT 示肝右叶巨大占位，少许碘油沉积，有明显强化，符合 HCC；

C、D. 肝动脉造影示肝右动脉明显增粗，肝右叶巨大肿瘤染色，动脉期可见肝静脉早显，提示动 - 静脉瘘；

E~G. 分别超超选择肝右动脉各支肿瘤供血动脉，分别行 cTACE，造影发现有一支存在明显的静脉早显，给予漂注适量明胶海绵颗粒（150~350μm、350~750μm、750~1000μm），配合给予碘油乳剂栓塞，至肿瘤供血动脉血流停止；

H. 栓塞后肝动脉造影复查示：肿瘤血管和肿瘤染色基本消失；

I、J. 1月后增强CT示肿瘤大部分坏死，周边少许结节状活性成分；

K、L. 再次肝动脉造影显示仍有少许肿瘤染色，一小支肿瘤动脉仍有肝动-静脉瘘；

M～O. 分别行超选择性TACE，碘油乳剂配合明胶海绵颗粒（150～350μm、350～750μm），栓塞至肿瘤供血动脉血流停止；

P. 栓塞后肝固有动脉造影复查示肝右动脉及其主要分支血流停止，肿瘤染色消失。

【病例讨论】

该患者是肝右叶巨大肝癌合并动-静脉瘘，栓塞时特别注意避免碘油经动-静脉瘘进入肝静脉，进而进入肺动脉引起肺栓塞。如果造影发现肝静脉早显，根据早显的时间选择不同直径大小的颗粒性栓塞剂栓塞瘘口，如果动脉早期静脉显示多提示为直径较大的瘘，可选择较大直径的颗粒性栓塞剂如800～1000μm，如果静脉早显在动脉晚期显示多提示为直径较小的瘘，可选择较小直径的颗粒性栓塞剂如150～350μm。先漂注颗粒性栓塞剂至血流减慢，造影示静脉早显消失，可以补充栓塞碘油，碘油漂注时也要密切观察碘油的流向，如发现碘油向第二肝门流失，要及时停止注射，补充更多或更大直径的颗粒栓塞剂。对于直径大于8～10cm的巨大肝癌，肿瘤末梢血管的直径往往较大，即使肝动脉造影未发现静脉早显，漂注碘油时也要密切观注碘油的流向，每一次栓塞碘油用量最好不要超过30ml，漂注碘油后要补充颗粒性栓塞剂避免碘油术后逐渐流失，引起迟发性肺栓塞。

典型病例十一

例2-1-9（图2-1-22）

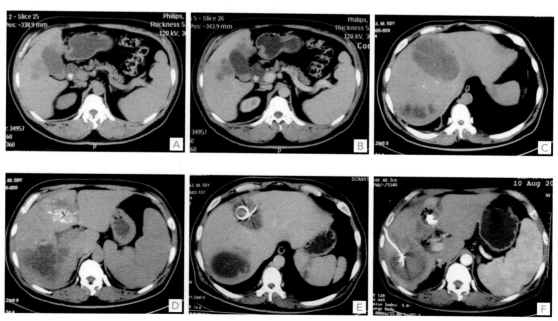

图2-1-21　影像学资料A～F

【病史】

患者，男性，52 岁，因冠心病复查发现肝占位，穿刺病理胆管细胞癌可能。

【治疗经过及随访】

行 TACE 后 1 个月，出现发热，体温 40℃，CT 是胆汁瘤合并感染，分别行双侧胆汁瘤穿刺引流，并全身应用抗生素。后症状逐渐缓解。

【附图说明】

A、B. 术前腹部 CT 示肝内多发占位；

C、D. 术后 1 月腹部 CT 示病变碘油沉积尚好，肝左叶 S4 段和肝右叶巨大低密度区，密度接近水样，周边环壁强化，考虑胆汁瘤合并感染；

E、F. 分别行肝左右叶胆汁瘤的穿刺引流。

【病例讨论】

TACE 后胆汁瘤形成机制主要为栓塞后损伤胆道血管导致胆管壁坏死，胆汁外溢形成胆汁湖。小的胆汁瘤一般情况无需特殊处理，多能自行吸收，有时胆汁瘤较大或合并感染发热，要行肝穿刺引流，部分胆汁瘤经久不愈，如果经引流管造影示胆汁瘤腔与胆管不相通，可以注射无水酒精，破坏其内皮，促进其愈合。（该病例为潍坊人民医院　李伟提供）

> 典型病例十二

例 2-1-10（图 2-1-23）

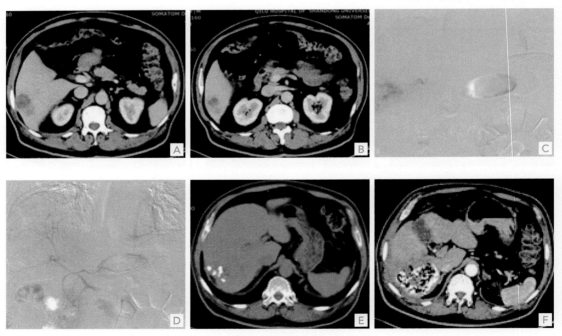

图 2-1-23　影像学资料 A～F

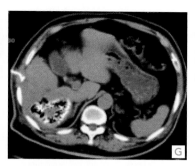

图 2-1-23 影像学资料 G（续）

【病史】

患者，男，83 岁，胸闷、憋喘 1 月入院，增强 CT 发现肝占位 1 周，甲胎蛋白 207.30IU/ml。

【诊疗经过和随访】

2014-09-18 上腹部增强 CT：肝右叶占位性病变，考虑肝癌，先后于 2014-09-20、2014-12-25、2015-02-20 分别行超选择 TACE 术，术后恢复可；2015-03-09：患者高热，体温达 38.8℃，复查上腹部 CT 平扫：碘油部分沉积，外缘少许气层影，可疑肿块化脓坏死，应用抗生素对症治疗好转出院。2015-04-20：患者再次高热，体温持续不退，于 2015-04-22 复查上腹部 CT：肿瘤中心区域性产气坏死，周围多量碘油环绕，CT 引导下予以病灶腔内置管外引流术，并继续应用抗生素对症治疗。2015-08-06 门诊复查上腹部 CT 平扫：病灶中央坏死范围缩小，病灶已明显缩小，甲胎蛋白 2.40 IU/ml。随访至今患者一般状态可，无发热，无明显腹痛。

【附图说明】

A、B. 上腹部增强 CT：肝右叶占位性病变，考虑肝癌 HCC；

C、D. 分别超超选择肿瘤供血动脉，行 TACE，至肿瘤供血动脉血流滞留；

E. 碘油点片状部分沉积，外缘少许条形气层影，考虑病灶化脓产气坏死；

F. 腹部 CT 示病灶中央区分隔状坏死，内有气体，病灶无强化；

G. CT 引导下病灶腔内置管引流术。

【病例讨论】

TACE 治疗后并发肝脓肿的病因主要包括，患者免疫力低下、医源性感染、Oddi's 括约肌功能丧失等，病原菌多为肠道菌群，临床表现包括寒战、高热，肝区疼痛、叩击痛，白细胞及中性粒细胞数量升高。对于有高危肝脓肿风险的患者建议必须预防给予抗生素，并术后延长使用抗生素的时间。一旦发现肝脓肿，一般主张应用敏感抗生素积极抗感染治疗的同时行脓肿穿刺引流术（该病例由齐鲁医院青岛分院周军提供）。

典型病例十三

例 2-1-11（图 2-1-24）

【病史】

患者，男，69 岁，肝区疼痛 1 月余，发现肝右叶占位，增强 CT 考虑巨块型原发性肝癌。Child-Pugh A 级、PS 评分 1 分、BCLC 分期 C 期。

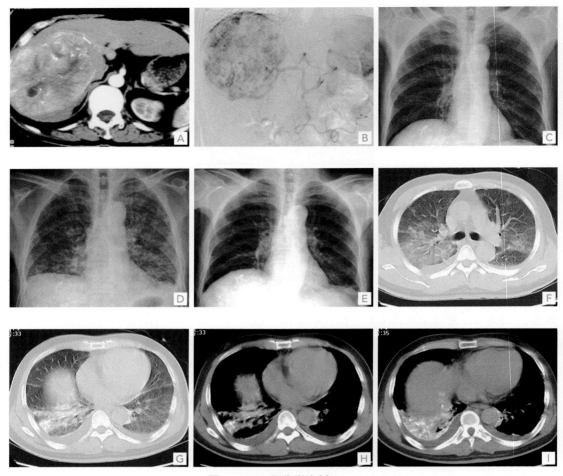

图 2-1-24　影像学资料 A ~ I

【治疗经过及随访】

选择 TACE 1 次，术后第 2 天出现咳嗽、咳痰、咯血、胸痛，呼吸困难，考虑碘油肺栓塞，给予抗感染、化痰、抗凝及呼吸支持治疗后，症状逐渐减轻，术后第 8 天，肺部渗出基本吸收。

【附图说明】

A. 腹部增强 CT 可见肝肿瘤位于肝右叶，血供丰富；

B. 肝动脉血管造影可见大量肿瘤血管；

C ~ E. TACE 前胸片为正常（C），TACE 后第 2 天可见双肺散在小片状模糊渗出影，左侧可见胸腔积液（D），TACE 后第 8 天渗出吸收（E）；

F ~ I. 胸部 CT（F，G）双肺可见散在片状磨玻璃影；（H，I）可见高密度碘油沉积、肺不张及胸腔积液。

【病例讨论】

碘油肺栓塞是一种 TACE 后少见而严重的并发症，发生率 0.05% ~ 3%。如果肝脏肿瘤体积大、血供丰富，尤其是合并肝动静脉瘘时，TACE 后出现碘油肺栓塞的风险会增加。该并发症的诊断主要依据患者临床症状、体征及胸部影像学检查，尤其是胸部 CT 可直接显示高密度碘油沉积，对诊断有意义。因此，对于怀疑碘油肺栓塞的患者，应行胸部 CT 检查。TACE 过程中仔细观察有无动静脉瘘，如有动静脉瘘，必须先行颗粒性栓塞剂封堵瘘口，再行碘油栓塞。部分巨大的原发性肝癌，即使造影未见肝动静脉瘘，但其肿瘤微血管的直径相对较大，碘油或直径小于 50μm 的颗粒可能通过肿瘤的微循环进入肝静脉引起严重的肺栓塞，漂注碘油过程中严密观察碘油的沉积和流向，如发现碘油往肝静脉方向流失，必须立刻停止注射，给予适量的颗粒性栓塞剂后再行碘油栓塞；碘油的栓塞后也要再次漂注明胶海绵颗粒使血流减慢或停止，减少碘油术后逐渐流失的风险。

典型病例十四

例 2-1-12（图 2-1-25）

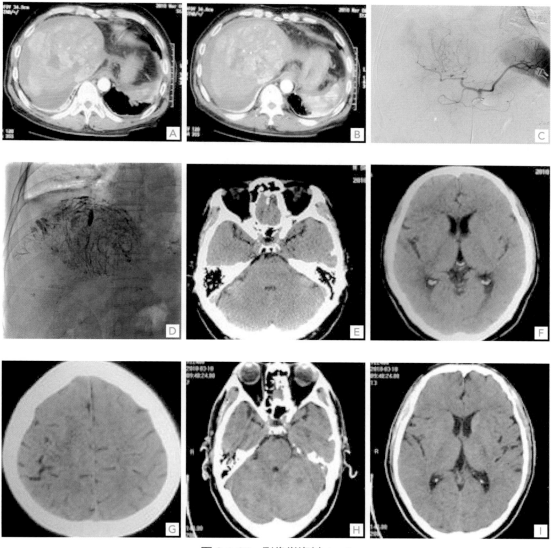

图 2-1-25　影像学资料 A～I

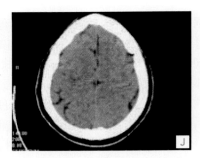

图 2-1-25　影像学资料 J（续）

【病史】

患者，男性，56 岁，腹痛 4 天，发现肝占位 3 天，腹腔内出血 1 天入院。既往慢性乙型病毒性肝炎病史 10 年。Child-Pugh B 级、PS 评分 1 分、BCLC 分期 C 期。

【治疗经过及随访】

急诊行超超选择 TACE，术中患者即出现嗜睡，意识障碍，术后持续意识障碍，昏迷，急诊头颅 CT 示碘油脑栓塞，最终患者死亡。

【附图说明】

A、B. 腹部增强 CT 可见肝肿瘤位于肝右叶，血供丰富，部分瘤结节突向肝外，肝周可见积液；

C、D. 肝动脉血管造影可见大量肿瘤血管，栓塞后可见大量碘油沉积；

E～G. TACE 前头颅 CT 平扫各层面未见明显异常；

H～J. TACE 后头颅 CT 平扫示小脑、延髓、基底节前及脑灰白质交界区可见弥漫高密度碘油沉积，并可见散在小片状低密度灶。

【病例讨论】

碘油脑栓塞为 TACE 治疗后罕见的并发症，其机制不甚明确。绝大多数患者在碘油应用术中或术后即刻出现症状，根据累及部位及程度不同可表现为不同症状，多为非特异性急性脑缺血症状，轻度可仅表现头痛、眩晕、烦躁、定向力障碍、指端麻木、肢体稍无力，重者可出现失明、构音障碍、昏迷、重度肢体瘫痪及死亡。CT 及 MRI 表现大都类似，碘油多沉积于灰白质交界处、基底节区、丘脑甚至颅外头皮小血管内，小脑有时亦可见沉积。

第二节　经动脉单纯栓塞技术

原发性肝癌的经动脉单纯栓塞技术（transcatheter arterial bland embolization，TAE），是在影像引导下经导管选择至肿瘤供血动脉采用单纯颗粒性栓塞材料导致肿瘤供血动脉完全闭塞的治疗技术。

一、原理

其原理与肿瘤经动脉的化疗栓塞类似，但强调栓塞的作用，认为对肿瘤血供的栓塞所致的肿瘤缺血坏死是其主导作用，化疗药没有增加抗肿瘤治疗效果，反而带来化疗药的毒副反应。

二、病例选择

适应证和禁忌证同 cTACE 术。

三、器械要求和术前准备

1. 介入器材　同 cTACE 术。

2. 栓塞微球　栓塞微球指具有光滑、亲水的表面，带有弹性聚合物成分，精准的尺寸，尺寸范围小，能够实现靶向性栓塞的球形栓塞材料。

微球是近 10 余年来开展实用的栓塞材料，较传统的栓塞颗粒如明胶海绵颗粒、PVA（聚乙烯醇颗粒）等有很大的不同，栓塞肿瘤用的微球具有以下几个特征才能保证对肿瘤血管的栓塞效果：球形；表面光滑；表面高度亲水性，不互相聚集；压缩性和弹性好；精准的尺寸，尺寸均一；生物相容性好。

微球产品种类较多（图 2-1-26），应用最早最广泛是美国 Biosphere 公司的 Embospheres，大小从 40~120μm 到 1000~1200μm 不等；Bead Block 微球为可压缩的 PVA 材料的微球，大小从 100~300μm 到 900~1200μm；Embozene 微球提供尺寸更加均一的微球，大小从 40 到 1300μm 不等；国内市场也有自主研发的海藻酸钠微球，有不同大小规格可选择。

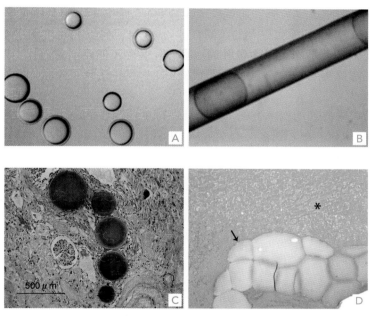

图 2-1-26　栓塞微球

A. 光滑亲水表面的微球 Embosphere；B. 微球具有可压缩性，可通过小于其直径的微导管；
C. Embosphere 栓塞于血管内腔；D. Hepasphere 适形性镶嵌于血管内腔

3. 术前患者准备　同 cTACE。

四、操作技术

操作技术基本同 cTACE，有几点注意。

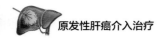

1. 强调微导管的使用和超选择栓塞技术　微球的栓塞尽量提倡超选择性栓塞，以提高栓塞效果，减少正常肝组织的损伤。

2. 微球的漂注栓塞方法　以 Embosphere 为例，首先将保存 1ml 微球的 20ml 注射器竖直静置 2 分钟，连接三通阀抽出保存液，注入 10ml 对比剂，采用 2～5ml 注射器抽取微球对比剂混悬液，栓塞微球从最小尺寸的开始，如 40～120μm 或 100～300μm，直到血流完全停止，没有任何顺行血流为止；如果 5～10ml 最小尺寸微球用完后仍有顺行血流，继续用大一尺寸的微球进行栓塞如 100～300μm 或 300～500μm 微球，依次类推，直到肿瘤供血动脉血流完全停止。对于小于 5cm 的肿瘤可以首先选择 40～120μm 微球以增加彻底栓塞的效果，而对于大于 5cm 的肿瘤建议首先选择 100～300μm 微球，以保证安全性，因为大于 5cm 的肿瘤其末梢血管的直径相对较大，40～120μm 的微球有可能会经过末梢血管进入引流静脉，导致肺栓塞的风险。

微球栓塞虽然尽量超超选择肿瘤供血动脉栓塞，但如肿瘤累及肝左右叶，且多发，无法实现每一支供血动脉的栓塞时，也可以采用肝左右动脉栓塞的方法。肝左右动脉栓塞时，建议分期栓塞，即一次栓塞肝左叶，再一次栓塞肝右叶，间隔 3 周以上。

3. 特别注意非靶器官的栓塞　微球是永久性栓塞剂，栓塞时必须避免非靶器官的栓塞，否则可能引起严重后果。需要注意胆囊动脉、胃右动脉、副胃左动脉、胃十二指肠动脉的识别，栓塞时时刻透视监测，避免反流误栓塞。

4. 栓塞终点的判断　栓塞终点的判断较碘油 cTACE 判断困难。从造影图像判断肿瘤供血动脉血流完全停止是栓塞的终点之一，但是否能够保证栓塞完全，有无未栓塞到的肿瘤血管是微球栓塞观察的难点，因为微球不像碘油那样在透视下可见，其在肿瘤中的沉积情况在透视下难以评估。

因为微球是在对比剂的携载下注入，因此微球的沉积区会有对比剂的增强，术后即刻 CT 检查可以判断微球的沉积情况。有 Angio-CT 系统的中心建议术后即刻 CT 扫描可以提供即时的肿瘤内微球沉积情况，如果没有，术后即刻行 CBCT 检查有助于判断微球的沉积情况。

五、术后处理

术后给予抗炎、保肝、对症止痛和支持治疗，按照国际介入放射学会指南，肝癌栓塞治疗建议给予预防抗生素治疗。

六、疗效评价

TAE 治疗不可切除 HCC 的疗效有很多报道，MSKCC 报道手术切除后复发的 HCC 患者单纯动脉 TAE 中位生存时间 46 个月，1、2、5 年生存率分别 86%、74%、47%。基于三个 TACE 和 TAE 对照的 RCT 的 Meta 分析显示 TACE 较 TAE 没有生存优势，因此认为 TACE/TAE 的抗肿瘤效果主要来自于栓塞导致的肿瘤缺血。但也有文献报道 TACE 较 TAE 延长 PFS，对总生存延长不明显。

七、并发症处理原则和预防

肝癌 TAE 后并发症基本同 cTACE。由于不使用化疗药，减少了化疗药的毒副反应，如恶心、呕吐等胃肠道反应，减少了肝功能的化学性损伤。单纯微球栓塞后肿瘤常表现为液化坏死，少数患者合并肝脓肿，需要穿刺引流。对于小于 100μm 的微球使用要注意肺栓塞的风险，直径 40～120μm 的 Embosphere 和 40～100μm 的 Embozene 均有报道发生致死性肺栓塞的报道，肺栓塞发生并致死的时间均在术后 14 小时内，因此对于大于 5cm 的肿瘤建议应用 100μm 以上的微球，对于合并动静脉瘘的患者建议使用更大尺寸的微球。微球的栓塞也要求尽可能超选择栓塞，以避免过多肝功能的损害。

八、结语

虽然有 RCT 的研究显示 TAE 的效果没有明显差于 TACE，也有很多中心将 TAE 作为 HCC 的标准治疗方案，但多个治疗指南均不推荐不可切除的原发性肝癌行单纯 TAE，cTACE 和载药微球的栓塞仍然受到多数专家的认可和推荐。

典型病例十五

例 2-1-13（图 2-1-27）

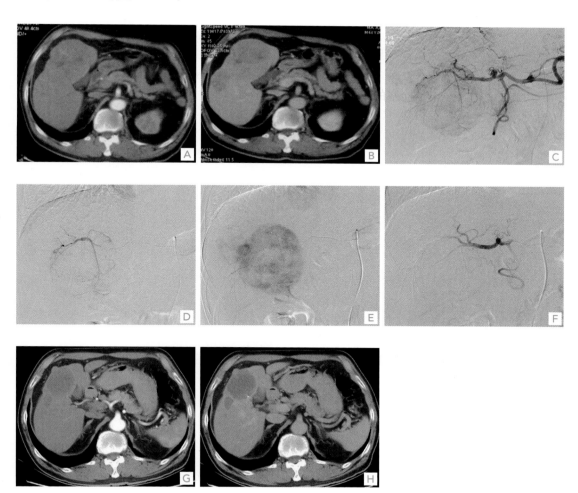

图 2-1-27　影像学资料 A～H

【病史】

患者，男 68 岁，体检发现肝脏占位 1 月余，腹部 CT：肝脏多发肿物，考虑肝癌。乙肝"小三阳"10 年，血清 AFP >1000ng/ml。Child-Pugh A 级、PS 评分 0 分、BCLC 分期 B 期。

【治疗经过及随访】

行超选择 TAE 1 次，术后 1 个月示肝内无活性，之后每 3 个月随访一次，随访 2 年半发现局部复发，行索拉非尼治疗。

【附图说明】

A、B. 腹部 CT 示肝右叶肝癌，合并子灶；

C. 肝动脉造影示肝右叶大片肿瘤血管和肿瘤染色；

D、E. 微导管超选择肝右动脉肿瘤供血支造影示肿瘤血管和肿瘤染色；

F. 给予单纯微球栓塞后造影示肿瘤血管和肿瘤染色消失；

G、H. 术后 1 月复查腹部 CT 示肿瘤区域呈低密度，无明确活性。

【病例讨论】

TAE 治疗原发性肝癌时，尽量做到超超选择栓塞，一是保证栓塞的彻底，二是避免正常肝组织的损伤。TAE 栓塞的终点是所有肿瘤供血动脉血流完全停止，如上图所示。微球的选择方面，尽量从最小的颗粒开始如 40 ~ 120μm 微球，但如果肿瘤体积大于 5cm 以上建议首先选择 100 ~ 300μm 直径的，如果合并动静脉瘘可以根据瘘口的情况选择更大直径的微球。

典型病例十六

例 2-1-14（图 2-1-28）

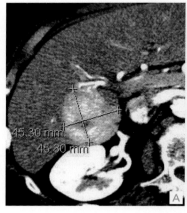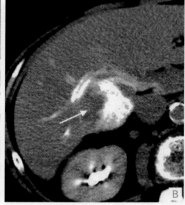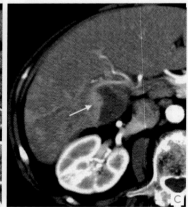

图 2-1-28　影像学资料 A ~ C

【病史】

患者，原发性肝癌，腹部 CT 示肝右叶肝癌。

【治疗经过及随访】

行超超选择 TAE1 次，术后即刻 CT 扫描显示造影剂缺失，随访复查发现造影剂缺失的部位对应术后肿瘤残留活性部位。

【附图说明】

A. 增强腹部 CT 示肝右叶肝癌；

B. 采用 Angio-CT 系统，TAE 后即刻行 MDCT 扫描显示栓塞区域造影剂滞留和血管内造影剂滞留，但有部分肿瘤区域造影剂缺失；

C. 1 月后复查显示肿瘤仍有活性，活性部分与术后即刻 CT 显示的造影剂缺失部分吻合。

【病例讨论】

在有 Angio-CT 系统的治疗中心，TAE 术后即刻 MDCT 扫描对于判断治疗终点和预测治疗效果很有帮助，文献报道术后即刻 CT 扫描显示造影剂在肿瘤和血管的滞留情况是 TAE 疗效的独立预后因素，肿瘤局部造影剂缺失与局部相应部位的复发相关，如果发现造影剂缺失，术中即刻行造影检查发现并补充栓塞非常重要，或者补充消融治疗。因为微球是在造影剂的悬浮下注入血管，因此造影剂的滞留情况能够反映微球的沉积情况。没有 Angio-CT 的单位行术后即刻 CBCT 扫描对于判断栓塞剂的沉积情况也有帮助。

典型病例十七

例 2-1-15（图 2-1-29）

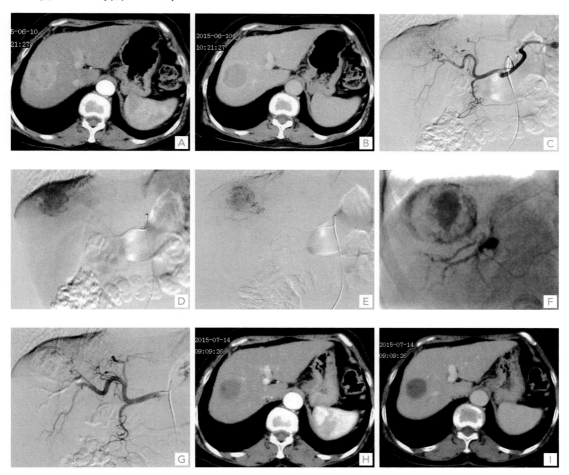

图 2-1-29　影像学资料 A～I

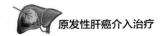

【病史】

患者，女性，65 岁，体检发现肝脏占位 3 月余，临床诊断原发性肝癌，丙肝多年，Child-Pugh A 级、PS 评分 0 分、BCLC 分期 A 期。患者拒绝手术切除。

【治疗经过及随访】

行超超选择 TAE1 次，术后 1 月腹部增强 CT 示肝内病变无活性。

【附图说明】

A、B. 腹部 CT 示肝右叶原发性肝癌，呈现"快进快出"的强化特点；

C、D. 肝动脉造影示肝右叶肿瘤血管和肿瘤染色；

E. 微导管超选择肝右动脉肿瘤供血支造影示肿瘤血管和肿瘤染色；

F. 漂注 100 ~ 300μm Embospheres 3.5ml，漂注至血流近滞留时，发现造影外溢至肿瘤内形成假性动脉瘤，给予 300μm 的明胶海绵颗粒少量至肿瘤供血动脉完全滞留；

G. 栓塞后造影示肿瘤血管和肿瘤染色消失，肿瘤供血动脉血流停滞；

H、I. 术后 1 月复查腹部 CT 示肿瘤区域呈均匀低密度，无强化。

【病例讨论】

微球栓塞过程中出现瘤腔内出血并不少见，但未有严重不良后果报道，因为术中一旦发现出血，均会给予及时的补充栓塞止血，术者均采用明胶海绵颗粒补充栓塞至血流滞留，造影剂外溢立刻停止。微球栓塞过程中出现瘤腔内出血多出现在栓塞进行将近结束时，机制可能与肿瘤血管经历持续的高压力微球灌注所致管壁破裂渗漏有关，肿瘤血管发育往往不全，高压状态下容易破损。及时的栓塞封闭破损的肿瘤血管是必要也是非常容易的。瘤内出血和相应的栓塞处理不会影响肿瘤的栓塞效果。

第三节　经动脉灌注化疗术

肿瘤动脉灌注化疗（transcatheter arterial infusion，TAI）应用历史悠久，早在 1950 年 Klopp 等开始尝试将抗肿瘤药注射到肿瘤供血动脉以减少全身不良反应。之后随着介入技术和影像技术的进步，动脉插管和动脉化疗可以到达身体的各个部位，其应用得到广泛重视。肝动脉化疗治疗原发性肝癌也在临床使用多年，一般配合动脉栓塞使用，也可以单独使用。

一、原理

其理论优势：因为药物的首过效应，动脉给药可以提高较系统给药几倍到几百倍的局部药物浓度，并降低全身药物浓度；因此在提高局部抗肿瘤作用的同时有降低系统毒性的作用；化疗药物往往有陡直的量效曲线，随着药物浓度的提高，抗肿瘤效果会明显提升，药物浓度的提高在一定程度上也会克服系统给药化疗药的耐药问题；降低血浆蛋白的结合，提高活性药物的作用时间；肝脏恶性肿瘤最适合行肝动脉化疗，其理论基础还包括：肝脏肿瘤供血基本都来自肝动脉，正常肝组织主要由门静脉供血，动脉化疗在提高肿瘤局部药物浓度的同时，正常肝组织毒性多数可以耐受。

二、病例选择

1. 适应证　① TACE 难治或治疗失败的原发性肝癌；②合并门静脉癌栓的患者；③配合 TACE 术联合使用。

2. 禁忌证　基本同动脉栓塞术，但对于门静脉主干癌栓患者可以尝试单独动脉灌注化疗术；WBC 小于 3.0×10^9/L；血小板小于 75×10^9/L 为相对禁忌。

三、器械要求和术前准备

（一）介入器材包括

穿刺针、导管鞘、各种形状造影导管（一般选择 RH 导管）、导丝、2.2-3Fr 同轴微导管系统，动脉化疗药盒。

（二）化疗药物

一般认为多数静脉给药的化疗药均可以动脉给药，但动脉化疗药物的选择必须注意以下原则：

1. 药物需要在体内活化后才能起效的药物不适合动脉灌注，如环磷酰胺。

2. 靶器官毒性大的药物不能经过该器官动脉给药，如甲氨蝶呤肝毒性大，不能经肝动脉给药。

3. 器官首过效应高的化疗药适合作为动脉灌注，如肝动脉灌注（HAI）常用的药物：阿霉素（ADM）、表阿霉素、丝裂霉素（MMC）、顺铂（CDDP）、草酸铂、奥沙利铂（OXA）氟尿嘧啶（5Fu）、氟尿嘧啶脱氧核苷（FUDR）等，其中部分药物肝动脉灌注的药代动力学特点如下表 2-1-1。

表 2-1-1　肝动脉灌注的药代动力学特征

药物	半衰期（min）	HAI 肝脏药物浓度增加倍数
FUDR	<10	100 ～ 400
5Fu	10	5 ～ 10
MMC	<10	6 ～ 8
OXA	15 ～ 19h	4 ～ 5

（三）术前患者准备

1. 术前腹股沟区皮肤备皮。

2. 术前 4 小时禁食水。

3. 对于紧张焦虑的患者可以给予一定的镇静药物。

4. 术前腹部增强 CT 或 MR（一月以内，最好 2 周内）、胸片、心电图。

5. 实验室检查：肝肾功、血常规、凝血试验、感染筛查、AFP 等。

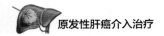

四、操作技术

（一）一次性快速灌注化疗技术

该技术操作同 TACE，一般不需要超选择导管，于肝固有动脉灌注药物即可，多配合栓塞使用，也有人作为三明治法 TACE，在碘油和明胶海绵颗粒栓塞之间行药物灌注。这种 Bolus 注射方式不符合化疗药抗肿瘤的生物学原则，尤其不适合细胞周期特异性药物的灌注。在碘油栓塞后留管行长时间持续灌注给药也在部分中心探索使用。

（二）肝动脉导管药盒留置技术

经股动脉或锁骨下动脉穿刺，不置入导管鞘，直接进入导丝导管，选择导管于肝固有动脉，交换导管药盒留置导管于肝固有动脉，或采用胃十二指肠动脉的固定导管技术，导管的另一端连接化疗药盒，埋于腹股沟区或锁骨下区皮肤下。动脉药盒的留置便于药物的持续和间断给药，符合抗肿瘤生物学特点，达到最佳抗肿瘤效果。在留置导管前均要采用弹簧圈封闭所有的胃肠道供血分支，如胃十二指肠动脉、胃右动脉、副胃左动脉等，减少动脉化疗对胃肠道黏膜损伤。

动脉化疗治疗原发性肝癌的方案不同的中心差别很大，可如采用 DDP、OXA、5FU 或 FUDR 等方案。

五、术后处理

术后给予抗炎、保肝、对症止痛和支持治疗。

六、疗效评价

回顾性研究显示对于 TACE 失败的 HCC 患者，动脉灌注化疗 DDP 与口服索拉非尼的疗效相当，总生存时间分别为 11.2 个月与 10.2 个月（$P = 0.253$）。也有文献报道合并门静脉癌栓的患者动脉化疗 DDP 和 5Fu，与口服索拉非尼比较，虽然客观反应率无差异（$P = 0.214$），但其疾病控制率明显高于索拉非尼组（$P < 0.001$）；总生存期 OS 有优势（7.1 与 5.5 个月，$P = 0.011$）；中位疾病进展时间（TTP）有明显差异（3.3 与 2.1 个月，$P = 0.034$）。文献报道对于索拉非尼治疗失败或不能耐受的患者，动脉化疗依然可以获得一定疗效，中位 PFS 时间和 OS 达到 4.0 和 7.6 个月。

七、并发症处理原则和预防

动脉化疗的并发症分为技术相关的并发症和化疗引起的并发症。动脉化疗药盒置入术的技术并发症有导管移位、肝动脉闭塞、导管打折等，其中导管移位和肝动脉闭塞是主要并发症，为预防和降低其发生率，现多采用前端是微导管、头端固定于胃十二指肠动脉的方法，也有远端镶嵌于肝动脉远端分支的方法，有报道采用新的导管留置技术后 1 年肝动脉通畅率从 38.9% 提高到 95%；导管的稳定性从 42.9% 提高到 95.5%。上述技术并发症将导致动脉化疗不能进行，是影响动脉化疗评效结果的主要原因之一。如果发生导管移位或肝动脉闭塞可以撤出留置导管，但再次置入新的动脉药盒更加困难，也增加再次出现并发症的概率。

动脉化疗的特异性并发症主要为胃肠道溃疡和胆管炎。胃肠道溃疡多数由于术中未发现和未彻底封闭胃肠道供血分支，进而化疗药灌注胃肠道引起。因此术中造影必须仔细观察，封闭每一支胃肠道供血分支。胆管炎多数是 FUDR 动脉化疗的主要并发症，需要动脉同时持续灌注地塞米松以降低胆管毒性。同时动脉化疗也会有一定的肝脏毒性，FUDR 动脉化疗后 42% ~ 70% 会引起转氨酶的明显升高，化疗期间要定期监测肝功能指标如转氨酶和胆红素水平。

八、结语

动脉化疗在 TACE 治疗失败、合并门静脉癌栓、肝脏储备功能尚可的患者治疗中体现出一定的治疗价值，相信会有更广阔的应用前景。

典型病例十八

例 2-1-16（图 2-1-30）

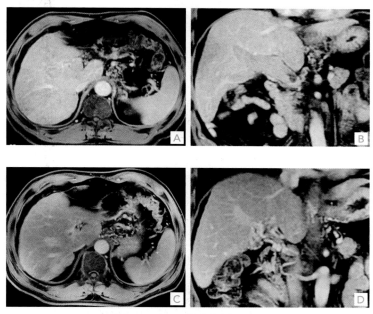

图 2-1-30 影像学资料 A ~ D

【病史】

患者，男 58 岁，体检发现肝脏占位 1 月余，腹部 CT 是肝内占位考虑肝癌合并门静脉弥漫癌栓。乙肝病史，AFP252 ng/ml，Child-Pugh A 级、PS 评分 1 分、BCLC 分期 C 期。

【治疗经过及随访】

行肝动脉化疗 6cs。2cs 和 4cs 后评效为 PR，门静脉癌栓明显萎缩，侧枝形成。PFS10 月，1 年后出现黄疸，腹膜后转移压迫所致，当地医院 PTCD 术减黄效果不理想，后死于肝衰，总生存时间 15 个月。

【附图说明】

A、B. 术前腹部增强 MRI 示门静脉弥漫性癌栓；

C、D. 4周期肝动脉化疗后复查示门静脉癌栓萎缩坏死，无强化，伴门静脉广泛侧支形成。

【病例讨论】

肝癌合并门静脉癌栓的患者或肝动脉TACE治疗失败的患者，肝动脉化疗技术是可供选择的治疗技术，有效率达50%以上，当然病例选择方面也要精选合适的患者，比如选择肝脏储备功能尚可，血象基本正常等，对于Child分级C级和PS评分2分以上的患者慎用。

典型病例十九

例2-1-17（图2-1-31）

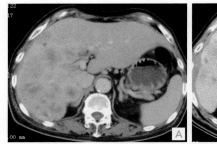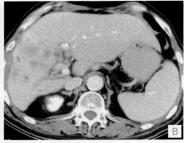

图2-1-31　影像学资料A、B

【病史】

患者，男62岁，确诊原发性肝癌1月余，腹部CT是肝内占位考虑肝右叶弥漫性肝癌合并门静脉右支癌栓，肿瘤负荷达到肝脏体积70%。乙肝病史，AFP4312 ng/ml，Child-Pugh A级、PS评分1分、BCLC分期C期。

【治疗经过及随访】

行肝动脉化疗5周期。2周期后评效缩小的SD，4周期后评效为PR。8个月后出现肺转移，胸腔积液，总生存时间13个月。

【附图说明】

A. 术前腹部增强CT示肝右叶弥漫性肝癌，门脉右支受侵；

B. 4周期肝动脉化疗后复查示肝右叶肿瘤明显缩小。

【病例讨论】

原发性肝癌肿瘤负荷70%以上且合并门静脉侵犯，TACE的疗效差，且治疗风险高，如肺栓塞、肝衰竭的发生。肝动脉化疗技术对该部分患者也是可供选择的治疗技术。

第四节　经动脉载药微球化疗栓塞术

载药微球（Drug-Eluting Bead）的动脉化疗栓塞（DEB-TACE）是目前国际上开展的新技术，采用先进的技术完成药物在微球的缓释，从而实现栓塞和局部化疗的完美结合，从理论上讲是经动脉治疗的极致，也是近年来TACE技术在肝癌介入治疗热点研究领域，相继文献报道其临床价值。

一、原理

多采用离子交换的方式将化疗药吸附到微球内，吸附有化疗药的微球栓塞到肿瘤末梢血管，在栓塞致肿瘤缺血坏死的同时，微球局部缓释化疗药，较碘油化疗药乳剂有更长时间的药物缓释作用，缓释时间长达 20 ~ 30 天以上，明显提高肿瘤局部化疗的作用，减少正常肝组织和全身的化疗毒性反应。

二、病例选择

适应证和禁忌证同 cTACE 术，对于肝脏储备功能差的患者推荐使用 DEB-TACE。

三、器械要求和术前准备

1. 介入器材　同 cTACE 术。

2. 载药微球　目前国际上主要有 3 种载药微球：DC Bead，Hepasphere，CalliSpheres。DC Bead（Biocompatibles UK，Surrey，UK）是一种基于磺化基团修饰的聚乙烯醇水凝胶的栓塞微球。有四种规格：70 ~ 150μm、100 ~ 300μm、300 ~ 500μm、500 ~ 700μm；但目前批准在国内上市使用的是 300 ~ 500μm 微球，其他规格会陆续进入国内。可载药物为阿霉素（载药剂量阿霉素为 37.5mg/ml，2ml vial 可载 75mg）和伊立替康（2ml vial 可载 100mg）。45 分钟可以携载 90% 的药物。可以局部缓释 1 月以上。

Quadrophere（在欧洲注册名字 Hepasphere）（BioSphere Medical，Rockland，MA）是一种多聚体共聚物聚丙烯酸钠乙烯醇（poly [vinylalcohol-co-acrylic acid]），该微球也被称为高吸水性树脂微球（Superabsorbent Polymer Microsphere，SAP）。25mg/瓶，真空干态包装，约含 139,000 个颗粒/瓶。干性微球大小 50 ~ 100μm，水合后直径膨胀到 200 ~ 400μm（图 2-1-32）。采用离子交换和机械吸收的方式载药，推荐携载阿霉素或多柔比星，70 分钟载药时间，14 天以上的缓释效果。该微球具有非常好的随形性（conforming），变形镶嵌于血管腔内。

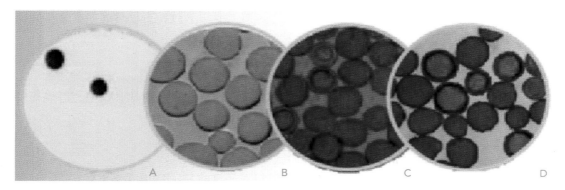

图 2-1-32　Hepaspheres 干性微球、水合微球到载药微球过程

A. Hepaspheres 干性微球；B. 水合微球；C. 微球于化疗药溶液；D. 载药后的微球

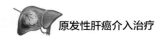

CalliSpheres（Callisyn）是聚乙烯醇制成，呈蓝色水凝胶状微球，粒径均一，表面光滑，具有良好的亲水性、非吸收性、压缩形变性及精确定制性质。可压缩 50% 以上。有 100～300μm、300～500μm、500～700μm、700～900μm、900～1200μm 五种规格。主要以离子交换的形式携载微球（图 2-1-33），阿霉素 30 分钟时最大吸附量：80mg。阿霉素的缓释半衰期为 20 天左右。

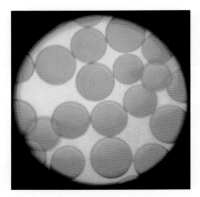

图 2-1-33　载药后的 CalliSpheres

3. 术前患者准备　同 cTACE。

四、操作技术

操作技术基本同 cTACE，有以下几点需要注意。

1. 携载药物于微球　不同微球产品有具体的携载微球说明和要求，基本要求为：首先将化疗药溶液加入微球瓶中，静置 30～60 分钟，待化疗药充分吸附到微球上，然后注入非离子型造影剂，以备介入术中栓塞用。

2. 微球的漂注栓塞方法　载药微球的栓塞方法基本同单纯微球栓塞，要求超选择栓塞，栓塞终点要求达到肿瘤供血动脉血流完全停止，如果预定载药的微球完全注入后，未达到栓塞终点，有两种不同的选择：①注射额外未加载微球，直到达到栓塞终点。②影像随访后，安排患者进行重复治疗。第 2 个选项大多数专家组支持；不过目前尚没有足够数据证实孰优孰劣。

五、术后处理

术后给予抗炎、保肝、对症止痛和支持治疗，按照国际介入放射学会指南，肝癌栓塞治疗建议给予预防抗生素治疗。

六、疗效评价

基于 6 个月的客观反应率（EASL 标准）的随机对照试验显示 DEB-TACE 较 cTACE（碘油 - 阿霉素乳剂 + 明胶海绵颗粒）没有优势，但肝脏毒性和栓塞后综合征低于 cTACE；亚组分析对于更晚期患者如 Child-Pugh B 期、ECOG1 分、双叶病变、复发病变，DEB-TACE 较 cTACE 的客观反应率高（$P<0.05$）。随机对照试验显示 DCB 较单纯微球栓塞的 1

年生存率无差别（86% 与 85.3%），但提高局部控制率和延长肿瘤进展生存时间（TTP）
（42.4±9.5 和 36.2±9.0 周）（*P*=0.008）。

七、并发症处理原则和预防

肝癌载药微球化疗栓塞后并发症与传统 cTACE 和 TAE 类似，处理和预防原则相同。
文献报道 DEB-TACE 较 cTACE 降低肝脏毒性、栓塞后综合征，减少治疗次数，减少住院
时间。有报道 100～300μm 微球较 400～600μm 栓塞后综合征更轻。

八、结语

载药微球虽然显示出良好的治疗效果和应用前景，但较 cTACE 和 TAE 比较的总生存
获益目前还没有充足的数据，此外费用的问题也是制约其广泛使用的重要因素。

典型病例二十

例 2-1-18（图 2-1-34）

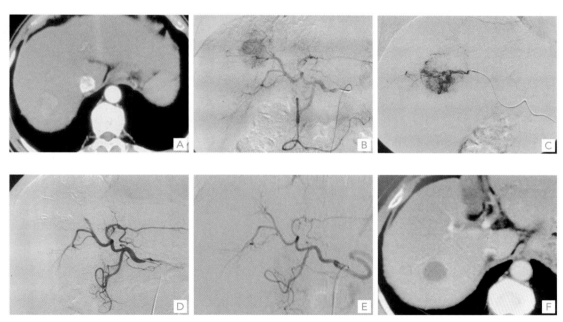

图 2-1-34　影像学资料 A～F

【病史】
患者，原发性肝癌患者，其他病历资料不详。
【治疗经过及随访】
行分别超超选择 DEB-TACE 1 次，术后 1 月示肝内无活性。
【附图说明】
A. 腹部增强 CT 示肝右叶占位，符合 HCC；
B. 肝动脉造影示肝右叶肿瘤血管和肿瘤染色；

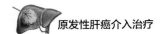

C. 微导管超选择肝右动脉肿瘤供血支造影示肿瘤血管和肿瘤染色；

D. 行 DEB-TACE 后造影复查示肿瘤血管和肿瘤染色消失；

E. 术后 1 月肝动脉造影复查示肿瘤血管和染色完全消失，但肝右上叶正常动脉显示良好；

F. 术后 1 月复查腹部增强 CT 示肿瘤区域呈低密度，无活性。

【病例讨论】

DEB-TACE 治疗原发性肝癌和单纯微球栓塞 TAE 类似，尽量做到超超选择栓塞，一是保证栓塞的彻底，二是避免正常肝组织的损伤。栓塞终点也和 TAE 类似，本例患者达到良好的栓塞终点肿瘤供血动脉血流完全停止，如上图所示。良好的栓塞终点下 DEB-TACE 理论上将比单纯 TAE 产生更彻底的治疗效果，在合并局限性癌栓时可能有一定优势（该病例由 DC Bead 产品公司提供）。

典型病例二十一

例 2-1-19（图 2-1-35）

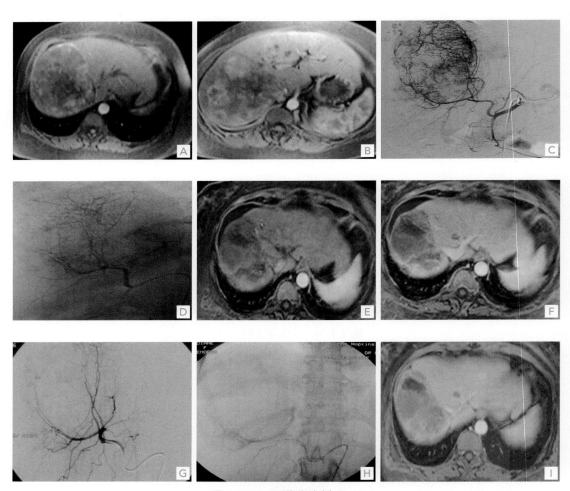

图 2-1-35　影像学资料 A ~I

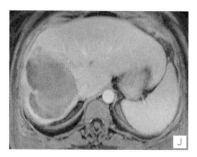

图 2-1-35　影像学资料 J（续）

【病史】

患者，原发性肝癌患者，其他病历资料不详。

【治疗经过及随访】

分别行超超选择 DEB-TACE2 次，第 1 次治疗后，腹部 MRI 是仍有残留活性，第 2 次治疗复查 MRI 示肿瘤无明确活性。

【附图说明】

A、B. 腹部增强 MRI 示肝右叶巨大肝癌，符合 HCC；

C、D. 肝动脉造影示肝右叶大片肿瘤血管和肿瘤染色，微导管超选择性 DEB-TACE，给予治疗量的载药微球；

E、F. 术后 1 个月增强 MRI 是肝内病变明显缩小，但仍有部分活性；

G、H. 再次肝动脉造影可见肝内仍有部分肿瘤染色，给予第 2 次的 DEB-TACE，栓塞终点达到血流滞留；

I、J. 第 2 次治疗后 1 月增强 MRI 示肿瘤无明确活性。

【病例讨论】

DEB-TACE 治疗巨大原发性肝癌时，可以选择分次治疗，第一次治疗给予治疗量的载药微球，但未达到肿瘤供血动脉的完全停止，1 月后再进行治疗，肿瘤缩小后第二次治疗时往往可以比较容易达到良好的栓塞终点，即肿瘤血管血流滞留。这样既可以保证更好的治疗效果，同时也减少了治疗风险。同样对于巨大的肝癌，载药微球直径的选择也要选择尽量大一些的微球 100～300μm 或 300～500μm（该病例由 DC Bead 产品公司提供）。

第五节　经动脉内照射栓塞技术

一、原理

经导管动脉内照射栓塞技术（transcatheter arterial radioembolization，TARE）是指把带有放射性核素的栓塞物质经肿瘤供血动脉注射到肿瘤血管床，使放射性核素停留在肿瘤内部，持续不断的发出射线对肿瘤进行放射治疗。适用于内照射栓塞技术的放射性核素多为发出 β 射线的核素，其组织内射程较短，可使大部分能量停留在肿瘤组织内，而对肿瘤外的正常组织影响较小。目前内照射栓塞技术最常用的放射性核素是 Y-90。Y-90 是一种发射纯 β 射线放射性核素，其物理半衰期为 64.1 小时，发射 β 射线的平均能量为

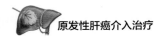

0.9367MeV，在组织内的平均穿透距离是 2.5mm，最大穿透距离 10mm。将载有 Y-90 核素的玻璃微球或树脂微球注入肝肿瘤供血动脉，微球栓塞在肿瘤血管床，Y-90 发出的 β 射线即可在肿瘤内进行内照射放射治疗。1G 贝克勒耳（27mCi）的 Y-90 可对 1 千克组织提供 50Gy 的吸收剂量。

二、病例选择

1. 适应证　不能手术切除的肝细胞癌，预期寿命大于 3 个月，具有较好的体能状况（ECOG 评分小于 2 分）和肝功能评分。

2. 禁忌证　腹水等肝功能失代偿状态，孕妇，肝 - 肺动脉分流的患者可引起严重的放射性肺炎，肝肠动脉分流的患者可引起严重胃肠溃疡，以上情况被列为绝对禁忌证。

体能状况较差或肝功能较差被列为相对禁忌证。

三、器械要求和术前准备

1. 器械要求　进行放射性栓塞内照射技术必须具有数字减影血管造影机（DSA 机），γ- 照相机或 SPECT，高压注射器、微导管等器械。

2. 术前准备

（1）应用 CT 技术计算拟准备照射的肝脏体积和肿瘤体积。

（2）术前血管造影和 ^{99m}Tc-MAA 肝肺显像：在决定对患者进行内照射栓塞治疗术前，必须首先进行内脏血管的造影。全面的内脏血管造影包括腹主动脉造影和选择性内脏血管造影，后者包括选择性肠系膜上动脉造影、腹腔干动脉造影以及应用微导管进行肝左动脉、肝右动脉造影。进行内脏血管造影的目的是明确内脏血管的解剖，了解有无血管变异，并对供应肝外组织的血管（胃右动脉、胃十二指肠动脉等）进行预防性栓塞，仅保留肝脏的供血血管。

（3）在肝脏血管解剖明确后，应用微导管选择性插管到拟注射放射性微球的血管位置再次行血管减影，其减影的目的是明确肿瘤供血动脉和肺动脉之间有无分流。减影以后可通过导管注入 5mCi 的 ^{99m}Tc-MAA，然后到核医学科进行 SPECT 扫描了解有无肝 - 肺分流或肝 - 肠分流。^{99m}Tc-MAA 显像必须在 1 小时内进行，以防止游离 99m 析出造成肝 - 肺分流计算的误差。

（4）确定放射性微球的用量：目前国外有两种放射性微球被批准上市应用，一种是玻璃微球（Therasphere，MDS N.rdlon Kanata，ON，Canada），另一种是树脂微球（SIR-Spheres，Sirtex Medical.Lane Cove. Australia）（图 2-1-36）。两者放射性微球的直径类似，但单个微球所带放射性活度相差较大，在确定肿瘤的处方照射剂量后，计算所需的放射性微球个数将有较大差异，但总的放射性活度差别不大。肿瘤的吸收剂量一般在 100 ~ 120Gy 左右，肺的吸收剂量应该小于 30Gy。在确定拟内照射肝脏体积之后，可根据不同计算公式分别计算两种微球所需的放射性活度，但目前大多根据 CT 扫描评估的肿瘤体积占肝脏体积的比值进行经验性估算。一般来说，当肿瘤占全肝体积小于 25% 时应用 2GBq 放射性微球，在 25% ~ 50% 时应用 2.5GBq，在肿瘤体积大于肝脏体积 50% 时应用 3GBq 放射性微球，对肝脏功能欠佳的患者可以减少 30% 的用量。

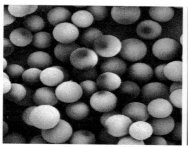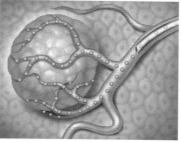

图 2-1-36　SIR-Spheres 微球和微球经动脉给药作用示意图

四、操作技术

放射性微球内照射栓塞的操作必须由经过严格训练的专业人员进行，不同放射性微球的注射技术也有不同。在微导管插管到预定位置后，必须确定导管头没有嵌顿到血管内阻塞血管，以使放射性微球顺血流进入肿瘤血管床。放射性微球的注射速度应和肝动脉血流的流速相近或略慢，以防止放射性微球的反流。玻璃微球的比活度较高，需要注入的微球数目较少，一般不会导致血管床的完全阻塞，因此引起血流停滞的机会较少，一般应用60ml 液体在 5 分钟内注射完成。树脂微球的比活度较低，需要注入的微球数目较多，有时拟注入的微球不能全部注入就已导致血管完全阻塞，因此注射过程需在 X 线透视下全程监视，间断性注射放射性微球溶液和对比剂，一旦发现血流停滞，立即停止放射性微球的注入，以防止放射性微球反流导致非靶器官的照射。树脂微球一般也是应用 60ml 液体混悬，但注射多在 30 分钟左右完成。

五、术后处理

放射性内照射栓塞的副反应较少，国外多在门诊进行，可在术后 6 小时出院，因此多不需要特殊的术后处理。由于可能存在未发现的肝外血管导致胃肠道反应，可常规预防性应用抗胃溃疡药物或胃黏膜保护剂。术后疲乏感是常见反应，可给予类固醇 5 ~ 7 天减轻疲乏感。少数患者术后会出现短暂的寒战、发热等表现，可给予苯海拉明、对乙酰氨基酚等药物对症处理。

六、疗效评价

因为绝大部分放射性微球在 12 天内（大约 4 个半衰期）衰变成稳定性核素，因此在术后 2 周应进行一次随访，主要是了解和判断患者对治疗的耐受性，监测治疗的副反应，评估患者的体能情况。术后 1 个月进行第二次随访，需要随访患者的肝功、血常规、肿瘤标记物和影像学检查。推荐应用磁共振检查了解肿瘤有无缩小或坏死。由于放射性内照射栓塞治疗原发性肝癌的历史较短，目前尚没有关于其治疗原发性肝癌的随机对照研究，因此其是否可给患者带来生存获益尚不明确。Vente 曾对放射性内照射栓塞治疗肝癌的临床研究进行 Meta 分析，近期效果治疗有效率在 70% 以上，但少有完全缓解的患者。中位生存期从放射性栓塞治疗算起在 7.1 ~ 21 个月，从诊断算起为 9.4 ~ 24 个月。也有报道内照射栓塞对中晚期 HCC 与 TACE 联合索拉非尼有相似的反应率和生存获益，尤其适合于门

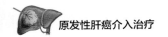

静脉癌栓和 TACE 效果不好者。

七、并发症处理原则和预防

放射性内照射栓塞治疗原发性肝癌的并发症主要包括以下几点：

1. 疲乏，可给予类固醇缓解。

2. 寒战、发热、可给予苯海拉明、对乙酰氨基酚对症处理。

3. 腹痛、恶心、呕吐，可给予止痛药物及止吐药物对症处理。

4. 长期的慢性腹痛、恶心以及呕血、黑便可能是放射性胃肠炎或胃溃疡，必要时需要手术治疗。

5. 放射性肝炎或放射性肺炎，可给予类固醇激素进行治疗。

并发症的预防：在确定治疗计划的血管造影时认真分析血管路径图，预防性栓塞肝外血管如胃右动脉和胃十二指肠动脉及其他贯穿性血管可减少相关并发症。

八、结语

近年来，随着肝叶、肝段以及亚肝段内照射栓塞技术的不断发展，肿瘤组织获得的吸收剂量逐步提高，而邻近正常肝组织的吸收剂量逐渐减少，内照射栓塞技术对有门静脉癌栓的患者以及肝功能略差的患者也可以应用。目前已有多个比较传统肝动脉化疗栓塞和内照射栓塞治疗肝细胞癌的多中心临床研究正在进行。已有的临床研究结果表明，内照射栓塞治疗技术安全、有效，是不能手术切除的原发性肝癌患者的一种新选择。

典型病例二十二

例 2-1-20（图 2-1-37）

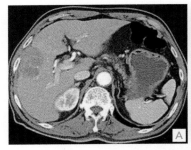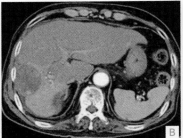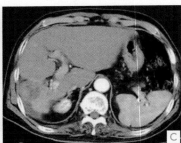

图 2-1-37　影像学资料 A ～ C（Oncology,2013,84 Suppl 1:34-9）

【病史】

患者，原发性肝癌患者，其他病历资料不详。

【治疗经过及随访】

行 1 次超选择 Y-90 内照射栓塞治疗，随访 3 年肿瘤持续缩小。

【附图说明】

A. 术前 CT 示肝右叶富血供占位；

B. 1 年后 CT 复查示肿瘤缩小，伴肝右叶萎缩和肝左叶增大；

C. 3 年后 CT 复查示肿瘤持续缩小，伴肝右叶继续萎缩和肝左叶继续增大。

【病例讨论】

Y-90 微球的内照射栓塞治疗也是不可切除原发性肝癌的有效介入治疗技术，甚至在合并局限性门静脉癌栓和 TACE 效果不好者，仍可发挥较好的治疗作用，但限于目前国际市场上两种产品均没有进入中国市场，且其费用太高，在国内应用的经验不足。

第六节　经动脉灌注靶向治疗（美妥昔单抗 ^{131}I 注射液）

一、原理

美妥昔单抗 -^{131}I 注射液（Iodine[^{131}I] Metuximab Injection），商品名利卡汀，是第一个用于治疗 HCC 的单克隆抗体靶向药物，具有中国自主知识产权，其作用机制如下：

1. 美妥昔单抗特异性与肝癌细胞表面 HAb18G/CD147 抗原相结合。

2. 通过 ^{131}I 发射的 β 射线的电离辐射生物学效应对肝细胞内照射达到杀灭肿瘤的目的。

3. 抗体片段对目标抗原结合、封闭特定信号转导途径，具有抗侵袭、抗转移作用（图 2-1-38）。

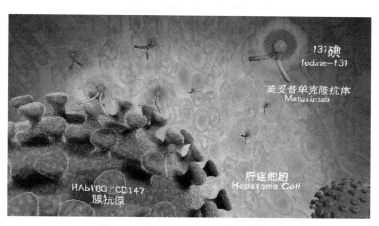

图 2-1-38　美妥昔单抗作用示意图

二、病例选择

1. **适应证**　①结节型原发性肝细胞癌。②远处转移灶可控制患者，如肝内病灶控制良好，可用利卡汀预防肝内复发。③巨块型原发性肝癌患者需要先 TACE 治疗控制主要的大肿瘤后，后期预防肝癌复发时可用利卡汀治疗；④弥漫性肝细胞癌可以行利卡汀治疗。⑤肝癌术后、肝移植术后预防复发患者。⑥可以序贯联合其他靶向药物治疗。⑦总体而言，利卡汀治疗门脉癌栓效果有限，但临床试验表明个别门脉瘤栓患者利卡汀治疗后效果显著，可以达到灭活门脉瘤栓的目的。如果患者治疗意愿强烈，可试用利卡汀治疗。

2. **禁忌证**　①甲状腺功能低下患者。②哺乳期患者、孕妇。③重度骨髓抑制患者。

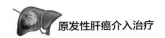

④预计生存期≤ 3 个月。⑤脑转移患者。⑥梗阻性黄疸患者（梗阻性黄疸消除后可以行利卡汀治疗）。⑦远处广泛转移患者。⑧肝静脉、下腔静脉广泛受侵患者。⑨大量恶性腹水患者。

三、器械要求和术前准备

1. 器械要求　进行放射性栓塞内照射技术必须具有数字减影血管造影机，SPECT，高压注射器、微导管等器械。

2. 术前准备

（1）美妥昔单抗皮试。

（2）美妥昔单抗皮试阴性后，订购利卡汀。利卡汀药品制备后需在 72 小时内应用。

（3）利卡汀治疗前 3 天开始口服复方碘液（卢戈氏液），目前是封闭甲状腺，避免利卡汀和甲状腺结合造成甲状腺功能低下。卢戈氏液用法每天 2 滴，因对胃黏膜有刺激，最好滴在馒头上或掺到食物中食用。

（4）其他准备工作同 TACE。

四、操作技术

利卡汀治疗操作必须由经过严格训练的专业人员进行。利卡汀制备后是低温冷冻保存的，需要治疗前 0.5 ~ 1 小时开始室温下解冻。首先行常规的 TACE，栓塞时可以用超液化碘油，避免用明胶海绵，以免明胶海绵堵塞肝动脉，造成利卡汀流入非靶区。TACE 后，将微导管置于肝固有动脉。患者推入核医学病房，躺在病床上，用 10 ~ 20ml 注射器抽取利卡汀，经微导管注入肝动脉内，然后再用 10ml 生理盐水将微导管内利卡汀冲入肝动脉，然后拔管加压包扎。将所有接触过利卡汀的导管、注射器、手套等统一放入专门的污物袋中进行妥善处理。

五、术后处理

1. 利卡汀治疗后，需继续口服卢戈氏液 5 天，剂量同前。

2. 利卡汀治疗术后护理基本同常规 TACE。

3. 利卡汀治疗后 2 ~ 3 天患者可以出院；患者出院前可复查 SPECT 以进一步了解利卡汀在肝内的聚集情况。

4. 1 个月后，门诊复查甲状腺功能、血象、肝肾功，根据情况进行相应处理。

5. 每 2 ~ 3 个月复查肝脏增强 CT。

六、疗效评价

6 个月内肝内无新发复发，可行下次利卡汀治疗；随访期间如发现肝内残余肿瘤复发，可行常规 TACE。

七、并发症处理原则和预防

利卡汀治疗原发性肝癌的并发症基本同 TACE。因美妥昔单抗是鼠源性单克隆抗体，因此有可能会出现过敏反应。从目前的临床试验来看，首次应用利卡汀很少引起过敏反应。并发症主要包括以下几点。

1. 皮疹 发生率大概 5% 左右，多为局部斑丘疹，个别患者可全身分布，可有皮屑，伴瘙痒。给予类固醇激素可消失或缓解。

2. 寒战、发热 可给予苯海拉明、对乙酰氨基酚对症处理。

3. 腹痛、恶心、呕吐 主要为 TACE 的不良反应，可给予止痛药物及止吐药物对症处理。

4. 骨髓抑制 主要可能跟化疗药物、^{131}I、肝硬化脾亢等因素有关；多为 1～2 度骨髓抑制，大多数患者 1～2 个月可恢复，可给予升白药物或中药治疗。

并发症的预防：掌握好适应证可避免大多数并发症。事先详细了解患者病情，预先跟患者就利卡汀治疗进行有效的沟通、宣传教育，对患者治疗进行合理规划，也可以在一定程度上避免并发症的发生或减轻不良反应程度。

八、结语

原发性肝癌治疗后复发，是 TACE 后治疗失败的最主要原因，减少复发是提高 TACE 疗效的最重要因素。临床试验表明利卡汀具有良好的抗肝癌复发治疗效果，可使 1 年复发率降低 19.7%，2 年复发率降低 12.3%，达到国际先进水平。利卡汀的放射性及过敏反应在一定程度上限制了利卡汀的应用及普及。随着单克隆抗体技术的不断发展，用全人源化单克隆抗体取代利卡汀中鼠源性抗体，减少利卡汀不良反应，是未来改进利卡汀的方向；另外减少利卡汀中 ^{131}I 含量，使利卡汀在门诊可以应用，有可能使利卡汀应用得到进一步普及。

典型病例二十三

例 2-1-21（图 2-1-39）

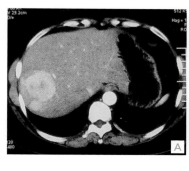
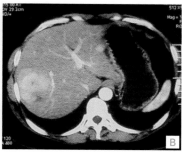
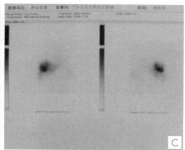
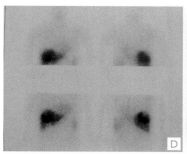
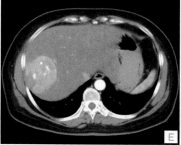
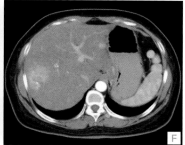

图 2-1-39 影像学资料 A～F

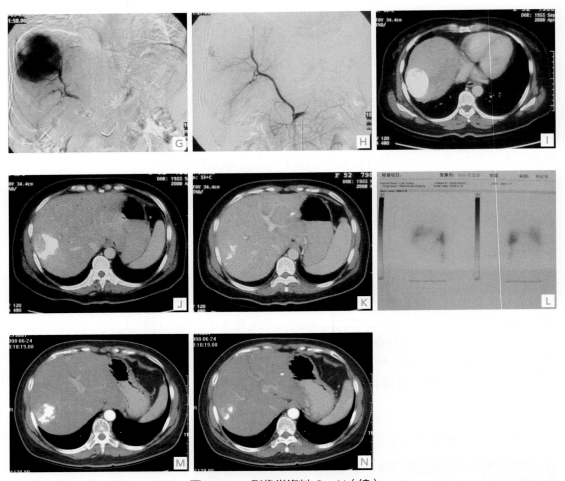

图 2-1-39　影像学资料 G～N（续）

【病史】

　　患者，女，52 岁。2007 年 12 月，体检发现肝内多发占位（图 2-1-39A、B），肝穿活检证实 HCC。诊断：原发性肝癌（巨块型，BCLC B 期），乙肝，肝硬化。

【治疗经过及随访】

2008-01-08 TAI（EADM 40mg+5-Fu 750mg）+ 利卡汀 50mCi。

2008-01-14 利卡汀治疗后 5 天 SPECT 显像，显示病灶内 ^{131}I 浓聚（图 2-1-39C）。

2008-01-17 利卡汀治疗后 8 天 SPECT 显像，显示 ^{131}I 在肝内弥散（图 2-1-39D）。

2008-02-29 腹部增强 CT 提示肝内肿瘤仍有活性（图 2-1-39E、F）。

2008-03-05 TACE（EADM 40mg+5-Fu 750mg）（图 2-1-39G、H）。

2008-04-16 腹部增强 CT 提示肝内肿瘤碘油沉积良好，有残余肿瘤活性（图 2-1-39I～K）。

2008-04-24 TACE（EADM 40mg+5-Fu 750mg）+ 利卡汀 50mCi。

2008-04-28 第 2 次利卡汀治疗后 5 天 SPECT 显像。因此次肝内肿瘤已经栓塞治疗过，因此 ^{131}I 在肝肿瘤内浓聚不如第一次利卡汀治疗后明显（图 2-1-39L）。

2008-06-24 腹部增强 CT 提示肝内肿瘤碘油沉积良好，仍有残余肿瘤活性（图 2-1-

39M、N）。

2008-06-27 TACE。

2009-11-17 腹部增强 CT 提示肝内残余肿瘤复发。

2009-11-18 TAE+TVRC（OXA100mg，5-Fu 1.5g）。

2010-01-15 TAE+TVRC（OXA100mg，5-Fu 1.5g）。

2010-04-01 TAE+TVRC（OXA100mg，5-Fu 1.5g）。

2010-05-31 TAE+TVRC（OXA100mg，5-Fu 1.5g）。

2010-07-15 肿瘤周边仍有残余活性，行射频消融治疗。

2010-09-02 腹部增强 CT 提示肿瘤无活性。

2010-12-07 腹部增强 CT，与 2010 年 9 月 2 日腹部 CT 比较，肝内病灶无明显活性。

2011-04-26 腹部增强 CT，2010 年 12 月 7 日腹部 CT 比较，肝左叶见强化小结节，约为 11mm×8mm，建议追查。

2011-10-09 腹部增强 CT，于 2010 年 12 月 7 日腹部 CT 比较：肝左叶强化小结节病灶同前，约 10mm×6mm，建议追查。

2012-03-02 腹部增强 CT，于 2011 年 10 月 9 日腹部 CT 比较，肝左叶强化小结节同前，仍约 10mm×6mm，建议追查。

2012-10-18 患者入院复查甲胎蛋白轻度增高，转氨酶升高，检测乙肝病毒 DNA 明显增高，提示乙肝病毒复制，抗肝炎治疗。

2012-10-19 腹部增强 CT 与 2012 年 3 月 2 日腹部 CT 比较，肝左叶及右叶多发动脉期结节状强化灶，门脉期及延迟期强化消退，大约 15mm×10mm，考虑肝内复发。

2012-11-02 在当地医院行 TACE 治疗。

2012-11-16 在当地医院行射频消融治疗。

2013-03-10 在当地医院腹部增强 CT 发现肝内门脉左支癌栓。

2013-03-20 在 309 医院行门脉左支癌栓放疗，共 32 次。治疗后评效为 PR。

2013-07-03 腹部增强 CT 提示肝内出现新发病灶。

2013-07-10 在当地医院行射频治疗。

2014-01-07 与 2012-10-19 腹部 CT 比较：①肝癌介入及射频消融术后改变，肝内碘油沉积较前增多，原内多发动脉期结节状强化灶现呈低密度，未见异常高强化；考虑疗后改变。肝内新见动脉期高强化灶（IM11、13、17），较大约 15mm×13mm（IM11），门脉期及延迟期强化消退，考虑 HCC 活性灶。②肝硬化、脾大、胃底多发迂曲、增粗静脉，脾静脉增粗同前相仿。脾大、胆囊、胰腺、双肾及双侧肾上腺未见异常。③腹腔及腹膜后未见肿大淋巴结。未见腹水征象。④扫描所及诸骨未见骨质破坏征象。

2014-01-08 全身骨显像未见骨转移。

2014-01-13 TACE。

2015-04-16 电话随访：患者一般状况良好，无复发。

【病例讨论】

该患确诊时即为肝内多发病灶，为高复发风险患者。利卡汀治疗后，SPECT 扫描可见核素在病灶内聚集，说明美妥昔单抗的靶向性很好。TACE 联合利卡汀治疗目的在于：TACE 治疗看得见的肿瘤，利卡汀治疗难以栓塞的微小病灶或预防新发复发。该患者

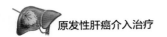
2008-1 和 2008-4 行两 2 次利卡汀治疗后，2012-10-19（利卡汀治疗后 4.5 年）出现肝内新发复发，取得了良好的抗复发治疗效果。

　　原发性肝癌无论肿瘤大小，只要不复发，大多数患者通过多次介入可以很好控制原发灶，这些患者往往都可以获得长期生存。遗憾的是，介入失败的原因往往是肝内复发。因此，如果想取得良好的介入治疗效果，抗复发治疗是非常关键的。目前的抗复发治疗有：中药治疗，免疫治疗，抗病毒治疗以及利卡汀治疗。

典型病例二十四

例 2-1-22（图 2-1-40）

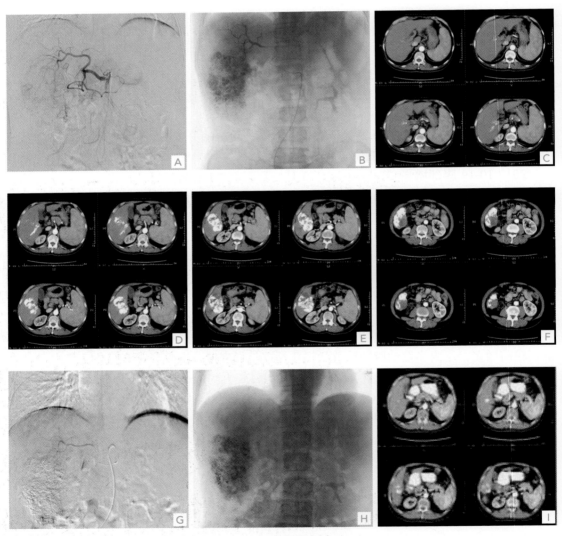

图 2-1-40　影像学资料 A ~ I

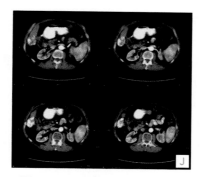

图 2-1-40　影像学资料 J（续）

【病史】

男，68 岁。于 2010-04 体检发现肝占位。诊断：原发性肝癌（巨块型，BCLC C 期），门脉右支瘤栓，乙肝，肝硬化。

【治疗经过及随访】

2010-05-24 TACE（图 2-1-40A、B）。

2010-06-22 胸片：双肺纹理增重，肺内未见明显结节及片絮影。心膈未见异常。

2010-06-24 腹部增强 CT（图 2-1-40C ~ F）。

2010-06-24 TACE（图 2-1-40G、H）。

2010-08-12 腹部增强 CT，同 2010-6-24 腹部 CT 比较：

1. 肝癌介入治疗术后，肝右叶 S5、6 团块状不均匀高密度碘油沉积灶大致同前，增强扫描其内仍可见异常强化区，局部不均匀软组织影范围较前缩小，原约 50mm×33mm（IMA71），现约 34mm×25mm（IMA69）。余肝实质未见异常强化灶。门脉主干及右叶分支内充盈缺损较前缩小，其内碘油沉积较前减少。

2. 脾大较前有所好转。胆囊、胰腺、双肾及双侧肾上腺未见异常。

3. 腹腔及腹膜后未见肿大淋巴结。未见腹水。

4. 扫描所及诸骨未见骨质破坏灶。

2010-08-12 TACE。

2010-10-09 腹部增强 CT：同 2010-8-12 腹部 CT 比较：肝癌介入治疗术后，肝右叶 S5、6 团块状不均匀高密度碘油沉积灶较前缩小，未见明确异常强化区，局部不均匀软组织影范围较前缩小，现约 32mm×23mm（IMA30），原约 34mm×25mm（IMA69）。余肝实质未见异常强化灶。门脉主干及右叶分支内充盈缺损较前缩小，其内碘油沉积较前减少。其余同前。

2010-10-11 TACE。

2011-01-12 腹部增强 CT 同 2010-10-9 腹部 CT 比较：肝癌介入治疗术后，肝右叶 S5、6 碘油沉积同前，增强扫描未见异常强化。余肝实质未见异常强化灶。门脉右叶分支内碘油沉积同前。门脉主干未见充盈缺损。余同前。

2011-03-16 腹部增强 CT 腹部增强 CT：同 2011-01-12 腹部 CT 比较：肝癌介入治疗术后，肝右叶 S5、6 碘油沉积大致同前，增强扫描未见异常强化。余肝实质未见异常强化灶。门脉右叶分支内碘油沉积同前。门脉主干未见充盈缺损。余同前。

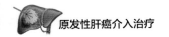

2011-03-22 TACE+ 利卡汀 50mCi。

2012-03-22 腹部增强 CT 与 2011-09-19 腹部 CT 比较：肝癌介入治疗术后，肝右叶 S5、6 碘油沉淀较前变化不明显，增强扫描未见异常强化征象。余肝实质未见占位征象及异常强化灶。肝内血管未见明显充盈缺损征象。余同前。

2012-06-25 腹部增强 CT 提示残余肿瘤复发。

2012-07-02 第 2 次利卡汀治疗：TACE+ 利卡汀 50mCi。

2013-03-05 腹部增强 CT 与 2012-12-03 腹部 CT 比较：肝癌介入治疗术后，肝右叶 S5、6 碘油沉积大致同前，未见异常强化征象。动脉期肝 S5/8 交界区边缘片状高强化范围同前，门脉期及延迟期呈等密度，异常灌注可能大。余肝实质未见异常强化结节。肝内血管未见明显充盈缺损征象。

2014-04-15 腹部增强 CT 与 2013-10-12 腹部 CT 对比：肝癌介入疗后，肝右叶 S5/6 占位碘油沉积大致同前，未见异常强化征象。余肝实质未见新生异常强化结节。

2015-04-13 腹部增强 CT（图 2-1-40I、J）：与 2014-10-13 腹部 CT 对比：肝癌介入疗后，肝右叶 S5/6 占位碘油沉积大致同前，未见异常强化征象。余肝实质未见新生结节。余同前。

【病例讨论】

该患确诊时原发性肝癌巨块型，伴门脉右支瘤栓，BCLC C 期。我们首先给予 4 次 TACE 治疗控制肝内巨块型病灶，第 5/6 次采用 TACE+ 利卡汀治疗，目的在于预防肝内新发复发。患者末次治疗至今 3 年没有复发，临床已达到治愈。

临床应用利卡汀治疗后，SPECT 扫描我们发现有些患者核素全肝分布，而不是像第一个患者在瘤体内分布。有些临床大夫认为利卡汀靶向作用不强，可能影响利卡汀治疗效果。其实，利卡汀治疗目的并非是控制可以看得见的肿瘤，血管造影可以看得见的肿瘤主要是通过 TACE 来治疗。利卡汀治疗目的是预防复发，因此利卡汀全肝分布是有利于预防复发的，这也是为什么我们先用超液化碘油栓塞肝癌病灶，后用利卡汀肝固有动脉灌注的原因。

（王晓东　陈　辉　曹　广　徐海峰　胡俊刚　邵文博）

参考文献

1. Lovet JM, Real MI, Montaña X, et al. Arterial embolisation or chemoembolisation versus symptomatic treatment in patients with unresectable hepatocellular carcinoma: a randomised controlled trial. The Lancet,2002,359（9319）:1734-1739.

2. Lo CM, Ngan H, Tso WK, et al. Randomized controlled trial of transarterial lipiodol chemoembolization for unresectable hepatocellular carcinoma. Hepatology,2002, 35（5）:1164-1171.

3. Lovet JM, Bruix J. Systematic review of randomized trials for unresectable hepatocellular carcinoma: Chemoembolization improves survival. Hepatology,2003,37（2）:429-42.

4. Lammer J, Malagari K, Vogl T, et al. Prospective randomized study of doxorubicin-eluting-bead embolization in the treatment of hepatocellular carcinoma: results of the PRECISION V study. Cardiovascular and interventional radiology,2010, 33（1）:41-52.

5. Wang X, Erinjeri JP, Jia X, et al. Pattern of Retained Contrast on Immediate Postprocedure Computed tomography （CT） After Particle Embolization of Liver Tumors Predicts Subsequent Treatment Response. Cardiovascular and interventional radiology, 2013,36 （4）:1030-1038.

6. Carr BI, Kondragunta V, Buch SC, et al. Therapeutic equivalence in survival for hepatic arterial chemoembolization and yttrium 90 microsphere treatments in unresectable hepatocellular carcinoma: a two-cohort study. Cancer,2010,116 （5）:1305-1314.

7. Kim YH, Kim do Y. Yttrium-90 radioembolization for hepatocellular carcinoma: what we know and what we need to know. Oncology,2013,84 Suppl 1:34-9.

8. Tsochatzis EA, Fatourou E, O' Beirne J, et al. Transarterial chemoembolization and bland embolization for hepatocellular carcinoma. World journal of gastroenterology,2014, 20 （12）:3069-3077.

9. Kondo M, Morimoto M, Ishii T, et al. Hepatic arterial infusion chemotherapy with cisplatin and sorafenib in hepatocellular carcinoma patients not responsive to transarterial chemoembolization: a propensity score-based weighting. Journal of digestive diseases, 2015,16 （3）:143-151.

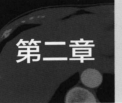

第二章　经皮非血管途径的介入治疗

局部消融治疗是借助医学影像技术的引导对肿瘤靶向定位，局部采用物理或化学的方法直接杀灭肿瘤组织一类治疗手段。其技术手段主要包括射频消融（radiofrequency ablation，RFA）、微波消融（microwave ablation，MWA）、冷冻治疗（cryoablation）、高功率超声聚焦消融（high-intensity focused ultrasound，HIFU）以及无水乙醇注射治疗（percutaneous ethanol injection，PEI）。局部消融具有微创、安全、简便和易于多次施行的特点。而影像引导技术包括超声（ultrasound，US）、CT 和 MRI；治疗途径有经皮、经腹腔镜手术和经开腹手术 3 种，本章着重针对经皮途径介入治疗加以阐述。

一、病例选择

1. 适应证　通常适用于单发肿瘤，最大径 ≤ 5cm；或肿瘤数目 ≤ 3 个，且最大直径 ≤ 3cm。无血管、胆管和邻近器官侵犯以及远处转移。肝功能分级为 Child-Pugh A 或 B 级，或经内科护肝治疗达到该标准。有时，对于不能手术切除的直径 > 5cm 的单发肿瘤，或最大直径 > 3cm 的多发肿瘤，局部消融可以作为姑息性综合治疗的一部分，但是需要严格掌握。

2. 禁忌证

（1）绝对禁忌证：①肿瘤巨大或弥漫型肝癌。②合并门脉主干至二级分支癌栓或肝静脉癌栓、邻近器官侵犯或远处转移。③位于肝脏脏面，其中 1/3 以上外裸的肿瘤。④肝功能分级为 Child-Pugh C 级，经护肝治疗无法改善者。⑤治疗前 1 个月内有食管胃底静脉曲张破裂出血。⑥不可纠正的凝血功能障碍和明显的血象异常，具有明显出血倾向者；⑦顽固性大量腹水，恶病质。⑧合并活动性感染，尤其是胆管系统炎症等。⑨重要脏器衰竭。⑩意识障碍或不能配合治疗的患者。

（2）相对禁忌证：①第一肝门区肿瘤。②紧贴胆囊、胃肠、膈肌或突出于肝包膜肿瘤。③伴有肝外转移的肝内病灶不应视为绝对禁忌证，有时仍可考虑采用局部消融治疗控制局部病灶发展。

二、常见消融手段的选择和应用

1. RFA　RFA 是肝癌微创治疗代表性治疗方式之一，也是应用最广泛的热消融手段。其优点是操作方便，可以避免开腹手术，疗效确切，费用相对较低。对于小肝癌患者，RFA 的远期疗效与肝移植和肝切除相似，且优于单纯的经导管肝动脉化疗栓塞（TACE）或肝动脉栓塞（TAE）治疗。与 PEI 相比，RFA 对 3 ~ 5cm 的肿瘤具有根治率高、所需治疗次数少和远期生存率高等显著优势。

RFA 治疗的精髓是对肿瘤整体进行精准灭活并尽量减少正常肝组织损伤，其前提是对肿瘤浸润范围和卫星灶的确认。因此，十分强调治疗前精确的影像学检查。超声是 RFA 治疗肝癌的首选引导方式。近年来，超声造影技术（contrast-enhanced ultrasound，CEUS）发挥了重要作用，CEUS 有助于确认肿瘤的实际大小和形态，界定肿瘤浸润范围，检出微小肝癌和卫星灶，为制订消融方案灭活肿瘤提供可靠的参考依据。RFA 治疗中晚期肝癌主要有三大难题：①大的肿瘤不易整体灭活；②邻近心膈面、胃肠、胆囊和肝门等外周区域的肿瘤安全范围不足，易发生并发症；③侵犯邻近大血管或肿瘤富血供致热量损失（即"热沉效应"），造成肿瘤易残留复发。④对于 > 5cm 肿瘤，RFA 治疗难以获得根治性疗效，易遗漏小卫星灶，而造成复发率高；⑤有可能导致针道转移、穿刺所致周围脏器损伤及诱发肝癌破裂等问题；⑥也不适用于位于影像盲区的肝癌。

2. MWA　MWA 也是我国常用的热消融方法，在局部疗效、并发症发生率以及远期生存方面与 RFA 相比都无显著差异。现在的 MWA 技术也能一次性灭活肿瘤。血供丰富的肿瘤，可先凝固阻断肿瘤主要滋养血管，再灭活肿瘤以提高疗效。建立温度监控系统可以调控有效热场范围，保证凝固效果。

3. PEI　适用于直径 ≤ 3cm 以内的小肝癌及复发小肝癌的治疗。对 >3cm 以上不适合手术的肝癌或复发灶，PEI 也可起到姑息治疗的作用。临床上，有的癌灶贴近肝门、胆囊及胃肠道组织，热消融治疗（RFA 和 MWA）容易造成损伤，此时，可以考虑采用 PEI 或 PEI 与热消融并用，以防止并发症发生。

RFA 与 MWA 都是通过热效应使得局部肿瘤组织细胞坏死，MWA 导入的能量可能较大，消融的范围相对更大，不过两者之间无论是在局部疗效和并发症，还是生存率方面都无显著差异。消融治疗后应定期观察病灶坏死的情况，如有病灶残留，应积极治疗，提高消融治疗的疗效。

三、基本技术要求

1. 特别强调操作医师必须经过严格培训和细致负责。治疗前，应该充分地评估患者的全身状况、病情、肿瘤生物学行为（预测可行性及效果，确定治疗及联合治疗措施和步骤）和影像学检查情况，根据肿瘤的大小、浸润范围、位置等，制订完整的治疗方案和策略，保证足够的安全范围，尽可能获得一次性、适形的完全消融治疗。

2. 强调选择适合的影像技术引导下进行操作，并监控治疗过程，以保证治疗的安全性、准确性和有效性。

3. 肿瘤距肝门部肝总管、左右肝管的距离应至少为 5mm。不推荐对 >5cm 的病灶单纯施行消融治疗。对于多个病灶或更大的肿瘤，根据患者肝功能状况，采取治疗前 TACE/TAE 然后联合射频治疗明显优于单纯的射频治疗。

4. 消融范围应力求包括 5mm 的癌旁组织，以获得"安全边缘"，彻底杀灭肿瘤。对于边界不清晰、形状不规则的浸润型癌或转移癌灶，在邻近肝组织及结构条件许可的情况下，建议适当扩大消融范围。对于血供丰富的肿瘤，可以考虑先凝固阻断主要滋养血供再消融肿瘤，以提高灭活效果。

5. 评估局部疗效的标准方法是在消融后 1 个月左右，复查肝脏三期 CT/MRI 扫描，或者超声造影，以评价消融疗效。疗效可分为：①完全消融（complete response，CR）：经肝脏三期 CT/MRI 扫描或者超声造影随访，肿瘤所在区域平扫 CT 为低密度；MR 为长

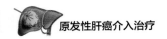

T_1 长 T_2 信号，动脉期无强化；超声表现为高回声。②不完全消融（incomplete response, ICR）：经肝脏三期 CT/MRI 扫描或者超声造影随访，肿瘤病灶内局部动脉期有强化，提示有肿瘤残留。对治疗后有肿瘤残留者，可以进行再次消融治疗；若 2 次消融后仍有肿瘤残留，视为消融治疗失败，应放弃消融疗法，改用其他疗法。

6. 要有适宜的综合治疗方案和科学合理的随访计划。治疗后应定期随访，以及时发现可能的局部复发病灶和肝内新病灶，利用经皮消融安全和简便易于反复施行的优点，有效地控制肿瘤进展。

四、消融治疗与外科手术治疗 ≤ 5cm 肝癌的选择

目前，对于 ≤ 5cm 的肝癌是首选外科手术还是经皮消融治疗，临床上存在着争议。数项临床前瞻性随机对照和回顾性比较研究的结果显示局部消融治疗（主要是 RFA 与 MWA）可以获得与手术切除治疗小肝癌相近的远期生存疗效；但是两者相比，外科手术切除的优势是已积累的经验丰富、普及率高和复发率低，可切除同一解剖区域内多病灶、微小灶及癌栓；而经皮局部消融具有并发症发生率低、恢复快和住院时间短的特点。两项随机对照研究已显示消融治疗与手术切除者的生存率并无明显差别，但在无瘤生存期（disease-free survival，DFS）和复发率方面，外科手术具有优势。

在临床实践中，应该根据患者的体质和肝功能，肿瘤的大小、数目、位置，本单位的技术力量以及患者的意愿等，全面考虑以选择合适的初始治疗手段。通常认为，如果患者能够耐受解剖性肝切除，应首选外科切除，可以同时清除相应肝段或肝叶的微小转移灶，有效地防止术后复发。因此，外科切除仍是 ≤ 5cm 的肝癌治疗首选，对于同时满足局部手术切除和消融治疗指征的 ≤ 5cm 肝癌，首选手术切除，而局部消融可作为手术切除之外的另一种治疗选择。对于 2 ~ 3 个癌灶位于不同区域、肝功能差不能进行手术切除者，包括肝功能 Child-Pugh B 级或经保肝治疗后可达 B 级者，可以考虑局部消融治疗。对于肝脏深部或中央型 ≤ 3cm 的肝癌，局部消融可以达到手术切除疗效，获得微创下根治性消融，可以优先选择；对于 3 ~ 5cm 的肝癌，通过选择适宜的仪器针具、掌握合理的消融技术和积累一定的治疗经验等，可以提高治疗效果。一般认为，局部消融后多数患者还需要采用综合性辅助治疗。

目前还缺乏局部消融治疗与肝移植、解剖性肝切除术相比较的研究数据。对于直径 > 5cm 的肝癌，是否可以多位点或分次消融或开腹或腹腔镜下消融，也缺乏充分的循证医学证据可供参考，故不作推荐。

第一节　经皮穿刺化学消融术

经皮穿刺化学消融术系瘤内注射治疗，以其经济、操作简便、可重复、只需普通超声、CT 等设备引导等优点在临床肝癌治疗中得到广泛应用，已成为提高患者生存质量、延长生存期的重要手段之一，常见瘤内注射手段包括：PEI、经皮醋酸注入疗法（percutaneous acetic acid injection therapy，PAI）、经皮热盐水注射（percutaneous hot saline injection therapy，PSI）或热蒸馏水注射（percutaneous hot water injection therapy，PHo）、经皮 ^{90} 钇玻璃微球瘤内注射疗法（percutaneous injection of yttrium-90 microspheres）、经皮鱼肝油酸钠乙醇

溶液（percutaneous sodium morrhuate pure alcohol injection，PSMPA）等。其他瘤内注射的药物，如复方中药、氢氧化钠、戊二醛、人源性 A 组溶血性链球菌 Ⅲ 型 Su 株（OK2432）、白细胞介素 -2（IL-2）等还处于动物实验阶段。本节着重以临床广泛应用的 PEI 加以阐述。

PEI 治疗原发性肝细胞肝癌（HCC）是 1983 年日本千叶大学首先开展应用的，因其有效、安全、经济和操作简便，已成为治疗原发性肝癌尤其合并肝硬化者广泛使用的方法之一。过去认为肿瘤直径小于 3cm，肿瘤数目少于 3 个是其适应证。近年来，国内外学者已将其适应证逐渐扩大，认为直径大于 5cm 的肿瘤也可采用 PEI 治疗。PEI 尤其适用于肝功能较差和 / 或肿瘤位于第一、第二肝门及手术难以切除的肝癌患者，但要求采用多点、多层次及多方位注射，疗效才更好。由于较大肿瘤很难实现彻底的原位灭活，一般只作为姑息治疗的一种方法，配合其他介入或化疗用于中晚期肝癌的综合治疗。

一、原理

PEI 杀伤肿瘤的机制主要有两点。

1. 无水酒精注入组织后，通过细胞质脱水使组织直接产生凝固性坏死。

2. 无水酒精可以引起血管内皮损伤和血小板凝聚，从而造成血管栓塞，组织缺血坏死。

二、病例选择

1. 适应证　PEI 作为一种重要的肝癌局部治疗方法，最初只能用于治疗肝功能差且不能手术切除的小肝癌。随着诊疗技术水平及经验的不断丰富，目前 PEI 治疗肝癌的主要适应证包括：①肿瘤直径 ≤ 3cm，瘤灶数目不超过 3 个。②肿瘤直径大于 3cm 时，与其他非手术疗法联合应用可提高疗效。③肝癌术后复发。

2. 禁忌证　①血小板计数 <40×10^9/L。②弥漫型或浸润型肝癌肿瘤体积超过肝脏体积的 30%。③合并严重的肝硬化、大量腹水和门静脉高度曲张者。④严重的心脏病，靠近体表的大肿瘤。⑤严重的出血 / 凝血障碍、慢性肾功能不全。⑥慢性弥散性血管内凝血（DIC）及阻塞性黄疸者等。

三、器械要求和术前准备

（一）器械要求

超声、CT 等影像引导装置；针具：PEI 专用注射针（一般选用 22G，长 15～22cm）；乙醇浓度 99.5% 的医用分析纯乙醇；5～10ml 的注射器数支，供注射麻醉药及乙醇用；皮肤消毒用品、局部麻醉药等。

（二）术前准备

1. 治疗前完善检查　血常规、肝肾功能检查、生化常规、凝血功能、肿瘤标志物、心电图、胸片和超声检查，必要时进行心肺功能检查。

2. 影像学评估　术前应结合其他影像学检查方法（诸如 CT 和 MR），并对肿瘤病灶进行仔细地超声扫描，确定肿瘤的数目、大小和位置，以决定穿刺路径，选择合理的引导方式。

3. 明确诊断　必要时行穿刺活检，诊断标准参照《原发性肝癌诊疗规范（2017 年版）》。

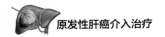

4. 手术区和穿刺部位备皮。

5. 签署手术知情同意书，要求手术治疗前每位患者签署知情同意书，告知手术过程、风险及预后可能，获得充分的知情同意。

6. 术前 4～6 小时患者禁食、水，治疗前须建立静脉通道，PEI 在静脉麻醉下或局麻下进行。

四、操作技术

患者一般采用仰卧位或左侧卧位。常规消毒铺巾，无菌条件下，进行局部麻醉后，通常在 B 超或 CT 引导下将肝脏穿刺针刺入瘤体中心，分别向瘤体的中心、前、后推注无水乙醇。之后将穿刺针插入肿瘤的深部，注意避免针尖刺破背侧肿瘤的包膜，当针尖抵达肿瘤深部，开始边注射无水乙醇边退针直至肿瘤浅部。注射时注意针尖的所在位置以保证注射的准确性，并注意在肿瘤体内多点、多平面、多方向注射，使无水乙醇在瘤体内形成立体分布的空间。

当出现下列情况时立即停止注射：①腹痛剧烈，暂停注射后不缓解。②注射的无水乙醇迅速向周围血管或正常肝组织渗漏。③注射无水乙醇后晕厥或烦躁不安。退针时与拔针前应在瘤区停留 30 秒钟以防乙醇反流引起疼痛。尤其是靠近体表的肿瘤结节，为减少和预防无水乙醇沿穿刺针道外溢而刺激腹膜引起疼痛，退针时采用边退针边推注利多卡因 4～5ml 的方法，直至针尖退出肝包膜外。

无水乙醇的注射剂量：肿瘤直径（厘米数）与无水乙醇剂量（毫升数）的比例为 1:1，即肿瘤直径为 1cm 时，无水乙醇的注射剂量为 1ml。PEI 治疗肝癌的疗效与乙醇在体内的分布范围和均匀度有关，适量的无水乙醇较均匀地分布于瘤体绝大部分时效果最理想。小肝癌注射无水乙醇总量按肿瘤最大直径作出估计，比例为 1.0～1.5ml/cm。单次注射大剂量无水乙醇能加重患者肝脏代谢负荷，甚至引起肝功能恶化。小肝癌单次注射剂量在 2～5ml，大肝癌单次注射剂量应控制在 30ml 以内，单次注射间隔一般 7～10 天，每注射 4～6 次为 1 疗程。若发现肿瘤增大、回声减低、彩色多普勒超声出现血流信号时，要继续进行注射。

五、术后处理

一般不需特殊处理。术后门诊观察 2～3 小时，如无异常即可返家休息。

六、疗效评价

对于拒绝手术或不适宜手术的肝癌患者，肝功能分级 Child B 级或 C 级、年龄大于 65 岁、肿瘤分化差、包膜浸润、累及门静脉的肝癌患者，PEI 以其有效、安全、经济及可重复性高成为值得推荐的方法。这种方法操作简便、并发症少，治疗费用低廉。注射后乙醇对癌肿浸润的程度是决定 PEI 疗效的关键因素。PEI 尤其对于体积小、数量少、有包膜的肝癌治疗效果最好。直径小于 3cm 的肝癌，肿瘤体积小，内部组织成分单一，乙醇容易得到完全浸润，从而使癌组织坏死和纤维化。文献报道小肝癌经 PEI 治疗，肿瘤缩小明显，甚至消失，患者 1、2、3 年生存率分别为 88%、66.5%、25%，因而 PEI 是治疗小肝癌的一种重要辅助治疗方法。对于中晚期肝癌，PEI 也具有一定姑息治疗意义。

PEI 治疗有效的指标是超声或 CT 检查示肿瘤缩小，彩色多普勒超声检查瘤体内无血流信号。B 超检查显示肿瘤区由低回声变为较均匀的强回声团，边缘可出现高回声环，肿瘤内部出现均匀且不宜消失的增强回声，与治疗前声像图表现有明显差别，治疗后可见肿瘤边缘回声增高或肿瘤周边有缩瘤样改变；CT 平扫肿瘤区呈低密度改变，直径减小，注射对比剂后无增强现象；血清甲胎蛋白（AFP）值下降或回到正常范围；细针活检穿刺时感觉肿瘤质地变硬，病理检查可见肿瘤细胞坏死、肿瘤组织溶解、变性，组织中有重度出血、坏死、纤维化等。

七、并发症处理原则和预防

PEI 的并发症较少见。常见有发热、右上腹痛或右肩痛（一般不需特殊处理，严重者可在术前后给予适量止痛药）、一过性转氨酶增高、少数发生门静脉分支栓塞，但通常 2 个月后自行消失。严重并发症很少，文献报道主要为腹腔出血、右侧胸腔积液、胆管炎、胆管损伤后黄疸、肝脓肿、胆道坏死、腹膜种植等。

①腹部疼痛　最常见，发生于注射无水乙醇中及注射后。疼痛持续时间长短不一，多在数分钟或数小时后缓解，为乙醇沿穿刺针道外溢而刺激腹膜引起。所以，注射速度不宜过快，压力不宜过大；注射过程中如果发现乙醇沿针道明显外溢，须立即停止注射。

②颈部或全身灼热感　由于乙醇通过肝脏血窦进入血液循环所致。在肿瘤边缘注药时应仔细观察，确保针尖在瘤体内后再进行注射；注射中发现乙醇沿血管流动明显时停止注射，重新调整针尖位置，经回吸无回血时再开始注射。

③发热　由机体对坏死组织重吸收引起。体温多在 39℃以下，发生于术后 1～3 天。一般不需特殊处理。

④患者对乙醇耐受性小可引起脸红、头晕等类似饮酒后表现。少数病例 PEI 后轻度转氨酶升高。

八、结语

尽管 PEI 的并发症少，比较安全，但因绝大多数中晚期肝癌的肿瘤大、范围广、包膜不完整，甚至呈浸润性生长，注入的乙醇在瘤体内难以保存，所以此类患者采用 PEI 应慎重。对有黄疸、中等量以上腹水、凝血机制差等已提示有肝功能衰竭倾向者不宜用本法。PEI 无法杀灭目前影像学无法发现的肿瘤，而肝癌大多是多中心起源，常伴有亚临床期的肿瘤；肝癌多为富血供型，注入肿瘤内的乙醇可随血流稀释或流失；肿瘤较大时由于肿瘤质地不均、分隔等，注入的乙醇无法均匀分布在整个肿瘤内。TACE 与 PEI 联合应用，可以扬长避短，互为补充。TACE 是目前不能手术切除肝癌的首选疗法之一，但部分患者疗效欠佳，是因为此法不能使肿瘤细胞完全坏死。据文献报道 TACE 后只有 20%～50% 的肿瘤组织完全坏死，这与肿瘤的多支血供、侧支循环、双重供血及动脉栓塞不完全有关。再者，TACE 的应用受患者的肝功能情况、肝脏对药物的耐受性、肿瘤血供情况和肿瘤类型等情况的限制，特别是有门脉癌栓和弥漫型肝癌患者。但 TACE 对亚临床的肿瘤或瘤栓有完全杀灭或部分杀灭的效果。并且，TACE 后肿瘤部分变性坏死，破坏了肿瘤间隔，质地趋于均匀，利于 PEI 后无水乙醇在瘤体内弥散分布，且注入量更多；同时，TACE 后由于肿瘤的供血动脉被栓塞，可使 PEI 的乙醇更长时间停留在瘤体内，使肿瘤坏死更彻底。

PEI 与 RFA 治疗比较：张金辉等采用固定效应模型进行 Meta 分析，结果显示：治疗 2~3cm 的肝癌 RFA 较 PEI 疗效好；对于直径 ≤ 2cm 的肝癌两者疗效无差异。肝癌瘤结节内存在纤维分隔，而无水乙醇不能透过肿瘤的纤维隔膜，导致无水乙醇在瘤体内弥散不均匀，所以治疗效果降低。Kurokohchi 等认为 RFA 可以破坏病灶内的纤维隔膜，有利于无水乙醇的弥散，继而提高无水乙醇的治疗作用，同时还可以减少无水乙醇的用量。而 Zhang 等研究显示：① PEI-RFA 治疗直径 ≤ 3cm 肝癌的疗效与 RFA 相当；但对直径为 3~5cm 的肝癌，PEI-RFA 的疗效明显优于 RFA；② RFA 治疗直径 ≤ 3cm 的肝癌已非常有效，其疗效很难通过辅加 PEI 进一步提高。

典型病例二十五

例 2-2-1（图 2-2-1）

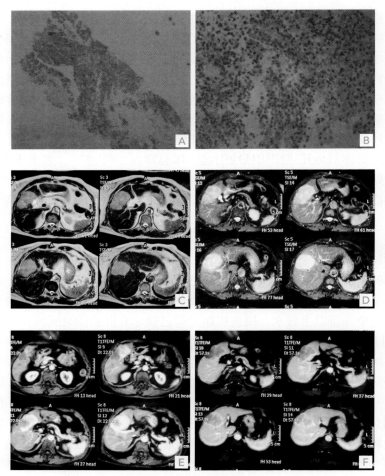

图 2-2-1　影像学资料 A~F

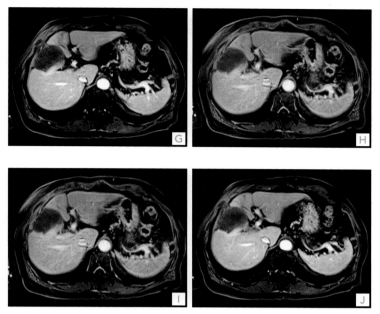

图 2-2-1　影像学资料 G～J（续）

【病史】

女性，79 岁，既往体健，3 个月内体重减轻 5kg，腹部超声检查发现肝占位，病灶靠近胆囊；AFP 为 1210ng/ml，超声引导肝占位穿刺活检病理诊断：肝组织异常增生，倾向 HCC。Child-Pugh A 级、PS 评分 0 分、BCLC（巴塞罗那肝癌临床分期）B 期。

【治疗经过及随访】

应用 PEI 治疗 1 次，并针对肝内残余活性病灶予以 TACE 巩固治疗 1 次，配合抑酸、保肝、调节免疫、抗感染等综合治疗。

【附图说明】

A、B. 肝穿刺活检病理示肝组织异常增生，倾向 HCC；

C、D. 肝脏 MR 检查：肝右叶团块状病灶明显强化；

E、F. PEI 后的即刻肝脏 MR 检查：肿瘤中心区域呈低信号改变，内有纤维分隔，病灶中心无明显强化，肿瘤纤维分隔及周边残存高信号增强活性组织；

G～J. PEI 后 3.5 个月肝脏 MR 检查，消融病灶中央区无明显强化，肝左叶及病灶周边见残余病灶。

【病例讨论】

该患者高龄，确诊 HCC，患者及家属拒绝外科手术，我们首先给予 1 次 PEI 治疗，MR 复查提示肿瘤中心区域部分灭活，肝癌瘤结节内存在纤维分隔，肿瘤内及周边仍存在活性癌组织；分析原因系无水乙醇渗透力较差，不能透过肿瘤的纤维隔膜，导致乙醇在瘤体内弥散不均匀。后结合 TACE 巩固治疗，目的在于预防肝内残余病灶，患者肝癌得以进一步控制。

（该病例由山东医学影像研究所介入科唐军教授提供）

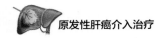

第二节 经皮穿刺射频消融术

以 RFA 为代表的局部消融治疗在肝癌的治疗中应用越来越广泛，目前已经成为肝癌治疗的第 3 大治疗手段。作为一种新的治疗手段，RFA 治疗得到广泛关注。

一、原理

（一）RFA 工作原理及技术特点

1. 工作原理　RFA 是一种微创性肿瘤原位治疗技术，即借助于超声、内镜或 CT 等影像技术引导，将电极针直接插入肿瘤内，通过射频能量使病灶局部组织产生高温、干燥，最终凝固和灭活肿瘤。其工作原理为：当电子发生器产生射频电流（460KHz）时，通过裸露的电极针使其周围组织内的极性分子和离子振动、摩擦，继而转化为热能。其热能随时间逐渐向外周传导，从而使局部组织细胞蛋白质发生不可逆的热凝固变性、坏死。大部分人体实质肿瘤需要 45 ~ 50℃即可使细胞死亡。由于组织温度随传导距离延长而降低，电极与组织界面处的温度必须远高于 50℃，以便于在大面积靶向区域内均能达到此温度。

2. 技术特点

（1）自动温度控制：能量输入可根据治疗靶区域内温度情况自动增加或减少，使术者对治疗过程更容易掌握，治疗效果更可信赖，避免组织炭化，同时可缩短治疗时间。

（2）热量监测反馈系统：独有的可提供 5 个位点的温度回馈显示，使术者能够实时准确地了解毁损区域情况，以便能有针对性地进行治疗。此点对于治疗靠近大血管或胆囊的肿瘤尤其重要。

（3）阻抗监测系统：治疗过程中对靶点组织实时阻抗监测，提供更多信息，便于治疗过程中的决策。阻抗越低，治疗过程越快。

（4）全球通用线路连接，易于使用。

（5）安装简便，移动方便，占用空间少，培训简单易行。

3. 应用领域　主要应用于肝脏肿瘤、乳腺肿瘤、肾脏肿瘤、骨转移瘤、骨样肿瘤、肺部肿瘤、子宫肌瘤以及其他部位实体肿瘤的消融治疗。星型电极针特点如下：

（1）空间分布设计合理。

（2）多层面温度回馈。

（3）消融范围经皮应用，微创，减少组织创伤。

（4）单针技术穿刺容易，易于观察。

（5）电极针伸缩可调。

（6）针道消融可减少针道出血及肿瘤细胞种植的可能性。

（二）射频肿瘤治疗系统有四种控制模式

1. A 模式　平均温度模式，指的是实时监测温度的平均值与靶温度的对比。

2. H 模式　最高温度模式，指的是实时监测温度的最高值与靶温度的对比。

3. L 模式　最低温度模式，指的是实时监测温度的最低值与靶温度的对比。

4. P 模式　能量控制模式，指的是术者根据实际情况自行设定输出能量的大小。

（三）温度监测的意义

5 点位的实时温度反馈，可以显示肿瘤治疗靶区域周边的温度，使术者能够准确判断治疗效果。治疗区域内若有某个范围的反馈温度显著低于其他区域，例如 1 到 4 号窗口所显反馈的温度已经达到设定的靶温度（约 100℃），而 5 号窗口显示的温度与靶温度还相差 15 ~ 20℃，这就说明 5 号针的位置附近可能存在直径大于 3mm 而不能被射频热量完全毁损的血管，提示术者对此区域要追加治疗以稳定疗效。方法是把针收回，然后在超声的引导下将电极插入到该可疑区域，重新进行一次补充消融。另外，为了防止肿瘤细胞沿穿刺针道的种植转移及出血，在退针过程中观测 5 号窗口的温度（不低于 60℃）缓慢退针，通过对针道的消融而达到了避免种植转移及出血的目的。

（四）RFA 的突出优点

1. 治疗中实时温度反馈，真实反映治疗靶区域周边肿瘤血供较丰富位置的温度指标，切实防止了由于较大血管（直径 >3mm）带走热量所致的复发。同时，还避免了温度过高（>120℃）所造成的组织炭化而影响热量的均匀分布。

2. 电脑软件实时记录治疗参数，使病历的管理实现数字化，便于统计及对患者治疗情况的回顾。

3. 更大、更快的消融，较大的球形凝固灶，更适合我国大肝癌较多的情况。形成 5cm 的消融灶只需 25 分钟，缩短了治疗时间。

4. 针道消融，防止沿针道的种植转移及针道出血。

5. 系统安装和操作简便易行。

二、病例选择

（一）适应证

RFA 的适应证较为广泛，可应用于原发性肝癌、肝转移癌，甚至是一些肝脏良性肿瘤的治疗。理论上来说任何大小的肿瘤都可以进行 RFA 治疗，但是病灶越大，治疗效果越差，因此对于直径 ≥ 7.0cm 的病灶，不推荐使用 RFA 治疗。RFA 治疗大致上可以分为姑息性和根治性治疗。

1. 根治性治疗的适应证　由于目前应用的射频治疗仪器每次消融的范围仅为 3.0 ~ 5.0cm，因此建议肝癌 RFA 根治性治疗的适应证如下：

（1）不能或不宜外科切除的小肝癌。

（2）单发肿瘤，最大直径 ≤ 5cm；或者肿瘤数目 ≤ 3 个，最大直径 ≤ 3cm；

（3）没有脉管癌栓、邻近器官侵犯。

（4）肝功能分级 Child-Pugh A 或 B 级。

系列研究报道 RFA 治疗小肝癌（直径 ≤ 5.0cm）疗效与手术切除相仿，尤其是中央型的小肝癌，可以首选 RFA 治疗。陈敏山等报道了分别应用 RFA 为主（71 例）和手术切除（90 例）治疗直径 ≤ 5.0cm 的小肝癌的前瞻性临床随机对照研究，结果两组的术后 1、3、4 年生存率分别为 95.8%、71.4%、67.9% 和 93.3%、73.4%、64.0%，两组间没有统计学差异，但是 RFA 组的术后并发症发生率明显低于手术切除组（3/71 与 50/90），术后住院时间明显较短（9.18 ± 3.06 vs 19.70 ± 5.61）。Livraghi 报道的一项多中心前瞻性临床研究证实：RFA 治疗直径 ≤ 2cm 的可切除小肝癌，5 年生存率达到 68.5%，与手术切除相近；而术后并发症只有 1.8%，明显低于手术切除组。

对于复发的小肝癌，RFA 可作为首选的治疗手段，能够表现出微创的优势。陈敏山等

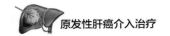

回顾性的分析了分别采用 RFA 治疗 66 例（88 个病灶）、再次手术切除治疗 44 例（55 个病灶）复发性小肝癌（肿瘤最大径 ≤ 5cm，数目 ≤ 3 个），结果 RFA 术后和再次手术切除术后 1、3、5 年总体生存率分别为 76.6%、48.6%、39.9% 和 78.6%、44.5%、27.6%，两者之间没有统计学差异（P=0.179），但是再次手术切除组的严重并发症发生率高于 RFA 治疗组（23/44 与 2/66，$P<0.05$）。

合并严重肝硬化的早期肝癌，肝移植是其首选的治疗方法，RFA 可以作为一种"桥梁治疗"（bridge therapy）来杀灭肿瘤，可以让更多的患者获得更长的等待时间。有报道指出，移植前 RFA 可以使 76% 的患者肿瘤病灶完全坏死，RFA 联合 TACE 可达到 86%；RFA 治疗 11.9 个月后，只有 24% 的患者由于肿瘤进展被排除在移植之外；而不作任何处理的患者，12 个月后被排除在移植标准之外的达到 57%。因此目前认为在预计等待供肝的时间超过 6 个月时，建议先行 RFA 控制肿瘤进展。

对于较大或者多发的肝癌，陈敏山等推荐 TACE 联合 RFA 的序贯治疗。陈敏山等回顾性分析了分别采用 TACE-RFA 和单纯 RFA 治疗肝癌各 120 例，结果显示：两组术后 1、3、5 年的总体生存率分别为 93.4%、75.4%、49.7% 和 88.5%、63.6%、42.3%（P=0.045）；亚组分析显示：对于单个病灶，直径 ≤ 5.0cm 的患者，TACE-RFA 疗效相对单纯 RFA 治疗无明显优势；而对于直径 >5.0cm 或病灶多个的患者，TACE-RFA 疗效优于单纯 RFA 治疗。

对于大血管、重要脏器旁的病灶，可推荐采用 RFA 联合 PEI 的方法。陈敏山等分别应用 RFA-PEI 和 RFA 治疗 ≤ 7.0cm 的肝癌 66 例和 67 例，研究显示 RFA-PEI 组和 RFA 组 1、3、5 年总体生存率分别为 92.4%、70.1%、60.1% 和 86.6%、55.4%、41.0%，RFA-PEI 组明显高于 RFA 组（P = 0.04），按肿瘤大小（≤ 3.0cm，3.1～5.0cm，5.1～7.0cm）进行分层分析，结果显示仅 3.1～5.0cm 分层有统计学差异。因此我们认为 PEI 联合 RFA 可以提高 3.1～5.0cm 病灶的局部控制率和长期生存率，特别是对于大血管、重要脏器旁的病灶，可以提高完全消融率，减少局部复发。

2. 姑息性治疗的适应证　适应证较为宽广，无手术切除指征，同时没有禁忌证的肝癌，均可进行姑息性 RFA 治疗。如对于伴有卫星子灶的巨大肝癌，可以先行手术切除大病灶，对于卫星子灶或分布在其他肝段的小病灶实行 RFA 治疗，从而达到相对根治性的治疗。Taniai 等曾经报道采用此方法治疗伴有卫星子灶的巨大肝癌 30 例，术后 3、5 年累积生存率达到 35.7%、7.7%，疗效满意。但是也有学者认为由于此类肝癌病灶数目较多，而且必然存在有潜在的、未能发现的病灶。而且也有研究结果认为：术中联合 RFA 的患者其长期生存率与对卫星病灶术中不处理、术后行辅助性 TACE 者无统计学差异。总之，此类研究病例相对较少，其长期疗效还需要更进一步的研究。

（二）禁忌证

1. 绝对禁忌证

（1）肿瘤巨大，或者弥漫型肝癌。

（2）伴有脉管癌栓或者邻近器官侵犯。

（3）肝功能 Child-Pugh C 级，经护肝治疗无法好转。

（4）大量腹水、严重的黄疸、严重的出血倾向。

（5）严重的伴发病，无法耐受治疗。

（6）全身情况差，或者恶病质。

2. 相对禁忌证

（1）肿瘤邻近胆囊、胃肠、胆管、膈肌等部位，或位于肝包膜下，第一肝门区肿瘤。

（2）伴有肝外转移的病灶不应视为禁忌证，仍然可以采用 RFA 控制肝内病灶情况，再进一步治疗。

三、器械要求和术前准备

（一）器械要求

1. 影像引导　X 线透视、超声、CT 和 MRI 等均可用于经皮肝脏肿瘤 RFA 治疗的引导及监控，目前多应用超声和 CT，不推荐 X 线透视引导。

（1）X 线透视引导：X 线透视引导穿刺定位，需结合术前 TACE/TAE，通过碘化油标记肿瘤后再行 RFA 治疗。缺点是术中难以评估消融效果，术者及患者均受到一定剂量的 X 线辐射。

（2）超声引导：其优点是实时引导穿刺，操作简单；可根据消融过程中产生的一过性高回声区评估肿瘤损毁大概范围；超声造影还可即刻评价肿瘤的灭活情况。超声引导的缺点是影像引导存在盲区：图像质量易受消融过程中产生的气泡伪影干扰，影响下一位点的消融治疗。应用超声与 CT 或超声与 MRI 影像融合技术可在一定程度上弥补单纯超声引导的不足。

（3）CT 引导：CT 图像密度分辨率高，可清晰显示进针路径、射频电极针与肿瘤及周围组织的关系，定位精准，无盲区；可根据消融后组织坏死产生的低密度区评价肿瘤损毁的大概范围，并可应用增强扫描评价肿瘤灭活情况。缺点是穿刺存在一定盲目性，进针过程不能实时引导，常需反复穿刺、扫描；此外，患者受到一定剂量的 X 线辐射。

（4）MRI 引导：MRI 引导的优点是软组织对比度及空间分辨率较高，肿瘤位置及与周围组织关系显示清晰、定位精准；可任意平面成像，有利于选择最佳进针路径；无 X 线辐射；能实时监测消融区温度场变化，评价肿瘤损毁的大概范围。MRI 引导的缺点主要是需使用磁兼容器械，价格相对较高。

在实际工作中可根据具体情况选择合适的引导方式，也可将多种引导方式结合使用。如 CT 与超声引导的选择：RFA 多是通过二维超声引导，因为超声能够实时观察射频针穿刺及 RFA 过程，具有治疗时间短、安全等优点。但超声在引导穿刺时提供的是扇面图像，而肿瘤呈球状或团块状，应需立体影像。而且随着消融气泡的产生，模糊了肿瘤的轮廓，无法区分与正常组织的界限，给重新定位带来困难，难以达到对肿瘤的完全毁损。CT 相对于超声，可以清晰分辨贴近包膜及靠近肋骨的肿瘤，更具立体感，也不受肿瘤加温后产生的大量气体的干扰，可以达到最佳消融效果。

2. 射频电极针　目前射频电极针可分为单极和双极 2 种类型。可使用单个或多个电极针直接穿刺至肿瘤内进行单点或多点叠加适形 RFA 治疗。

（1）单极射频电极针：有 1 个活性电极，同时拥有 1 个或多个回路电极板。包括多针尖伸展型、冷循环型和灌注型等不同的设计：①多针尖伸展型射频电极针：具有一个较粗的套管针，其内可伸出多个子电极针。②冷循环型射频电极针：电极针内部有一个密闭的管腔，可通过向管腔内注射冷却生理盐水等对电极针活性端进行冷却，防止射频电极针活

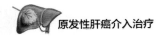

性端周围组织炭化，冷循环型射频电极针可分为单束型及三针集束型，后者较前者单点消融体积大。③灌注型射频电极针：射频电极针的尖端有小孔，可通过小孔向消融组织内注射液体（常为生理盐水）防止组织炭化，增大消融体积。

（2）双极射频电极针：由两根电极针组成（分别为活性电极和回路电极）或在1根电极针的尖端同时具有活性电极和回路电极，无需回路电极板。体内有金属植入物及心脏起搏器的患者宜选择双极射频电极针。

（二）术前准备

1. 设备和材料　射频消融治疗仪、射频电极针、穿刺架或定位导航系统、引导针（CT或MRI引导用）等。MRI引导时，需使用磁兼容设备及耗材。全身麻醉需配备呼吸机及相关设备。

2. 常规检查　患者需在2周内接受血、尿、大便常规，肝、肾功能，凝血功能，肿瘤标志物，血型检查和感染筛查，心电图、X线胸片等检查。

3. 影像检查　患者需在2周内行肝脏超声（有条件者可行超声造影）、增强CT或增强MRI检查，也可行PET-CT检查，观察肿瘤位置、大小、数目、形状，与大血管、胆管及周围脏器的关系，指导进针路径。推荐术前至少进行增强CT或增强MRI一项检查。

4. 病理检查　为明确诊断，建议行病灶穿刺活检病理检查。

5. 制定消融方案　根据患者病情和医院条件确定适宜的引导方式、射频电极针类型及型号。确定穿刺点、进针路径及布针方案。

6. 药品准备　术前应准备麻醉、镇静、镇痛、止吐、止血等药物，急救设备和药品。

7. 患者准备

（1）患者及家属（被委托人）签署手术知情同意书。

（2）局部麻醉前4小时禁饮食，全身麻醉前12小时禁食、前4小时禁水。

（3）手术区常规备皮。

（4）建立静脉通道。

四、操作技术

1. 麻醉　目前最常用的方式为穿刺点局部麻醉联合术中静脉镇静、镇痛。这种麻醉方法的优点是操作简单、风险小，术中患者配合好。对于儿童、术中不能配合、预计手术时间长、肿瘤位于疼痛敏感部位的患者，采用全身麻醉。麻醉前评估可参照美国麻醉医师协会（American Society of Anesthesiologists，ASA）的分级标准，≤Ⅲ级的患者方可进行RFA治疗，术中监测患者的生命体征、血氧饱和度等。

2. 术前定位　术前行影像定位，选择最佳治疗体位及进针路径，进针路径须经过部分肝组织，避开大血管、胆管及重要脏器，标记穿刺点。

3. RFA治疗　手术区域常规消毒、铺巾，穿刺点局部麻醉；在影像引导下，射频电极针沿进针路径穿刺至消融靶区；CT及MRI引导时，射频电极针可在引导针引导下穿刺或直接穿刺，应分步进针；根据预消融靶点调整穿刺角度及深度，扫描确认射频电极针活性端到达预消融靶点后固定射频电极针；并记录射频电极针的角度、深度，避免手术过程中射频电极针移位。

RFA时根据射频消融治疗仪的类型、射频电极针的型号、肿瘤大小及其与周围组织结构的关系设置治疗参数；超声引导应先消融较深部位肿瘤，再消融较浅部位肿瘤；为确保肿瘤消融治疗效果，消融范围应包括肿瘤及瘤周 0.5～1.0cm 肝组织，以获取消融边缘，具体如下：

（1）小肿瘤：肿瘤个数 ≤ 3 个、直径 <3cm 者，单次完成 RFA 治疗。

（2）中肿瘤：直径 3～5cm 的肿瘤，单次多点叠加完成 RFA 治疗。

（3）大肿瘤：对直径 >5cm 的肿瘤，推荐 RFA 前应用 TACE 或 TAE 治疗。大肿瘤 RFA 治疗，采用多点叠加适形消融治疗。根据肿瘤情况并结合患者的肝功能及体能状况制定治疗方案，可单次也可分次完成消融治疗。

（4）邻近胆囊、胃肠道、膈肌的肿瘤：在引导方式的选择上，尽量选择肿瘤显示清晰的引导方式。首先消融邻近重要脏器的肿瘤，对该部分肿瘤也可联合化学消融，必要时采取一定的保护措施，避免邻近脏器的热损伤。

（5）突出于肝脏表面的肿瘤：对这一部位的肿瘤，应避免直接穿刺，进针路径需经过肝组织到达肿瘤。推荐术前进行 TACE 或 TAE 治疗，肿瘤内碘化油沉积密实后可直接穿刺肿瘤。

（6）肝脏尾状叶附近肿瘤：避开下腔静脉、门静脉、主要胆管及胃肠道等重要器官，经右肝或左肝入路穿刺至肿瘤。

4. 治疗结束后处理　根据肿瘤消融时超声显示的一过性高回声区、CT 显示的低密度区及 MRI 显示的温度场评估肿瘤损毁大概范围；也可行超声造影、增强 CT、增强 MRI 检查评估。确认消融区达到预消融范围后撤出射频电极针，同时行针道消融，并行影像检查确认有无出血、气胸等并发症。

5. 治疗过程中注意事项

（1）穿刺前对患者进行呼吸及屏气训练，确保进针路径与肿瘤位置关系相对一致。

（2）穿刺路径应经过部分肝组织，尽可能避免直接穿刺肿瘤。

（3）穿刺时应准确定位，避免多次穿刺导致肿瘤种植、邻近组织损伤或肿瘤破裂出血等。

（4）如果射频电极针已穿刺至肿瘤内但需调整位置时，应原位消融后再进行调整，避免肿瘤种植。

（5）对多个肿瘤 RFA 时，射频电极针如需离开肝包膜重新穿刺定位，须行针道消融。

五、术后处理

术后用无菌纱布覆盖穿刺部位，24 小时心电监护，如有必要可延长监护时间。术后常规禁食 4 小时。邻近胃肠道的肿瘤消融治疗后，应根据情况适当延长禁食时间。术后 3 天内进行血常规，肝、肾功能，尿常规检查。根据情况补液、保肝、对症治疗。

六、疗效评价

1. 疗效评估　增强 CT 或增强 MRI 是目前评价消融效果的标准方法，有条件的可使用 PET-CT，超声造影可用于治疗结束后初步评价消融效果。术后 4～6 周复查增强 CT 或增强 MRI。如消融灶边缘或内部无病理性增强，术前肿瘤血清学指标高于正常而术后明显下降甚至降至正常，定义为"肿瘤完全坏死"。术前肿瘤血清学指标高于正常，术后无明

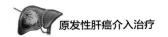

显下降甚至升高，影像学显示病灶有较多坏死，但边缘或内部仍有部分病灶增强，则定义为"部分坏死"。对"部分坏死"的肿瘤再次实施 TACE，治疗后的半年时期内每月复查肿瘤标志物、超声及 CT/MRI 增强检查。随后每 3 ～ 4 个月复查肿瘤标志物和 CT/MRI，以监控射频消融后肿瘤有无局部复发、肝内新生和肝外脏器转移情况。随访时间需 2 ～ 20 个月。

2. 后期随访　术后 1 年内每 1 ～ 3 个月复查超声及增强 CT/MRI、肿瘤标志物和肝功能；1 年后每 3 个月复查 1 次。主要观察局部病灶有无进展、有无新发肝内病灶及肿瘤肝外转移。

七、并发症处理原则和预防

RFA 引起的并发症按照严重程度分为轻度（A、B 级）及重度（C-F 级）。

A 级：无需治疗，无不良后果。

B 级：需要治疗，无不良后果，包括仅需一夜的观察。

C 级：需要治疗，住院时间 <48 小时。

D 级：需要治疗，增加了医护级别，住院时间 >48 小时。

E 级：导致了长久的后遗症。

F 级：死亡。

有报道，RFA 总体并发症发生率为 0% ～ 10.6%，轻微并发症发生率约为 4.7%，严重并发症发生率约为 2.2%，病死率为 0% ～ 1.4%。按照发生时间分为即刻并发症（RFA 后 <24 小时）、围术期并发症（RFA 后 24 小时至 30 天）及迟发并发症（RFA 后 >30 天），具体如下：

1. 疼痛　一般在术中及术后 1 ～ 2 天出现，持续时间很少超过 1 周。轻度疼痛无需特别处理；中、重度疼痛在排除急腹症等原因的前提下给予镇静、镇痛处理。

2. 消融后综合征　包括低热及全身不适等，为一过自限性症状。其严重程度及持续时间与消融肿瘤体积有关。消融肿瘤体积小的患者可无任何症状。大部分患者症状持续时间为 2 ～ 7 天，消融肿瘤体积较大的患者症状可持续 2 ～ 3 周。对消融后综合征的治疗，主要是对症支持，可给予退热、止吐、补液等处理。

3. 胆心反射

（1）原因：手术刺激胆道系统引起迷走神经兴奋导致的冠状动脉痉挛和心功能障碍，表现为心动过缓，可伴血压下降、心律失常、心肌缺血甚至发生心室纤颤或心跳骤停。疼痛也可引起迷走神经兴奋，造成心动过缓。

（2）治疗：即刻停止 RFA 治疗，静脉注射阿托品；对血压下降、心律失常、心跳骤停者给予相应的急诊抢救治疗。

（3）预防：对肿瘤邻近胆囊、胆管的患者，术前可应用阿托品 0.5mg 静脉注射，降低迷走神经兴奋性；应用镇静、镇痛药，控制疼痛；RFA 可从小功率开始，逐渐调至预定参数。

4. 心包填塞

（1）原因：引导针、射频电极针穿刺及展开子针时误伤心包。

（2）治疗：少量心包积液（<100ml）：即刻停止消融治疗，密切观察病情变化，进入

急诊抢救状态，做好心包穿刺引流准备等；中等量以上心包积液（>100ml）：急诊行心包穿刺引流和相应抢救治疗。

（3）预防：对邻近心脏的肿瘤，术前制订详细手术治疗计划。优先选择可以实时引导穿刺的影像引导方式，防止误穿。

5. 肝脓肿

（1）原因：RFA治疗区组织液化坏死继发感染或消融区形成胆汁瘤继发感染。

（2）治疗：及时行经皮脓肿引流及抗感染治疗。

（3）预防：严格无菌操作，对有感染危险因素（糖尿病、十二指肠乳头切开术后等）及消融体积较大的患者可预防性应用抗生素。

6. 肝衰竭

（1）原因：术后发生严重并发症，如感染、出血、胆道损伤等。

（2）治疗：积极保肝及治疗并发症（抗感染、脓肿引流、止血、扩容、胆道引流等）。

（3）预防：术中避免损伤胆道、血管；术后预防相关并发症的发生，积极保肝治疗。

7. 肝包膜下血肿、腹腔出血

（1）原因：肝包膜、肝实质撕裂，肿瘤破裂、血管损伤、针道消融不充分等。

（2）治疗：监测患者生命体征，少量出血保守治疗；动脉性活动性出血同时行动脉栓塞或消融止血；对有失血性休克的患者积极抗休克治疗，必要时手术探查止血。

（3）预防：避开较大血管分支穿刺，减少穿刺次数，离开肝包膜调整射频电极针及术毕退针时须消融针道。

8. 气胸

（1）原因：穿刺时损伤脏层胸膜或肺组织。

（2）治疗：少量气胸保守治疗，中至大量气胸行穿刺抽吸气体或胸腔闭式引流。

（3）预防：术前对患者进行呼吸及屏气训练，常规采用平静呼吸屏气下穿刺，穿刺时避免损伤脏层胸膜或肺组织。

9. 胸腔积液

（1）原因：邻近膈肌肿瘤消融治疗损伤膈肌和胸膜组织，消融后坏死组织刺激胸膜，坏死组织液化或胆汁瘤直接破入胸膜腔。

（2）治疗：少量胸腔积液保守治疗，中至大量胸腔积液行穿刺抽吸或引流。

（3）预防：消融邻近膈肌肿瘤时，尽量避免膈肌和胸膜损伤，对邻近膈肌的肿瘤部分可结合化学消融。

10. 胆管及胆囊损伤

（1）原因：射频电极针引起的胆管及胆囊机械性损伤或热损伤。

（2）治疗：无症状体征的轻微胆管扩张，保守治疗；梗阻性黄疸行经皮经肝或逆行胆道引流及胆道成形术；对有症状及逐渐增大的胆汁瘤可行经皮引流术。

（3）预防：消融时避免损伤较大肝内胆管及胆囊；也可行胆管置管，消融时泵入生理盐水保护胆管。

11. 肝动脉 - 门静脉或肝动脉 - 肝静脉瘘

（1）原因：损伤肝动脉及门静脉或肝静脉分支。

（2）治疗：分流量小的肝动脉 - 门静脉瘘或肝动脉 - 肝静脉瘘无需治疗，对分流量大

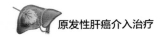

者可行栓塞治疗。

12. 胃肠道损伤

（1）原因：消融邻近胃肠道的肿瘤时，造成胃肠道损伤，甚至穿孔。

（2）治疗：胃肠道穿孔时，禁饮食、胃肠减压，及时行外科手术治疗。

（3）预防：精准定位并合理设定消融参数，可通过注入气体（过滤空气或二氧化碳）或液体（5% 葡萄糖或注射用水）分离肿瘤与邻近胃肠道后进行消融治疗，对邻近胃肠道的肿瘤也可结合化学消融。肿瘤已侵犯胃肠道者禁行 RFA 治疗。

13. 膈肌损伤

（1）原因 肿瘤邻近膈肌，消融治疗造成膈肌热损伤。

（2）治疗 形成气胸或胸腔积液者，治疗见"气胸"及"腔积液"的处理。

（3）预防 可通过在膈下或胸膜腔注射液体（5% 葡萄糖或注射用水）保护膈肌，对邻近膈肌的肿瘤结合化学消融。

14. 肿瘤种植

（1）原因：主要为反复多次穿刺及针道消融不充分。

（2）治疗：可行种植肿瘤的消融治疗。

（3）预防：避免直接穿刺肿瘤；精准定位，减少穿刺肿瘤次数；射频电极针穿刺肿瘤后，如需调整位置时应原位消融肿瘤后再进行调整。

15. 皮肤损伤

（1）原因：回路电极板粘贴不实或不对称、一侧回路电极板脱落等使局部电流负荷过大；消融治疗时引导针与射频电极针活性端接触，使引导针所经组织及局部皮肤损伤。

（2）治疗：应用烫伤膏、对症处理并预防感染。

（3）预防：负极板粘贴密实、对称；负极板局部冰袋冷却；一侧负极板过热时立即查找原因；消融治疗时避免引导针与射频电极针活性端接触。

16. 其他少见并发症，如肋间动脉及肋间神经损伤、胆管 - 支气管瘘等。

（1）原因：穿刺损伤肋间动脉、肋间神经及肺组织等。

（2）治疗：肋间动脉损伤可应用止血药物，局部压迫、栓塞或消融止血；肋间神经损伤应用营养神经药物及对症治疗；胆管 - 支气管瘘可行引流或手术治疗。

（3）预防：RFA 穿刺时避开肋间动脉及肋间神经走行区，充分消融针道以降低肋间动脉出血风险；膈顶部位肿瘤 RFA 治疗时应经肝组织穿刺肿瘤，也可结合人工胸水、气胸，避免穿刺肺组织以防止胆管 - 支气管瘘。

八、结语

肝脏肿瘤 RFA 治疗要严格掌握适应证、禁忌证、操作要点、注意事项及并发症的防治。影像引导精确定位穿刺、精准完全消融是治疗成功的关键。为减少肿瘤复发及转移机会，消融范围应包括肿瘤及瘤周 0.5 ~ 1.0cm 肝组织，以获取消融边缘。对于中、晚期肝癌及转移癌，可先行 TACE 或 TAE 治疗，再择期行 RFA 治疗，以实现减瘤甚至根治性治疗。RFA 同时要注重肝功能保护，对多发肿瘤及大肿瘤可分次、多点叠加 RFA，短期内有效控制肿瘤。在 RFA 治疗的同时还应结合化学药物治疗、放射免疫、分子靶向药物及化学消融等治疗才能进一步提高肝脏恶性肿瘤治疗的总体效果。

典型病例二十六

例 2-2-2（图 2-2-2）

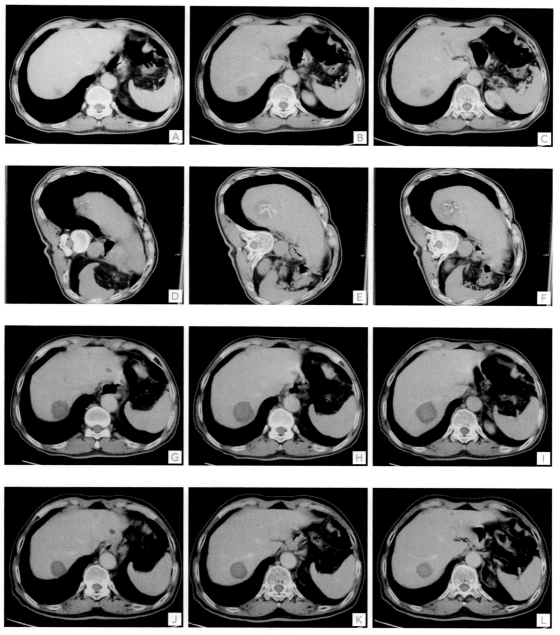

图 2-2-2　影像学资料 A～L

【病史】

男性，49 岁，既往体健；B 超体检发现肝占位，AFP 为 242.49ng/ml，肝脏强化 CT 示：考虑肝右后叶肝癌，穿刺活检病理诊断 HCC。

【治疗经过及随访】

患者中年男性，体检发现肝癌，患者本人不接受外科手术，要求介入治疗。因考虑病灶较小，相关检查提示无明显转移，RFA 可望根治，遂应用星形射频电极针行 RFA；RFA术后 40 天，复查 CT 提示肿瘤完全灭活。AFP 降至 8.36ng/ml；术后 1 年复查增强 CT 提示病灶无强化，完全坏死，AFP 降至 2.27ng/ml，指标正常，患者临床痊愈。

【附图说明】

A～C. RFA 术前：肝脏强化 CT 示：肝右后叶低密度灶，边界清楚，呈不均质强化，大小约 2.7cm×2.5cm；

D～F. RFA 术中：应用星形射频电极针行病灶穿刺，释放电极锁定靶区，星形电极覆盖整个病灶，并使针尖少部分越过病灶边缘，单位点常规消融，消融术中可见电极周边气化；

G～I. RFA 术后 40 天：增强 CT 病灶无强化，提示完全坏死；

J～L. RFA 术后 1 年：增强 CT 无强化，病灶完全坏死。

【病例讨论】

此患者为右肝小肝癌，患者及家属拒绝外科手术，强化 CT 提示病灶血供不甚丰富，未先行 TACE 术而行 RFA，RFA 单位点消融范围完全覆盖病灶，消融精准，故多次随访提示局部肿瘤完全灭活，得以良好控制。肝脏肿瘤 RFA 治疗要严格掌握适应证，影像引导精确定位穿刺、精准完全消融是治疗成功的关键。需要补充说明的是病灶靠近顶部，为穿刺不伤及肺组织，CT 下采用自下而上斜行穿刺，存在一定的盲目性，笔者认为，若改用超声引导，实时监测，穿刺风险将会大大降低。

（该病例由北京大学第一医院介入血管外科邹英华教授提供）

典型病例二十七

例 2-2-3（图 2-2-3）

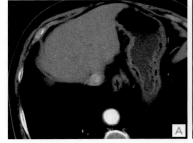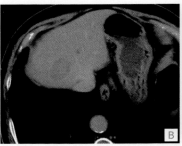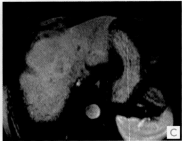
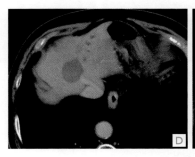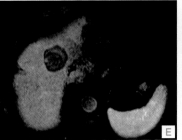

图 2-2-3　影像学资料 A～E

【病史】

男性，85 岁，体检超声检查发现右肝占位，肝脏强化 CT 可疑肝癌，MRI 增强扫描进一步证实；AFP 为 853.25ng/ml。

【治疗经过及随访】

老年，男性，临床诊断为肝癌；患者高龄，本人及家属均不同意外科手术，要求介入治疗。病灶大小仅 3.7cm×2.9cm，且界限清楚，遂应用星形射频电极针行病灶消融；RFA 术后 6 月及 1 年分别复查强化 CT 及 MRI，提示病灶处于灭活状态；RFA 术后 6 月 AFP 为 23.32ng/ml，RFA 术后 1 年 AFP 降至正常，仅为 3.47ng/ml，患者临床痊愈。

【附图说明】

A. 肝脏增强 CT 扫描：右肝低密度灶，等密度强化；

B. 肝脏增强 CT 扫描：延时期肝右叶椭圆形病灶明显呈低密度改变，边界清楚，大小约 3.7cm×2.9cm；

C. MRI 增强扫描：肝右叶病灶强化，信号不均，周边强化明显；

D. RFA 术后 6 个月：增强 CT，病灶无强化，提示病灶完全坏死；

E. RFA 术后 1 年：增强 MRI，病灶无强化，完全灭活。

【病例讨论】

该患者为右肝结节状肝癌，因年老体弱，家属拒绝手术，遂行 RFA 治疗，因未先行 TACE，顾虑肿瘤血流较大、热量流失而造成消融不彻底，故准确穿刺后有意延长了消融时间。此患者行 RFA 后，多次随访提示局部肿瘤完全灭活，复查亦未见其他部位肿瘤复发，精准消融及适当延长消融时间是肿瘤得以有效控制的关键。

（该病例由北京大学第一医院介入血管外科邹英华教授提供）

典型病例二十八

例 2-2-4（图 2-2-4）

【病史】

男性，48 岁，慢性乙型病毒性肝炎病史 5 年，厌食、乏力半月。强化 CT：肝门区类圆形占位，位于门静脉下腔静脉间，强化明显，大小约 4.3cm×3.5cm，提示肝癌；AFP 为 2206.15ng/ml。

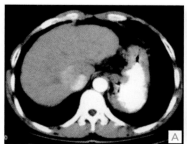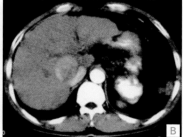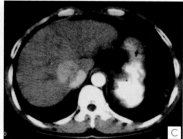

图 2-2-4　影像学资料 A～C

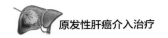
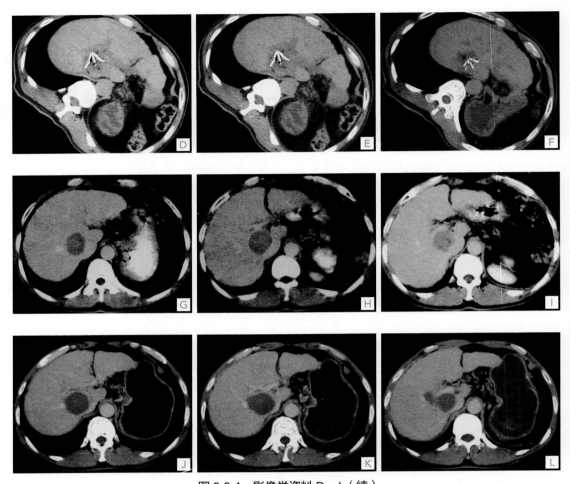

图 2-2-4　影像学资料 D～L（续）

【附图说明】

A～C. RFA 术前：肝脏强化 CT 示：肝右叶近肝门区病灶呈不均质强化，边界清楚，大小约 3.6cm×3.1cm，病灶毗邻下腔静脉、门静脉和胆总管走行区；

D～F. RFA 术中：应用星形射频电极针超声实时定位避开血管、胆管，CT 导向下行病灶穿刺，释放电极锁定靶区，星形电极覆盖整个病灶，应用单位点调小功率和适时延长时间的方法来控制肿瘤的消融范围，消融术中可见电极周边气化；

G～I. RFA 术后 1 个月：增强 CT 病灶无强化，提示完全坏死；

J～L. RFA 术后 1 年：增强 CT 无强化，肿瘤处于完全灭活状态。

【病例讨论】

该患者为右肝门区结节状肝癌，病灶位于门静脉下腔静脉间，为外科手术禁忌区域，行 RFA 相对安全，但难度亦较大；因肝功能明显异常，未先行 TACE 术，病灶区无碘油沉积区域，CT 平扫穿刺定位困难，采用术中结合强化 CT，并在术中应用超声实时监控，严格控制射频电极深度，并通过调小功率和适时延长时间的方法来控制肿瘤的消融范围，避免伤及邻近血管，使得肿瘤消融范围完全覆盖。此患者行 RFA 后，多次随访提示局部肿瘤完全灭活，精准穿刺技术和消融过程中严格控制功率和时间是肿瘤安全有效控制的关键。

第三节　经皮穿刺微波消融术

微波消融（microwave ablation，MWA）应用于肝脏疾病的报道，最早见于 20 世纪 80 年代初，日本 Tabuse 等用于肝切除的凝固止血。相对于射频、冷冻等消融技术，MWA 治疗肝癌是一种更新形式的治疗手段。有研究表明，MWA 治疗肝癌的疗效及安全性与射频消融相似，二者消融范围、远期疗效、并发症、局部病灶残留率等方面无显著差异，但其二者远期生存率的比较尚缺乏大样本的随机对照研究。1994 年 Seki 等报道了超声引导经皮穿刺将微波电极植入瘤体内凝固治疗直径 ≤ 2.0cm 的小肝癌。然而目前的 MWA 的应用已远远超过了这个范围，完全消融一般用于单发肿瘤直径 ≤ 6.0cm，多发肿瘤 ≤ 3 个且每个肿瘤直径 ≤ 4.0cm，无门静脉癌栓或肝外转移。2005 年解放军总医院梁萍等报道了 288 例肝癌患者（477 个肿瘤）经皮 MWA 的临床资料，肿瘤大小为 1.2 ~ 8.0cm，患者随访 5 ~ 106 个月，1、2、3、4 和 5 年累积生存率分别为 93.0%、82.0%、72.0%、63.0% 和 51.0%。董宝玮等在超声引导下对 216 例直径 ≤ 5.0cm 原发 HCC 患者共 275 个肿瘤灶进行 MWA 治疗，95.64% 的肿瘤呈完全灭活，患者 1、2、3、4 和 5 年的累计生存率分别为 94.87%、88.81%、80.44%、74.97% 和 68.63%，1、2、3、4 和 5 年的累计复发率分别为 20.01%、32.04%、39.57%、44.97% 和 52.90%。在治疗肝转移癌方面，MWA 主要用于大肠癌肝转移。Takashi 等在 30 例大肠癌肝转移患者中随机行腹腔镜 MWA（14 例）和传统手术治疗（16 例），其中手术组 1、2、3 年的累计生存率分别为 71%、57%、14%，MWA 组分别为 69%、56%、23%。

一、原理

1. 物理学原理　微波是一种频率为 300MHz ~ 300GHz、波长为 1mm ~ 1m 范围的高频电磁波，临床上常用的微波频率为 450MHz、915MHz、2450MHz。肿瘤 MWA 的原理在于在肝癌组织内导入天线，经微波辐射后，可使组织中带电离子和水分子振荡产生高热，局部组织因受热引起温度升高，可在局部产生由中心向外周递减的均匀分布的温度场，中心温度可达 145℃以上，而当肿瘤组织内达到一定温度（45℃），细胞中的蛋白质即发生凝固性坏死。MWA 治疗肿瘤是就是利用热效应，对肿瘤患者进行局部加温治疗。因肿瘤组织的耐热性下降，可选择性损伤肿瘤组织，产生彻底的凝固性坏死，同时可使肿瘤周围血管组织凝固形成一个反应带。使之不能继续向肿瘤供血并有利于防止肿瘤转移。

2. MWA 治疗肝癌的生物物理学基础　微波是一种高频电磁波，它通过对生物组织的内源性加热使组织凝固坏死。微波对生物组织加热的机制有两种：一种是"离子加热"。在生物组织的细胞内、外液体中含有大量的带电粒子，如钾离子、钠离子和氯离子等，这些带电粒子在交变电场的作用下产生振动，它们与周围的其他离子或分子发生碰撞而产热。另一种方式是"偶极子加热"。在生物组织中存在着大量的水分子和蛋白质分子等极性分子，它们是由于原子排列引起的正、负电荷的"重心"不重合而构成的电偶极子。这些极性分子在没有外力作用时，其极性指向呈随机状态，因而总体呈中性；当这些极性分

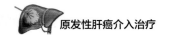

子处在交变的微波场作用下时，它们的极性指向便与电场一致，排列有序，并随微波场的交变而转动。这些极性分子在转动的过程中与其邻近的分子摩擦碰撞而产生热量。

二、病例选择

1. 适应证

（1）单发肿瘤，肿瘤最大径不超过 5cm。

（2）多发肿瘤，肿瘤数目不超过 3 个，肿瘤最大径不超过 3cm。

（3）影像学检查无血管、胆管癌栓或肝外转移灶。

（4）肿瘤距离肝门部肝总管、左右肝管或胃肠管的距离至少 0.5cm。

（5）肝功能 Child 分级 A 或 B 级，无腹水或少量腹水。

2. 禁忌证

（1）有严重的凝血功能障碍，血小板计数低于 30×10^9/L，凝血酶原时间大于 30 秒，凝血酶原活动度小于 40%，经输血、给予止血药等治疗仍无改善者。

（2）大量腹水，经保肝、利尿等治疗后肝前仍有较多腹水者。

（3）肝功能 Child 分级 C 级者原则上禁用。

（4）肿瘤体积超过肝脏体积的 2/3，或弥漫性肝癌者。

（5）有严重或急性心、脑血管疾病或肺功能明显障碍，有全身任何部位的急性或活动性的感染病变，待病情稳定或感染控制后方可治疗。

（6）肿瘤距离肝门部肝总管、左右肝管或胃肠管的距离不足 0.5cm 者慎用。

三、器械要求和术前准备

1. 器械要求　微波消融系统的选择，目前市场上有 2450MHz 和 915MHz 两种频率的微波源。目前常用微波频率为 2450MHz，已有研究人员将关注的焦点转向另一频率的 915MHz 微波。915MHz 微波频率较低，在肝组织中相对于 2450MHz 微波有着更好的穿透力，其在肝组织中穿透深度约为 3.04cm，消融范围较大。实验证明，同在输出功率 70～80W、作用时间 600～1200 秒的条件下，单针消融活体猪脾的体积 915MHz 微波仪可达到 120ml，远远 > 2450MHz 微波仪，双源双导同时作用时，消融体积更大。可见在治疗大体积的肿瘤时，915MHz 微波仪有其优势。在治疗时，应记录具体微波仪型号、厂家、消融器类型、输出功率、方式、时间、消融体积及并发症等。

目前的微波消融器（针）有多种类型，有穿刺肿瘤后可打开的平行环型、垂直交叉型，有硬质可直接穿刺的裂隙发射型等。近年来临床常用的以硬质裂隙水冷型最多，它具有穿刺简便、中心炭化区少、耐高温抗黏及不易损坏等特点。消融针的直径为 2.8～1.6mm（10～16G），以 14～16G 为临床常用。

部分微波仪上配有温度传感器，可在治疗中进行实时测温。测温针一般分为热电偶式和热敏电阻式。植入式测温针外径 0.7～0.9mm（20～22G），可在影像引导下精确摆放到所需监测的区域，2～4 导可同时达 4 点测温。温度监测有两个目的：①治疗性测温：测距肿瘤外缘 5～10mm 处温度达到 54℃（3min）或 60℃（即刻），证实有效高温区完全覆盖肿瘤；②保护性测温：实时监测肿瘤周围重要结构（胆管、胃肠管或血管）温度变化，避免损伤。

2. 术前准备

（1）治疗前完善检查，血常规、生化常规、凝血功能、肿瘤标志物、心电图、胸片和超声检查，必要时进行心肺功能检查。

（2）超声（有条件者尽量选择超声造影检查）和肝脏三期 CT/MRI 等评价肿瘤情况，选择合理的引导方式和消融治疗仪器。

（3）明确诊断，必要时行穿刺活检，诊断标准参照中国抗癌协会肝癌专业委员会2001 年制订的诊断标准和《原发性肝癌诊疗规范（2017 年版）》。

（4）手术区和穿刺部位备皮。

（5）准备消融仪器，治疗前先检查消融治疗仪器是否处于工作状态、能否正常工作以及电极或线路是否已准备好等。

（6）签署手术知情同意书，要求手术治疗前每位患者签署知情同意书，告知手术过程、风险及预后可能，获得充分的知情同意。

（7）治疗当日患者禁食、水，治疗前须建立静脉通道，一般在静脉麻醉下进行，部分部位合适的小肿瘤也可在局麻下进行。

四、操作技术

1. 进针部位的选择　仔细阅读超声、CT 及 MRI 资料，根据肿瘤所在的部位决定进针的部位，一般选择在穿刺入路上至少有 1cm 的正常肝实质，并在避开大血管、胆管、胃肠管和胆囊的前提下以最短的路径穿刺肿瘤。

2. 微波输出功率、作用时间的选择　主要依肿瘤的大小和部位而定。微波凝固肿瘤所用的功率一般为 40 ~ 60W。临床常用的能量组合为 50 ~ 60W，8 ~ 10min 或 40W，20 ~ 30 分钟。应用的原则是当肿块较小、周围条件较好（不靠近胆管、胃肠管或需要保护的大血管）时，一般用 50 ~ 60W，8 ~ 10min，以求短时高效完成；反之，如肿瘤较大或周围条件较差，则用低功率长时间，有利于扩大凝固范围及调控凝固形体。微波阻断肿瘤血管多采用高功率短时间，常用 70 ~ 80W，100 ~ 200s。

3. 植入电极的数目　原发性肝癌凝固需至少达肿瘤外缘 5mm；肝转移癌凝固需至少达肿瘤外缘 10mm。因此，对于直径 ≤ 20mm 的原发性肝癌或直径 ≤ 10mm 的肝转移癌，如穿刺准确，可 1 针灭活。而对于直径 >20mm 的原发性肝癌或直径 >10mm 的肝转移癌，则需多针组合。一般直径 20 ~ 40mm 的原发性肝癌或直径 10 ~ 30mm 的肝转移癌需 2 针。更大的肿瘤则需 3 ~ 4 针同时作用。两电极之间的间距一般应 <20mm。对于直径 >4cm 的肿瘤，如部位合适应用 915MHz 系统的组合热场灭活可减少进针次数，一次达到较大的消融范围。

4. 麻醉方式的选择　分静脉麻醉和局部麻醉。在开展微波消融治疗肝癌临床工作的早期文献多采用局部麻醉。局麻下患者意识清醒，整个治疗中能配合术者的要求，术者也易于观察患者的反应。但随微波辐射时间的延长，一些患者出现疼痛症状，特别是当肿瘤位置靠近膈、肝包膜、胆囊、门静脉主要分支时，患者常疼痛难忍，甚至难以坚持治疗。因此，近年来静脉麻醉被广泛采用。静脉麻醉需请麻醉科医师操作。在摆放好穿刺针至肿瘤预定部位启动微波辐射前，由麻醉师给患者静脉推注异丙酚和氯胺酮。患者在治疗中应无意识和疼痛反应。麻醉监护仪连续监测患者的生命体征，包括血压、心率、呼吸和血氧

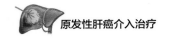

饱和度。

根据肿瘤的大小、形态、部位等具体情况制订合理的穿刺部位和穿刺路径，选择合适的微波治疗参数。一般多选择在穿刺入路上至少有 1cm 正常肝实质的部位为穿刺点，并在避开胆囊、大血管、胃肠管的前提下以最短的路径穿刺肿瘤。常规消毒、铺洞巾，局部麻醉，超声引导下将穿刺针穿刺入肿瘤内，拔出针芯，导入微波天线定位于合适位置后发射微波，原发性肝癌凝固需大于肿瘤外缘 0.5cm，肝转移癌凝固需大于肿瘤外缘 1cm，如需多针组合，则两电极的间距应小于 2cm。消融达预定时间后，拔出天线，抽出消融后的坏死组织，拔出针套，压迫止血，适当包扎后安返病房。

五、术后处理

术后用无菌纱布覆盖穿刺部位，24 小时心电监护，如有必要可延长监护时间。术后常规禁食 4 小时。邻近胃肠道的肿瘤消融治疗后，应根据情况适当延长禁食时间。术后 3 天内进行血常规，肝、肾功能，尿常规检查。根据情况补液、保肝、对症治疗。

六、疗效评价

一般采用综合指标评价疗效，包括影像学检查、实验室检查、组织病理学检查以及患者的症状及体征改变。目的是了解消融靶区的转归、有无复发、再发及远处转移以及生存质量和生存时间。要重视临床资料的客观性、连续性和完整性。有一些病例中，要完全灭活一个肿瘤须进行多次治疗，并且可能在首次治疗后连续数月甚至跨年度不断消融新的肿瘤，这使得客观评价临床疗效较复杂。界定技术成功率、复发率和远期存活率是核心指标。

1. 影像学评价　MWA 治疗肝癌的疗效评价内容中，穿刺活检是金标准，但因其为有创检查，难以重复进行，因此影像学评价通常被认为是最重要的评价方法。

（1）超声评价：超声及超声造影检查肝癌具有简便、快捷和实时的特点，能够判断肿瘤血管的分布及滋养血管的部位、管径和血流速度。完全凝固性坏死灶灰阶超声表现为以针道为中心的强回声，周边伴有较宽的低回声带，随治疗后的时间延长，肿块逐渐缩小，呈不均质强回声，CDFI 无血流信号，如果出现局部低回声或仍有动脉血流信号则考虑肿瘤残存或复发。超声造影能增加对血流信号的敏感性，治疗后瘤区无动脉血流信号者再活检为完全坏死，而有血流信号处再活检则显示肿瘤坏死不完全。Wen 等应用造影剂 Levovist 行超声造影对消融治疗后 1 个月的瘤内血流显示的研究发现，超声造影对血流显示的敏感度为 95.3%，特异度为 100%，准确率为 98.1%。因此，认为超声造影可以作为判断消融治疗后肿瘤是否残存的有效的方法。超声造影的优势在于能实时观察病灶和穿刺针的位置，利于指导消融治疗的过程。更重要的是，超声造影还可以和术中超声技术结合，使肿瘤不完全消融率由 16.1% 下降到 5.9%，明显减少了再次治疗的概率。

（2）CT 评价：CT 增强扫描时，完全坏死的 HCC 病灶表现为无造影剂强化区域的直径等于或大于要治疗的病灶大小。如果在造影动脉期病灶局部或周边出现不规则较厚强化区，而门脉期和实质期为低或无强化，这说明有未完全消融的残存肿瘤或局部复发。但对于转移性肝癌的复发，增强 CT 扫描动脉期变化十分微小，门静脉期有比较强的造影剂强化。消融后 1 个月内，病灶周围出现的薄层厚度均匀的环形增强带，一般为消融后的反应性充血和炎性反应，该区域会随着治疗时间的增加而逐渐减弱并消失。

（3）MRI 评价：因热消融后组织脱水而凝固坏死，所以，大多数的完全坏死在自旋回波序列（spin echo，SE）MRI 的 T_2 加权图像上表现为均匀一致的低信号，但是，仍有14% 的完全坏死为显著的高信号，主要原因可能为出血或液化性坏死。

2. 治疗效果　董宝玮等自 1994 年 5 月至 2004 年 6 月在超声引导下经皮 MWA 治疗原发性肝癌 408 例，并随访至 2004 年 12 月，其中直径 ≤ 5.0cm 肝癌 216 例，共 275 个结节。MWA 后 95.64% 的肿瘤完全灭活，患者 1、2、3、4 和 5 年累积生存率分别为 94.87%、88.81%、80.44%、74.94% 和 68.63%。多因素分析结果表明肿瘤大小、数目、Child 分级对生存有显著性的影响，而肿瘤有无复发对生存率的影响无显著性意义。超声引导下MWA 治疗肝转移癌也取得了较好的疗效。多因素分析结果表明肿瘤数目、治疗后病灶有无复发或转移、肿瘤分化程度对生存率的影响有显著性意义，但肿瘤的大小对生存率的影响无显著性意义。且随着肿瘤数目的增加死亡的危险性增加；治疗后病灶复发或转移组死亡的危险性是无复发转移组的 3.6 倍；肿瘤分化愈低死亡的危险性愈高。同时，对肝癌局部微波热疗后机体及肝癌治疗区细胞免疫反应规律的研究发现，治疗后外周血中 CD_3、CD_4、CD_8、NK 细胞及巨噬细胞均增加，更重要的是肝癌癌灶内外 T 细胞、NK 细胞及巨噬细胞的浸润均明显增加，表明局部微波热疗能激活、增强机体免疫力。

七、并发症处理原则和预防

MWA 的并发症较少，且可以防治，其与消融范围、穿刺次数及路径、围术期的处理等有关，主要有以下几点：

1. 术后出血　MWA 后出血多由穿刺或消融过程中损伤肝内血管所致，也与肿瘤的位置、患者的凝血及肝功能情况、操作者的熟练度等有关。唐裕福等对 156 例肝癌患者行266 次 MWA 治疗，术后出血率为 4.87%（11/156）。11 例出血患者经治疗后 10 例恢复，1 例因止血无效死亡。为预防出血，操作者应熟悉肝脏解剖，明确穿刺方向，避开重要血管，避免多次穿刺，同时加强保肝、补充凝血因子的治疗。

2. 术中血红蛋白尿　其发生的原因可能与肿瘤病灶与周围血管的关系、在肝内的位置、微波固化强度及持续时间等因素有关。血红蛋白尿这一并发症本身对患者的影响并不显著，给予维生素 C、碱化尿液等治疗，术后 24 ~ 72 小时即可恢复正常。但是，术中血红蛋白尿的发生往往提示病灶区域热量集聚不良，病灶区肿瘤组织很难达到完全发生凝固性坏死的结果。因此，当治疗术中发生血红蛋白尿时，应当联合其他治疗方法以提高MWA 治疗的疗效。

3. 肝脓肿　其与肿瘤坏死、液化后的坏死液不能及时排出或热效应损伤了肝内微小胆管胆汁瘤形成继发感染有关。

4. 针道种植　发生率较低，多发生于反复多次穿刺后的病例，有学者认为肿瘤种植多由于活检病理造成或退针时未进行针道烧灼所致。

5. 其他并发症　腹腔内出血、血气胸、周围脏器损伤、十二指肠穿孔、急性腹膜炎、电极板烫伤、心搏骤停等。

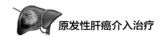

八、结语

1. RFA 与 MWA 的比较 与 RFA 相比，MWA 具有可靠的组织凝固能量，基本上不受周围组织结构的影响。MWA 的组织温度上升快，能够在短时间获得一定范围的组织凝固，而且 MWA 不需要回路电极板。另外，MWA 单次消融的范围大，单次能量输出能够在体内产生 3.0cm×4.5cm 大小的消融灶，而 RFA 的消融灶大小为 3.0cm×3.5cm，MWA 的凝固体积略大于 RFA。而且 MWA 的热场温度较 RFA 高，说明 MWA 的热效率较 RFA 高。关于并发症的发生率，RFA 与 MWA 无明显差别。Yin 等研究了 MWA 与 RFA 的远期疗效，证明两者并发症发生率及生存率相似。

2. 目前亟待研究解决的问题

（1）扩大热消融范围，增强适形调控能力。事实上，当肿瘤稍大（如直径 >3cm）或欠规整，或周边有大血管时，要求一次消融整个肿块，可靠地实现在三维上的适形消融，并非易事。这里不仅要重视消融技术的改进，同时需要深入研究活体组织的生物物理学的热特性以及与能量的相关性。已有研究人员将关注的焦点由目前常用的 2450MHz 微波转向 915MHz 微波。由于 915MHz 微波频率低于 2450MHz 微波，在肝组织中有着更好的穿透力，其在肝组织中穿透深度约为 3.04cm，意味着能有效地扩大消融范围。实验证明，在相同条件下（输出功率 70～80W，作用时间 600～1200s），915MHz 微波仪的单针消融活体猪脾的范围可达到 12cm，远远大于 2450MHz 微波仪的单针消融范围；而双源 915MHz 微波消融仪双导同时作用时，消融范围更大。

（2）肿瘤 MWA 治疗要达到一次成功，必须要解决治疗前的科学设计、治疗中的实时监控以及消融后即刻的疗效评估等问题。目前临床应用的各种技术方法尚不能完全满足这些要求。

（3）超声引导下经皮消融肝癌时，其技术的自由度有限，当肿块位置特殊、肋间隙太窄或是穿刺惟一途径上有重要结构时，均增加了经皮穿刺消融的困难，甚至不可行。

（4）目前的国内外报道证明，MWA 对肿瘤完全消融率很高（>90%），因此，理论上肿瘤复发率应当相应低，但事实上复发率仍较高。有学者对使用"复发"或"新生"一词尚存争议。然而只要宿主的免疫功能增强，对于杀灭残癌或抑制新生癌灶均会有重大作用。因而肿瘤热消融治疗的免疫学研究是探索治愈机制、提高远期疗效的关键环节，值得重视。

总之，MWA 治疗肝癌具有局部热效率高、肿瘤局部灭活彻底、创伤小、并发症少等特点，但也存在一些问题，尚需进一步深入研究。

典型病例二十九

例 2-2-5（图 2-2-5）

【病史】

患者女性，44 岁，左叶肝癌外科根治术后，术后第 3 年随访，强化 MRI 示肝右叶新发病灶，AFP 为 4300.23ng/ml。

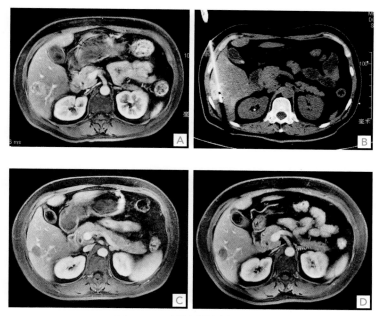

图 2-2-5 影像学资料 A～D

【治疗经过及随访】

中年，女性，肝癌术后复发；不同意再次外科手术而行介入治疗。采用 1 次 TACE 术后病灶见碘油部分沉积，碘油沉积范围不甚满意，复查 AFP，指标仍居高不下；遂应用单针 MWA 治疗，术后 1 年、2 年复查强化 MRI，病灶无强化，MWA 术后 1 年 AFP 为 20.10ng/ml；术后 2 年 AFP 为 3.55ng/ml，AFP 回归正常，肿瘤完全灭活。

【附图说明】

A. WMA 术前：MRI 增强动脉期肝右叶见结节状混杂高信号灶，大小约 3.3cm×3.0cm；

B. WMA 术中：TACE 治疗后，病灶部分碘油沉积，CT 引导下行单针 MWA，置消融天线于病灶中央，针尖越过病灶接近 10mm；

C. MWA 术后 1 年：强化 MRI 示病灶无强化，示病灶完全坏死；

D. MWA 术后 2 年：强化 MRI 示病灶仍无强化，完全失活。

【病例讨论】

患者为左叶肝癌外科根治术后复发，患者因拒绝接受二次外科手术而采用介入治疗；1 次 TACE 术后病灶碘油沉积范围不甚满意，复查 AFP 指标仍居高不下；遂应用单针 MWA；MWA 术后 1 年、2 年复查，病灶消融完全，AFP 回归正常，肿瘤完全灭活。该病例进一步证实精准、适形 MWA 治疗肝癌局部热效率高、肿瘤灭活彻底。

> 典型病例三十

例 2-2-6（图 2-2-6）

【病史】

41 岁女性，患者既往乙型病毒性肝炎病史 10 余年，上腹部疼痛不适 10 天入院；超声及上腹部增强 CT 检查考虑肝癌可能性大；AFP 指标正常；穿刺活检病理诊断：HCC。

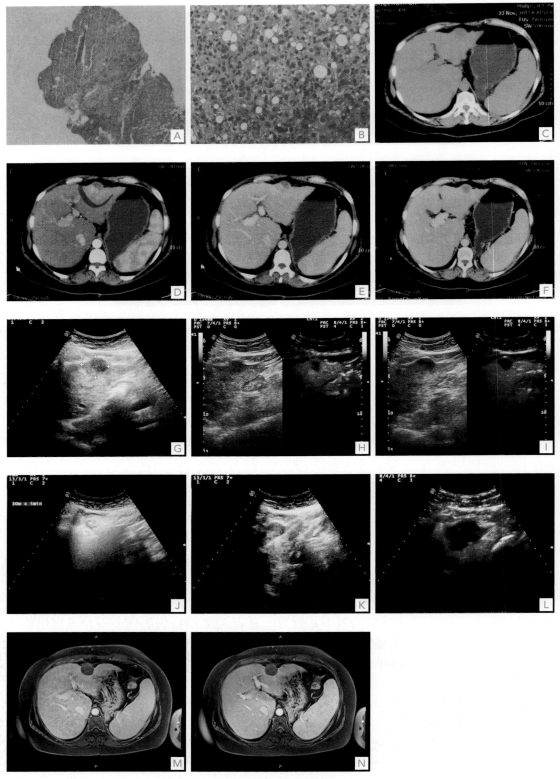

图 2-2-6　影像学资料 A～N

【治疗经过及随访】

中年，女性，肝癌确诊后患者不同意外科手术，采用超声引导下单针 MWA 术，术后随访 7 个月，肿瘤完全灭活。

【附图说明】

A、B. 肝穿刺活检病理：HCC；

C. 肝左叶结节状低密度病灶，大小约 31mm×23mm，部分突出于肝包膜，占位效应明显；

D～F. 肝脏 CT 增强检查：肝左叶结节状病灶，周边强化明显，强化呈"快进快出"改变，符合肝癌影像表现；

G. 常规超声：肝左叶结节状低回声光团；

H. 超声造影：动脉期（第 24 秒）周边明显增强；

I. 超声造影：门脉期（第 50 秒）低增强；

J、K. 超声引导下 MWA 术中，微波天线置于病灶中央；

L. MWA 后超声造影检查动脉期（第 22 秒）无增强；

M、N. MWA 后 7 个月，MRI 检查示病灶无强化。

【病例讨论】

患者为左叶包膜下结节状肝癌，因拒绝外科手术而行 MWA 治疗；采用超声实时监控引导应用单针 MWA；消融范围准确，动态观察清晰，并于术后即时超声造影评估消融病灶坏死，MWA 术后 7 月复查 MRI，病灶消融完全，肿瘤灭活彻底。虽然超声引导下经皮消融肝癌技术的自由度有限，但针对本病例，超声引导恰到好处，充分体现超声引导的简便、快捷和实时的特点，更重要的是，超声造影还可以和术中超声技术结合，检测肿瘤是否有不完全消融之处，减少了再次治疗的概率。

（该病例由山东医学影像研究所介入科唐军教授提供）

第四节　经皮穿刺氩氦刀冷冻消融术

原发性及继发性肝癌为临床常见肿瘤，虽然手术切除仍为首选治疗方法之一，但由于患者常合并肝硬化、肿瘤多中心发生以及累及门静脉和肝静脉，切除率仍较低，化疗及放疗等效果也不令人满意，探索其局部治疗仍为临床学者不断努力的方向。近年来，现代冷冻治疗技术（cryoablation）因其治疗范围广、安全有效及微创等特点，显示了令人鼓舞的应用价值。

1850 年，Amott 应用冰冻盐水（ $-24～-18$℃）作为冷媒局部治疗进展期乳腺癌、宫颈癌，开创了冷冻治疗肿瘤的先河。1948 年，Hasst 和 Taylorc 以压缩的 CO_2 作冷媒对脑、心、肝、肾组织进行冷冻治疗实验取得成功，后经 Cooper 等以液氮作为冷媒进行前列腺癌冷冻消融术取得重要进展。1970 年德国 Stucke 和 Hirte 首先介绍冷冻治疗肝恶性肿瘤。1976 年 Ikeda 在实验研究中发现冷冻肝肿瘤后出现对远隔病变的免疫反应。20 世纪 90 年代中后期，Baust 等研制成功以高压氩气为冷媒的冷冻探针及设备，使冷冻治疗得到了广泛应用。1998 年 10 月美国 Endocare 公司基于氩气的焦耳 - 汤姆逊效应和氦气的逆焦耳 - 汤姆逊效应研制成功美国氩氦刀系统（Endocare Cryocare™ Surgical System），取得了令人

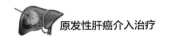

鼓舞的生物治疗效果，同时降低了病死率，减少了并发症。同年冷冻消融技术通过了美国食品与药品管理局（FDA）的认证。

一、原理

1. 冷冻损伤　快速降温到零下40℃以下，细胞内外几乎同时形成冰晶，复温时冰球融化，细胞外低渗液回到细胞内，重结晶过程细胞内形成更大冰晶，造成细胞膜破裂损伤。2d内被冷冻组织充血、水肿、出现明确坏死，3~4天与周围未损伤组织有明确的分界。

2. 血管损伤　Giampapa实验显示，冷冻组织复温到-20℃时引起靶组织内血管循环停滞。一些小血管在复温3~4小时后完全闭塞，稍大血管可能24小时后才闭塞，最终导致靶组织坏死。但较大血管（直径>4mm）却能很好耐受冷冻，使靠近大血管的肿瘤根治成为可能。

3. 其他机制　亚致死温度诱导冷冻消融边缘组织细胞凋亡。一些学者研究认为，冷冻边缘的肿瘤细胞可致敏树突状细胞，激活T淋巴细胞，刺激机体产生冷免疫抗体，同时具有增强残存的肿瘤细胞对化疗的敏感性。

二、病例选择

1. 适应证　冷冻消融治疗肝癌的主要适应证包括如下内容。
（1）肿瘤位于第一、二肝门，手术难以切除。
（2）肿瘤位于肝右侧时，需做右半肝或右三叶切除而切除后肝功能难以代偿者。
（3）主瘤切除后断面或余肝有残留或切缘距肿瘤不足1.0cm者。
（4）多个肿瘤而手术切除困难者，术后复发，余肝难以代偿或手术困难者。
（5）因肝硬化或其他原因难以耐受肝切除者。
（6）对放疗、化疗、介入治疗不敏感者。

2. 禁忌证　全身状况差，明显恶病质，出凝血及严重的心肺肝肾等脏器功能障碍；弥漫型肝癌，全身广泛转移伴大量胸腹水者。

三、器械要求和术前准备

1. 器械要求　可以在超声、腹腔镜、胸腔镜的引导下开展微创外科手术治疗，也可以在超声、CT、MR、X线模拟定位机及X线透视引导下经皮穿刺实施靶向消融治疗。

在影像技术的引导下实施氩氦刀肿瘤靶区穿刺定位是临床比较成熟的技术。超声引导定位和监测操作简单，经皮手术治疗时要求术者具有三维立体解剖学概念和适形治疗的经验。注意从不同方向探测冰球形成的过程和评估消融靶区的范围。腔镜及小切口术中超声监测和引导定位时，比经皮治疗要准确。CT引导定位精确度较高，但手术中要注意不同CT层面靶区的形成。对于不易监测的部位、不规则肿瘤，特别是巨大肿瘤治疗需多把氩氦刀同时使用时，术中对消融靶区的适时监测要注意冰球之间融合层面，并尽量减少对正常组织的损伤。目前临床监测手段主要依赖于影像学提供的信息，除超声外，国内目前CT、MRI的适时监测尚有一定难度，测温探针正确使用可为手术中提供适时的靶区界定信息。特别是靠近重要组织器官部位的肿瘤治疗时，适时监测准确测温是有效治疗和防止残留的有效方法。

　　PET/CT 将功能图像与解剖图像融合，能明显提高检测的灵敏度和特异度，为提高治疗方案的针对性提供依据。PET/CT 能更清楚地反映靶区边界，使目标靶区勾画更为容易，排除因医师水平差异引起的主观因素干扰，为临床治疗策略的制订提供准确依据。冷冻治疗后的肿瘤在 CT 影像上并非单纯表现为缩小，甚至在治疗后初期的肿胀阶段，形态学上表现为肿瘤组织扩大。因此，仅从形态学上并不能区分肿瘤组织是否已经完全坏死或有局部残留，且治疗后肿瘤缩小是一个缓慢的过程，一般要在数周或数月才会出现形态学改变。冷冻治疗常受周围解剖结构、边缘温度、血管等因素的影响，肝内组织结构复杂，血管等对冷冻影响较大，冷冻边缘局部常不能达到有效治疗作用，造成局部肿瘤残留，可在术后 PET/CT 中观察到。这些活性组织在 CT 影像上常与冷冻坏死组织难以区分，而 PET/CT 功能检查可弥补这些不足。因此，如果经济条件许可，术后进行 PET/CT 监测将为进一步综合治疗方案的制订提供重要影像依据。

　　2. 术前准备　　入院后完善血常规、凝血功能、肝肾功能以及肺功能等辅助检查确保无手术禁忌证。所有患者均被告知相关注意事项和手术风险并签署知情同意书。术前行胸部 CT 平扫确认肿瘤范围并选择冷冻层面，计算进刀角度和方向，并以定位标尺为引导确定穿刺点。

四、操作技术

　　冷冻治疗肝脏肿瘤途径主要有开腹直视手术、经腹腔镜途径及经皮穿刺法 3 种。早期由于冷冻器为盘式或较粗大针式冷冻器，故常于手术中直视下进行。其优点为术后便于彻底止血，且穿刺冷冻部位不易受其他部位阻挡影响。创伤较大为其缺点。随着冷冻器械改进及引导设备的快速发展，经皮穿刺法及经腹腔镜途径得以广泛开展，并显示出微创技术的良好效果。早期术中监测冷冻范围采用针式测温电极，由于需插入多根监测电极，增加了创伤和技术的复杂性。近年来随着影像技术的发展，B 超、CT 及 MRI 被临床应用于冷冻过程的监测，可直接显示冰球的大小、形状以及与肝脏病灶的关系。实验表明冻球边缘覆盖至肿瘤边缘 1cm 处，即可使肿瘤边缘细胞达 -40℃致死温度。在导向设备中，B 超易于实时监视，方便易行，但冰晶产生的反射界面使其远侧的冰球难以观察。CT 虽难以实时监测，但可观察较完整的冰球形态。近年来开敞式 MRI 机及特制冷冻刀头，如玻璃冷冻刀头的出现，使 MRI 导向成为可能，使得冷冻范围的三维温度评估成为可能。在以上影像设备的导向下，可设计不同的冷冻刀头组合，以使病灶达到完全毁损。

五、术后处理

　　定期行肿瘤标记物检查和影像检查，以了解有无肿瘤复发。必须指出的是，肝癌冷冻后的 CT 表现可类似于肝脓肿或梗死，需仔细鉴别，以避免将治疗后正常的表现误认为并发症。在平扫 CT 或 MRI 上，冷冻区显示出较原肿瘤区稍大的覆盖肿瘤区的低密度或低信号区域，增强扫描后局部无强化，提示肿瘤坏死。按 Kuszyk 等统计，经冷冻治疗的病变，CT 上主要表现为低密度，54% 呈楔形、29% 呈圆形、21% 呈泪滴形、36% 含有气体、93% 内有出血、静脉造影后 54.5% 的病灶显示外周性增强影。

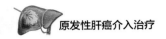

六、疗效评价

1. 肝癌冷冻治疗的临床疗效　直径 <3cm 的肝癌病灶，氩氦刀治疗可以彻底毁损；3～5cm 的肿瘤氩氦刀治疗疗效确切，尤其多刀组合应用；>5cm 肿瘤则应行 TACE 结合冷冻治疗，对巨大肝癌先行 TACE 治疗，TACE 降低了出血风险，待患者情况改善，肿块有所减小后再行冷冻可能相对安全。大多数病例在冷冻消融术后 AFP 下降（72.8%），瘤体缩小（74.2%）。冷冻治疗后患者有较好的生活质量，可能与较多保留了肝组织有关。瘤体缩小是一个不规则的逐渐过程，有的病例术后可能半年、1 年或更长时间瘤体不断减缩。

冷冻治疗对于不能外科切除的肝癌患者治疗效果确切，生存期虽然各家报道不一，但较未接受冷冻治疗的患者均有不同程度的延长，部分患者经冷冻治疗后局部病灶可完全消失。Sheen 等报道 57 例肝脏恶性肿瘤患者接受冷冻治疗后，中位生存期分别为 22 个月和 37 个月。Rehrig 等报道 24 例 HCC 患者接受冷冻治疗后，随访 33.7±6.8 个月，总生存率为 46%。我们在对行冷冻治疗的 300 例 HCC 患者（BCLC 分期：早期 34 例、中期 96 例及进展期 170 例）共 408 个肿块 [直径为（6.4±3.3）cm，1.9～15cm]，完成 559 次治疗后进行随访分析研究，165 例患者 223 个瘤体未彻底毁损 [直径（7.2±2.8）cm，5.0～15cm]，135 例患者 185 个瘤体完全毁损 [直径（5.6±0.8）cm，1.9～7.0cm]，提示直径在 5.6cm 以下的肝癌能够通过冷冻治疗完全损毁；265 例患者随访中位时间为 31.2 个月（6～63 个月），彻底毁损组肿瘤原位复发率为 16.3%；未彻底毁损 +TACE 组原位复发率为 47.1%，提示彻底损毁患者的复发率明显低于未彻底损毁的患者；早期、中期、进展期肝癌术后生存时间分别为（38.7±3.8）个月、（26.5±4.2）个月、（16.9±1.4）个月。

对于不能切除的肝癌，冷冻治疗由于疗效确切目前已备受关注。因为它不仅适用于小肝癌，对于不能手术切除的大肝癌和邻近大血管的肝癌，较其他治疗方法更为有效，治疗后生存期与外科手术治疗相当。冷冻治疗与其他疗法如 TACE、PEI、[125]I 粒子植入等联合使用更能相辅相成，可以进一步提高疗效。

2. 不同冷冻途径的比较　肝癌的冷冻治疗途径有术中、腹腔镜下及经皮穿刺，各有其优缺点。

（1）开腹手术冷冻治疗：以前治疗多采用开腹手术冷冻，其优点是可准确地进行冷冻，并能探查腹腔其他脏器，在手术切除肿瘤病灶边缘进行冷冻还可显著减少局部复发率；缺点是需要全身麻醉，对患者损伤大，不适用于全身状况及肝功能较差的患者。

（2）腹腔镜下冷冻治疗：腹腔镜下冷冻治疗的创伤相对较开腹手术小，也可探查腹腔其他脏器情况，但仅适用于治疗肝脏表面尤其是肝脏腹腔面的肿瘤，难以同时多探针冷冻，治疗范围较小。

（3）经皮穿刺冷冻治疗：经皮穿刺冷冻治疗对患者创伤小，无需全身麻醉，在影像学仪器的有效监测下能准确地对靶病灶进行冷冻，并可根据肿瘤大小选用多探针进行大范围冷冻消融，可反复冷冻，尤其适合肿瘤复发后的再次治疗，经皮穿刺冷冻治疗与手术中冷冻治疗的患者生存期相当，缺点为不能探查腹腔内其他脏器的病变。Stella 等用该方法治疗复发性不能根治性切除的结直肠癌肝脏转移病灶 17 例，3 年生存率为 60%，5 年生存率为 58%。

3. 冷冻治疗肝癌的优点

（1）治疗效果确切可靠，冷冻治疗靶区内肿瘤细胞 100% 被彻底灭活，冷冻刀内置的测温电偶和独立测温探针更可实时监测刀尖和靶区的温度；良好的术中影像和温度监测可保证肿瘤消融区的精确控制，提高成功率和减少并发症，同时又不损伤病灶周围正常的组织。

（2）安全性高，手术时间短，损伤小，出血极少，并发症少。手术成功率高达 98% 以上，这对肝癌患者极为重要，因为肝癌患者多数伴有肝硬化，肝储备功能差。老年、身体虚弱、不愿手术者都可接受冷冻治疗。

（3）可明显提高患者免疫功能。冷冻治疗有增强机体抗肿瘤的免疫作用，这主要是通过肿瘤细胞破裂、坏死释放肿瘤抗原，肿瘤细胞分泌免疫抑制因子减少或停止，使机体的免疫抑制状态解除等方面作用实现。

（4）冷冻治疗创伤小，可以反复实施，对于复发及多器官转移者尤为适合。HCC 常发生在肝硬化基础上，由于肝硬化常累及全肝，因此肿瘤常为多发性，对此种肝癌，冷冻治疗比手术切除更为可行。

（5）冷冻治疗后冰晶及微血栓在微血管内的形成，造成小血管冷凝栓塞，引起周边幸存肿瘤细胞死亡，控制靶区边缘的再生和复发。血管栓塞阻止肿瘤细胞通过血行转移。

（6）可迅速除痛和止痛。美国 FDA 批准的氩氦刀冷冻治疗最新适应证是肿瘤相关性疼痛，冷冻治疗的镇痛有效率为 91.3%。

（7）适应性广。由于流动血流的温热效应，大血管的肿瘤可安全地被冷冻治疗，而手术切除这些部位的肿瘤常常甚为困难。冷冻消融还可用于其他疗法无法治疗或治疗失败的晚期病例。

（8）操作容易，费用相对低廉。

4. 冷冻治疗与 RFA 治疗比较

RFA 是通过高频电极产生热能破坏肿瘤细胞而达到治疗肿瘤的目的，治疗肝癌效果肯定，但与冷冻治疗相比有较多局限性。

（1）消融机制不同　冷冻治疗属于冷消融，而 RFA 治疗属于热消融。冷冻导致细胞脱水和皱缩、细胞内电解质毒性浓缩和 pH 改变、细胞脂蛋白成分变性以及细胞内冰晶形成和冰晶的机械性损伤等多重打击引起肿瘤坏死；而 RFA 治疗后肿瘤组织淤血缺氧，肿瘤组织内 pH 降低，溶酶体增多，溶酶体酶性化，瘤细胞 DNA、RNA 及蛋白质合成受到抑制而引起肿瘤坏死。

（2）治疗效果不同　RFA 治疗最大的局限性是治疗区残留，肿瘤坏死不完全，易导致肿块周边复发，因此主要适用于直径 3cm 以下的肿瘤治疗。冷冻治疗杀灭癌细胞更加彻底无残留，同时冷冻可以栓塞肿瘤小血管，阻断肿瘤生存营养的供应，并阻止癌细胞通过血液转移扩散。冷冻治疗更适用于 3cm 以上肿瘤治疗。

（3）治疗过程中患者痛苦程度不同　RFA 是通过高热原理杀灭癌细胞，治疗过程患者疼痛明显。而冷冻治疗能有效止痛，治疗过程无痛苦。

（4）治疗范围不同　冷冻消融靶区成像边界即是治疗边界，不会产生伪影，而 RFA 会发生组织汽化，气泡会从治疗区域向组织、结构稀疏处渗透，形成"伪边界"，它是造成热消融定位和治疗失误的重要原因。

（5）安全性不同　冷冻治疗靠近大血管的肿瘤比 RFA 治疗更安全。

七、并发症处理原则和预防

肝脏超低温冷冻治疗后并发症可能有右侧胸腔积液（4%～18%）、肝脓肿（<2%）、术后腹腔内出血、上消化道出血、胆瘘（<3%）、肠瘘、皮肤冷冻、冷休克、溃疡、疼痛。并发症的发生率各家报道在 15%～20% 不等，Seifert 等一项多中心性研究显示全球 2173 例肝脏冷冻治疗患者中病死率为 1.5%（33/2173），其中急性心肌梗死、冷休克、出血及肝功能衰竭为主要死亡原因。心肌梗死的原因可能为冷冻部位距下腔静脉较近，导致大量低温血液回心及冷冻后细胞溶解造成高钾血症所致，因此术中及术后应予心电监护。冷休克的发生可能与冷冻组织体积过大及冷冻 - 复温周期数有关。术后出血可能与冰球破裂有关，术毕应彻底止血，穿刺通道可用明胶海绵条堵塞。对于肝表层的病灶可行开腹下治疗。术前应注重改善肝功能及凝血机制，术中精确定位，避免大血管损伤，术后加强监护。氩氦刀冷冻消融对肝功能是有一定损害的，对肝功能 Child B 级患者行冷冻治疗有一定风险，应注意冷冻体积不宜过大，并避免过多损伤肿瘤周围的正常肝组织；对于肝功能 Child C 级患者，宜列为氩氦刀冷冻消融的禁忌证。另外术前结合行 TACE/TAE 治疗被认为可能减少出血的发生概率。

八、结语

对于不能切除的肝癌，冷冻治疗由于疗效确切目前已备受关注。因为它不仅适用于小肝癌，对于不能手术切除的大肝癌和邻近大血管的肝癌，较其他治疗方法更为有效，治疗后生存期与外科手术治疗相当；对于肝硬化基础上发生的原发性肝癌，治疗前把握适应证，积极预防并恰当处理可避免严重并发症发生；冷冻治疗与其他疗法如 TACE、PEI、粒子植入等联合使用能相辅相成，可以进一步提高疗效。

典型病例三十一

例 2-2-7（图 2-2-7）

【病史】

女性，45 岁，患者既往乙型病毒性肝炎病史 5 余年，每年例行查体，肝脏超声检查提示肝右叶占位，上腹部增强 CT 检查考虑肝癌可能性大；AFP 指标正常；穿刺活检病理诊断：HCC。

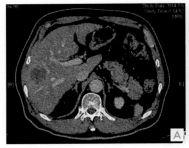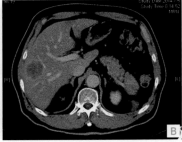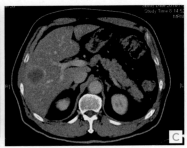

图 2-2-7　影像学资料 A～C

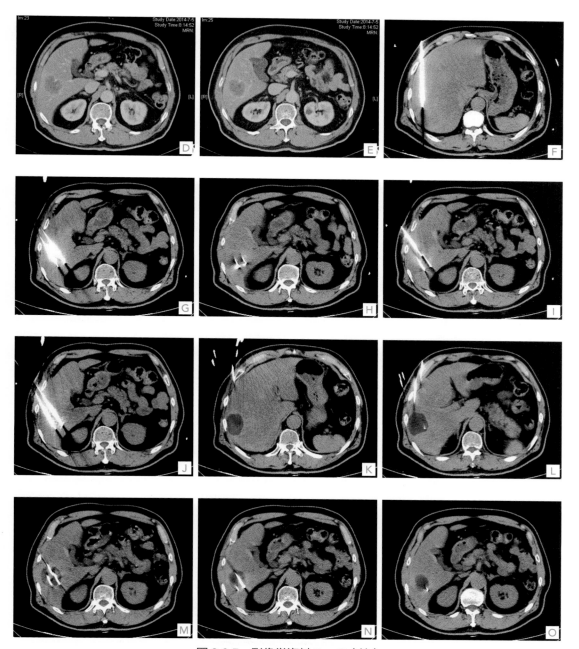

图 2-2-7　影像学资料 D～O（续）

【治疗经过及随访】

中年，女性，肝癌确诊后患者不同意外科手术，因增强 CT 显示病灶血供不甚丰富，未行 TACE 治疗，又因病灶贴近腹膜，为减少腹膜损伤，选择氩氦刀冷冻消融术；术中应用 4 枚冷冻消融针多点布针，CT 准确定位进针方向与进针深度，确定消融针位于病灶中央，共两循环周期消融病灶，每循环周期设定时间为 5 分钟，术后即时扫描，病灶完全被低密度冰球包绕，肿瘤完全消融。

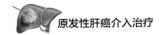
【附图说明】

A～E. 肝脏增强 CT：肝右叶类圆形低密度病灶，大小约 33mm×30mm，周边强化明显，提示肝右叶占位，肝癌可能性大；

F～J. 多方位、多角度布针，将 4 枚冷冻消融针准确置入病灶中央区域；

K～O. 病灶区两个循环周期（每循环耗时 5 分钟）冷冻消融，即时 CT 平扫，冰球呈较低密度改变，界限清楚，覆盖整个病灶范围。

【病例讨论】

患者肝癌诊断明确，病灶贴近肝包膜，因拒绝外科手术而行氩氦刀冷冻消融治疗；采用 CT 引导下穿刺布针，消融后及时扫描评估，消融范围准确，病灶整体被冰球全方位覆盖，CT 影像直观清晰，消融完全彻底。本病例体会：良好的术中影像和温度监测可保证肿瘤消融区的精确控制，同时又不损伤邻近肝包膜等周围正常组织。

典型病例三十二

例 2-2-8（图 2-2-8）

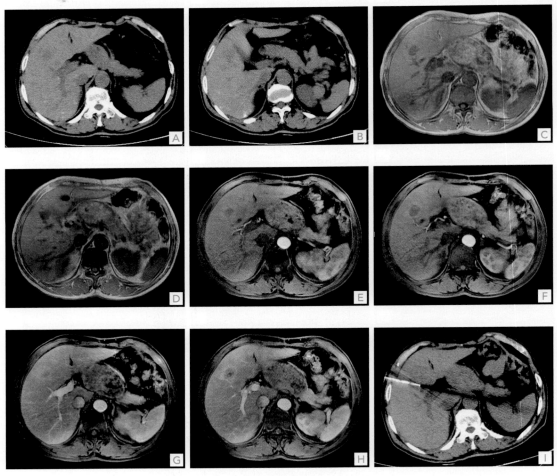

图 2-2-8 影像学资料 A～I

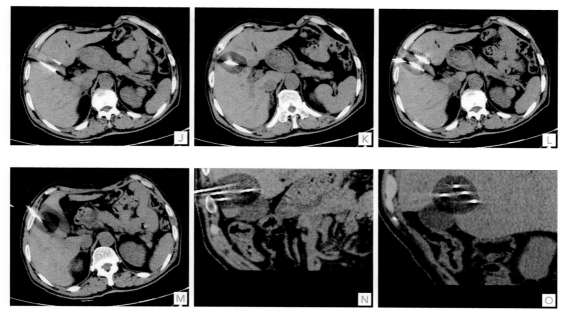

图 2-2-8　影像学资料 J～O（续）

【病史】

男性，52 岁，患者既往乙型病毒性肝炎病史 7 余年，上腹部不适 10 天入院；肝脏超声检查考虑肝占位；AFP 为 843.14ng/ml；临床诊断：原发性肝癌。

【治疗经过及随访】

中年，男性，临床诊断肝癌后因不同意外科手术，接受 TACE 治疗 1 次，术后 1 月复查 CT，病灶无明显碘油沉积，遂采用氩氦刀冷冻消融术，术中应用 3 枚冷冻消融针多点布针，CT 准确定位，循环消融 2 周期，每循环周期设定时间为 5 分钟，术后即时扫描，冰球清晰完整，冷冻范围超出病灶近 1cm，肿瘤消融完全。术中 CT 平扫示冰球虽贴近胆囊，冷冻过程患者无明显不适，生命体征平稳；术后随访半年，患者 AFP 降至 2.07ng/ml，恢复正常水平。

【附图说明】

A、B. 患者行 TACE 后 1 个月复查肝脏 CT 平扫：肝右叶结节状低密度病灶，未见碘油沉积；

C～H. 肝脏 MRI（平扫 + 增强）：肝右叶结节状低信号病灶，界限清楚，周围环形强化，大小约：31mm×28mm，强化方式符合肝癌；

I、J. CT 引导下布针 3 枚，置氩氦刀消融针于病灶中央区；

K、L. 两循环周期冷冻消融，冰球清晰完整，冷冻范围超出病灶近 1cm；

M. 冰球贴近胆囊，胆囊无明显受累；

N、O. CT 重建图像，病灶完全被冰球包绕，冰球贴近胆囊，胆囊无明显受累。

【病例讨论】

患者临床诊断肝癌，因拒绝外科手术而行 TACE 1 次，术后 1 个月复查 CT 病灶无明显碘油沉积，接受氩氦刀冷冻消融术，术中消融范围覆盖病灶，虽贴近胆囊，但冷冻治疗优势凸显，胆囊无大碍，术后随访肿瘤得以控制。冷冻消融因镇痛效果明显，无需全身麻醉，

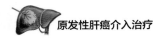

对患者创伤小，安全可靠，效果明显，与外科手术相比冷冻消融适合肿瘤复发后的再次治疗。

第五节　经皮穿刺放射性粒子植入术

放射性粒子植入治疗属于恶性肿瘤局部治疗措施，常作为外科手术、外放疗、TACE、消融治疗等手段的重要补充，并且具有高度适形放疗的特点，在 HCC 治疗中发挥着重要的作用。应用于 HCC 的治疗应遵循以下原则：①术前用超声、CT 动态增强或 MRI 动态增强检查确定肿瘤数目、大小、位置及与血管关系，利用治疗计划系统（therapy planning system，TPS）制订出治疗计划；术中根据 TPS 计划设计插置粒子植入引导针，可采用经皮经肝穿刺的方法植入粒子，也可以在开腹手术中植入粒子；②粒子与可能造成功能损害的周围重要器官的距离大于 1cm；③粒子植入后即刻超声或 CT 检查，发现粒子分布不均时应在"冷点区"补充粒子；④术后进行质量验证，剂量低于 120Gy 时应补充外照射或再次行粒子治疗，并根据分期、患者一般状况联合 TACE、消融或靶向治疗。

放射性粒子植入治疗包括短暂和永久植入两种，短暂植入的粒子包括 ^{192}Ir 和高活度 ^{125}I，剂量率一般为 0.5 ~ 0.7Gy/h，短暂植入所使用的放射性核素由于释放高能射线，防护困难，在我国很少应用。永久植入的核素释放低能量光子，包括低活度 ^{125}I 和 ^{103}Pd，剂量率一般为 0.05 ~ 0.10Gy/h，这些核素的特点是穿透力弱，易于防护，应用较为普遍。

^{125}I 放射性粒子组织间永久植入已被广泛应用于前列腺癌、脑瘤、肺癌、胰腺癌等恶性肿瘤的治疗，近年来也逐渐用于原发性和转移性肝癌的治疗。

一、原理

^{125}I 的物理特性有以下方面：

（1）半衰期较长，60.2 天，便于保存（10 个半衰期后即可作为废料处理）。

（2）释放软 X 射线的低能光子，具有增加相对生物效应（RBE）的作用。释放的 γ 射线平均能量为 28KeV，半价层 0.025 ~ 0.03mm，用 0.3mm 的铅可以遮挡 99% 的能量，操作人员易于防护；治疗后患者不用单独隔离，周围人员不用特殊防护。

（3）放射源很小（长 4.5mm、直径 0.8mm 的钛合金粒子），组织穿透力为 1.7cm，靶体积治疗外剂量迅速衰减。

（4）源活度 0.1 ~ 1.0mCi，适于永久性植入治疗低度或中度敏感的肿瘤；活度 1mCi 以上的粒子可适于不能手术、但对射线中度敏感的各种肿瘤的治疗。

^{125}I 粒子的生物学特性有以下方面：

（1）低剂量率、持续性照射，具有超分割照射的所有生物学特点，如延缓增殖细胞的周期进程；提高正常组织亚致死性损伤的修复能力；引起细胞周期再分布；增强癌细胞对放射线的敏感性。

（2）对常规外照射不能杀伤的肿瘤干细胞，经过足够的剂量和足够的半衰期，能使肿瘤细胞全部失去繁殖能力，从而达到较彻底的治疗效果。

（3）延长照射时间以及减少剂量率，可使正常组织的损伤明显减少，而对肿瘤细胞杀伤没有影响。

（4）靶区内剂量很高，而周围正常组织由于射线迅速衰减而很低。

（5）低剂量率照射时，同时释放低能软 X 射线，具有增加 RBE 的作用。

（6）射线具有破坏肿瘤细胞核 DNA 双链使肿瘤失去增殖的能力。

^{125}I 放射性粒子持续释放低剂量 γ 射线，γ 射线对 DNA 分子链具有直接作用：单链断裂、双键断裂；同时，具有间接作用：对机体内水分子电离，产生自由基。自由基与生物大分子相互作用，引起组织细胞损伤。使肿瘤组织内分裂周期不同的肿瘤细胞得到均匀的照射治疗，而周围正常组织由于处于细胞分裂的静止期，对放疗不敏感，仅有轻微损伤。同时，由于粒子放射活度小，可使肿瘤之外的正常组织所受剂量锐减，从而减少了周围正常组织的损伤。与外放疗相比，^{125}I 放射粒子组织间植入具有明显的生物学优势：肿瘤局部治疗的持续时间长；放射治疗的剂量较低；对周围正常组织的损伤少；对肿瘤细胞的杀伤力强。与手术相比，适应证广，创伤小，恢复快，可最大限度地保留肝功能。

二、病例选择

（一）放射性粒子植入治疗的适应证

1. 患者一般情况

（1）患者一般情况较好，无明显心、肺、肾等重要脏器器质性病变；或心、肺、肾等重要脏器有器质性病变，但功能状况尚可；或心、肺、肾等重要脏器有器质性病变，功能状况较差，无法或不能耐受外科切除手术。

（2）不愿接受外科切除手术者。

（3）肝功能有较明显损害，不适宜肝切除术者。

（4）无明显脾大及脾功能亢进（白细胞计数低于 3×10^9/L，血小板计数低于 50×10^9/L）的临床表现。

2. 患者局部情况

（1）局部晚期无法手术切除者。

（2）肿瘤直径 ≤ 7cm。

（3）没有侵犯大血管。

（4）术中残留和（或）瘤床切缘阳性。

（5）TACE 治疗后控制不佳者或 TACE 后粒子植入治疗的序贯综合治疗者。

（6）肝切除术后近期复发的小癌灶，不适宜或者不愿接受再次肝切除者；

（7）无法外科手术切除的乏血供肝癌。

（8）HCC 并门脉瘤栓形成的早期治疗。

（二）放射性粒子植入治疗的禁忌证

1. 一般状况较差，预计生存时间 <3 个月。

2. 弥漫型肝癌。

3. 合并严重肝硬化，或伴有脾明显增大及脾功能亢进（血小板计数低于 50×10^9/L）。

4. 肝功能极差，或伴有凝血机制障碍及大量腹水者。

5. 已有广泛肝外转移者。

三、器械要求和术前准备

一般术前准备包括临床、检验、影像学或穿刺活检诊断为 HCC；术前 1 周内完善常规检查如：血常规、尿常规、血凝常规、传染病标志物等检查、肝肾功能检验、血糖检验，心电图检查；心肺功能检查等，部分患者需行动态增强 CT 或 MRI 检查观察病灶与门静脉、肝静脉、肝动脉及肝门部胆管的关系；术前 4～6 小时禁食；术前半小时给予预防性应用止血、镇痛等药物，术前紧张者可肌注地西泮 10mg；术前签署相应知情同意书。

穿刺手术包、相应型号的穿刺导引针、无菌注射器、无菌手套、消毒液、纱布、敷贴等；2% 普鲁卡因或者利多卡因（局麻用）；0.9% 生理盐水 500ml；放射粒子药品及植入器械；吸氧及心电监护设备；抢救药品、吸氧面罩、球囊、除颤仪等设备。

四、放射性粒子植入技术

（一）影像引导技术规范

目前，影像引导放射性粒子植入手术所用引导设备有超声、CT、MRI 及 PET/CT 等，在此以 CT 引导手段讲述。CT 作为放射粒子治疗的最佳影像引导手段之一，其优势在于：CT 扫描图像为灰阶图像，具有较高的密度分辨率和空间分辨率，并可通过调节窗宽、窗位，清晰显示肿瘤及其周围各种正常组织如大血管以及其他实质脏器和空腔脏器等，有利于穿刺操作；根据图像可以设计出最佳进针路径穿刺到病变中心，并可通过薄层扫描清晰显示针尖位置；CT 扫描方便储存资料，以用于疗效判断；更重要的是对于术前计划、术中适时计划调整和术后验证，CT 图像都是最佳的 TPS 依据资料。

1. 术前 CT 扫描规范 术前 CT 扫描规范要求主要是指要有符合 TPS 计划要求的 CT 图像。

（1）为勾划靶区的需要，通常要进行增强扫描。

（2）增强扫描常规要进行三期扫描（动脉期、静脉期、平衡期），以清晰显示动静脉血管和病灶，以更进一步了解病灶的血供情况。

（3）扫描条件 层厚 5mm 或者 10mm，层间距 5mm 或者 10mm，球管电压：120KV、100KV，球管电流：40～150A，提倡采用低剂量扫描，以减少辐射。

（4）扫描方式 螺旋扫描或者轴扫描，连续扫描。

（5）扫描范围 要求包全手术靶区及靶区附近重要组织器官。

（6）对 CT 机型无特殊要求，一般三代以上机型均可进行 CT 导引的放射粒子治疗。多排螺旋 CT 更有利于操作。

2. 术中 CT 引导规范 术中 CT 引导规范要求主要是指要有符合观察粒子位置要求、显示穿刺针的 CT 图像。

（1）为确保操作安全，通常要反复对照 CT 增强扫描图像或者 MRI、B 超资料，以确定血管等重要结构，必要时术中加做 CT 增强或薄层扫描。

（2）要进行全病灶扫描，根据 CT 图像及 TPS 计划，设计穿刺层面位置、层面数、进针路线、进针角度、进针深度，每层面粒子数。

（3）扫描条件 同术前 CT 扫描。

（4）扫描方式 同术前 CT 扫描。

（5）手术过程中通过复查 CT 随时监视并发症（如出血、气胸、血胸、肿瘤破裂等）。

（6）为观察粒子或者针尖的确切位置，可单层扫描或者连续扫描 3～5 层。

（7）对于胸腹部等需要屏气的部位，在穿刺或者扫描过程中要训练患者保持同一呼吸幅度。

（8）建议使用 Pinpoint 系统和 CT 断层基准仪引导穿刺。

3. 术后 CT 扫描规范 术后 CT 扫描规范要求主要是指要有符合观察粒子位置，同时显示病灶要求的 CT 图像。

（1）反复对照 CT 增强扫描图像或者 MRI、B 超资料，尤其是 TPS 计划。

（2）要进行常规全病灶扫描，观察每层面粒子数，病灶最远部分到最近的粒子的距离要控制在 1cm 以内。

（3）扫描条件　同术前 CT 扫描。

（4）扫描方式　同术前 CT 扫描。

（5）手术后通过 CT 图像继续观察有无并发症或者并发症的演变（如出血、气胸、血胸、肿瘤破裂等）。

（6）术后进行 TPS 验证，并和术前 TPS 计划对比，进一步确保剂量学方面是否满足治疗要求，即发现有无"热点"和"冷点"。对于"冷点"，要即刻补充粒子或者结合其他治疗措施进行补救。

（二）CT 引导经皮穿刺 HCC 放射性粒子植入操作过程

1. 术前 1 周内查血常规、出凝血时间、心电图、肝肾功能、血清 AFP 等。

2. 术前 8 小时禁食，4 小时禁饮。

3. TPS 计划系统的应用：术前 1 周内行 CT 动态增强或 MRI 动态增强扫描（层厚 5mm），对 CT 或 MRI 图像资料进行三维重建，观察肿瘤数目、大小、形态、位置及与肝内大血管的关系，为选定穿刺点、设计进针路线做充分准备。将图像传送到三维治疗计划系统，制订粒子植入计划，确定肿瘤靶区剂量，粒子数量和粒子空间排列。^{125}I 粒子活度为 0.5 ~ 0.7mCi，肿瘤匹配周边剂量（matched peripheral dose，MPD）为 90 ~ 120Gy，计划靶体积（PTV）为临床靶体积（CTV）外放 1.0cm，同时勾画肿瘤周围危及器官。根据剂量体积直方图（DVH）得出肿瘤和危及器官的实际接受剂量。

4. 术中 CT 引导定位方法：根据病灶不同位置和术前计划，选取适当体位，如俯卧、仰卧、左侧卧、右侧卧等。扫描前用不透 X 线的自制栅格贴于进针大体位置，以 0.5 ~ 1.0cm 层厚扫描，选择进针平面，设计模拟进针路线，将预定进针点在皮肤表面作出标记，同时测量进针深度和角度。常规消毒，铺巾，局麻。

5. 放射性粒子植入过程：在 CT 引导下，采用分步进针法，将 18G 穿刺针分别进至靶点，按照巴黎原则（放射源呈直线排列，相互平行且距离相等），以 0.5 ~ 1.0cm 间隔逐颗将 ^{125}I 粒子植入到瘤体内。即刻 CT 扫描，观察粒子的位置及有无肝包膜下出血等，必要时补充布源，满意后结束手术重新扫描病灶，以备术后验证和复查。

6. 术后卧床休息 6 ~ 8 小时，给予禁食、补液、止血、镇痛、吸氧、心电监护等处理，密切观察患者生命体征变化，及时处理迟发不适症状。

（三）CT 引导放射性粒子植入操作过程应重点注意

1. TPS 定位系统的应用 此项不可缺少，因为术前必须确立预计粒子用量（放射性总活度）、粒子数、最佳分布、可行性分布，制订科学的治疗计划是治疗的前提和基础。

2. 定位、定角度、分步进针、直达靶点 选取适当体位，根据病灶的位置，兼顾最近距离、最佳层面、无重要器官（如肝动静脉、膈肌、肋间血管等），取仰卧、侧卧或俯卧位；局麻时，要注意充分麻醉腹膜，以免引起剧疼，影响操作。

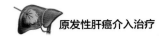

3. 角度调整　组织间植入 ^{125}I 放射性粒子，不同于活检穿刺，要求所释放粒子具有一定的空间分布，因此，释放针的角度调整非常必要。我们的体会是第一角度释放完毕后，只要退针至病灶边缘，即可稍变换角度重新穿进病灶，肝组织具有一定弹性，并不会因变换角度而明显增加"划破"肝组织的危险。最好采用模板法，尽量满足"巴黎原则"的要求。

五、术后处理

根据放射性粒子植入术中患者有无并发症情况，给予患者术后卧床休息、限制活动 3~12 小时，给予不同程度禁饮食，给予补液、止血、镇痛、吸氧、心电监护等处理。密切观察患者生命体征变化，及时处理迟发不适症状，术后需住院 3~5 天。另外，放射性粒子植入术后患者需穿戴防护服，以尽可能减少对其他相关人员辐射伤害，时间约 2~3 个半衰期。

六、疗效评估

放射性粒子植入治疗 HCC 后，疗效评定应包括三方面：①对比术前、术后临床症状的改善程度及患者功能状态评分，监测患者生活质量；②通过 CT、MRI、超声或 PET/CT 等检查监测肿瘤影像学变化情况，观察近期疗效；③随访生存率，评价远期疗效。

近期疗效评价按 WHO 相关肿瘤评定标准：肿瘤消失维持 1 个月为完全缓解（complete response，CR），体积缩小 50% 以上维持 1 个月为部分缓解（partial response，PR），缩小不足 50% 为无变化或稳定（no change，NC or stable disease，SD），肿瘤体积增大 > 25%或有新病灶出现为进展（progressive disease，PD），有效为 CR+PR。远期疗效评价通过肿瘤进展时间（time to progression，TTP）、治疗失败时间（time to failure，TTF）、中位进展时间（median time to progression，MTP）、无复发生存期（disease free survival，DFS）体现。

近年来国内多位作者报告术中植入放射性粒子能有效降低局部复发率并显著提高生存率。罗开元等对 84 例 HCC 患者随机分组，分别给予术后化疗和术中 ^{125}I 粒子组织间放射治疗，研究结果显示：前组 3 年局部复发率为 59.5%，3 年生存率为 47.6%，13 例姑息治疗患者有效率为 46.2%；后组 3 年局部复发率为 11.9%，3 年生存率为 68.7%，20 例姑息治疗有效率为 70.0%，明显优于前组的疗效。

临床上将 TACE 与 ^{125}I 粒子联合应用治疗 HCC 取得了较好疗效。宋进华等报道了TACE 联合 ^{125}I 粒子植入治疗 HCC 的研究结果：TACE 联合 ^{125}I 粒子植入治疗 HCC 28 例，治疗后 4 个月有效率和 1 年生存率分别为 75% 和 72%，均明显高于单纯 TACE 治疗组（32例）的 37.5% 和 43.3%。吕进等的研究中，48 例不可切除型 HCC 患者经 TACE 治疗 1~2次后于第 2 周接受了放射性 ^{125}I 粒子植入治疗，有效率 70.8%，并发症反应轻微，1、2、3年生存率分别为 75%、45.8%、27.1%，中位生存期 15.5 个月。因此，对于不可切除型HCC，TACE 联合放射性 ^{125}I 粒子植入治疗可作为一种有效的"双介入"治疗手段。

Ricke 于 2004 年 5 月报告，21 例中晚期 HCC 行 CT 引导下粒子植入治疗，平均肿瘤周边最小剂量 17Gy，术后 6 个月和 12 个月的局部控制率分别为 87% 和 70%。郭兮华等选择 51 例已确诊为中晚期的 HCC 患者，随机分成 TACE+^{103}Pd 粒子植入组和 TACE 组，结果前组 AFP 下降率为 88.5%，肿瘤缩小率为 84.6%，1 年生存期 65.4%；后组分别为56.0%、48.0%、32.0%，两者相比有统计学差异。张福君等报道，^{125}I 粒子植入治疗 45 例HCC，17 例获得完全缓解、20 例部分缓解、7 例无变化、1 例进展，有效率达 82.2%，罗

开元等报道的 ^{125}I 粒子植入治疗 HCC 有效率达 76%，相应的 1、2、3 年生存率分别为 91.7%、86.7%、75.0%。朱斌等报道 ^{125}I 粒子植入治疗晚期 HCC10 例，有效率达 60%，最长生存期达 20 个月。由此可见：放射性粒子植入对肝癌的局部控制较好，对提高中晚期 HCC 患者的生活质量和延长生存期等有积极意义。

HCC 极易侵犯门静脉，即使在早期肝内病灶不明显时，亦可累及门静脉，形成门静脉癌栓（PVTT）。约 44% 的 HCC 尸检者及 31%～34% 的肝癌首诊者存在 PVTT。PVTT 是肝内转移以及治疗后复发的主要原因，是影响患者预后的重要因素之一，PVTT 者如未接受积极有效的治疗，预后极差，病死率极高，中位生存期只有 2.7～4.0 个月，远低于未出现癌栓者。对于 PVTT，传统外科手术、外放疗以及全身化疗等疗效均欠佳，目前尚无可靠且理想的治疗方法。近几年，门静脉粒子支架植入联合 TACE 治疗成功地应用于治疗 HCC 伴 PVTT，被证明是安全可行的，并可获得较长生存期。Yang 等一项随机对照研究显示，^{125}I 粒子植入联合 TACE 治疗 PVTT 的有效率达 88.5%，中位生存时间达 210.0±17.5d，第 3、6、12 个月的累积生存率分别为 97.6%、58.9% 和 12.3%，比单纯 TACE 组效果显著。

七、并发症处理原则和预防

放射性粒子植入治疗 HCC 相对安全、微创。严格遵守治疗规范和原则，很少会出现严重并发症，可能发生的并发症包括 HCC 粒子植入术早期并发症和晚期并发症两方面。

1. HCC 粒子植入术的早期并发症

（1）出血：部分患者在术中、术后可发现局部少量出血，无需特殊处理，可进一步观察。若出血量大，应用药物止血、输血等对症处理。大出血难以控制时，可急诊行出血动脉栓塞术或外科手术干预。

（2）疼痛：对于术中疼痛，在局麻下大部分患者均可耐受至治疗结束，个别患者可于术中应用吗啡 10mg 肌注止痛；术后疼痛给予对症处理后多可缓解。

（3）恶心呕吐：术中及术后可出现恶心呕吐，给予对症治疗后多缓解。

（4）术后发热：肿瘤坏死物质入血所致吸收热，经对症处理后可恢复正常；若为感染性发热，应及时给予抗感染治疗。

（5）粒子移位：部分患者因人体活动和器官的运动，引起粒子迁移，注意观察粒子的走向，若不影响重要器官功能，一般不需作特殊处理，可继续观察。在剖腹植入粒子时如粒子位置不当、移位或脱落可造成胃肠吻合口漏和肠穿孔，严重时需外科手术干预。

2. HCC 粒子植入术的晚期并发症

（1）WBC 计数下降：约 12% 的患者术后数天或数周内 WBC 计数可下降至 $3×10^9$/L 左右，口服升白细胞药物后可回升至正常范围。

（2）放射性肝损伤：^{125}I 放射性粒子射程短，能量低，对正常肝组织的损伤轻微，极少发生放射性肝损伤。

（3）穿刺针道种植转移：放射性粒子植入术后数周后复查 CT 动态增强或 MRI 动态增强检查，图像上出现沿原穿刺针走行区或皮下出现异常强化灶。因此穿刺路径尽可能选择多经正常肝组织穿刺，另外拔针时可以在穿刺路径内注入少量化疗药物，如：氟尿嘧啶等。

（4）腹腔种植转移：位于肝脏边缘区病灶放射性粒子植入术后数周复查腹部 CT 或 MRI 检查，图像上出现病变侧邻近区域腹腔网膜出现结节状转移灶。因此穿刺路径尽可能

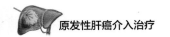

选择多经正常肝组织穿刺，另外拔针时可以在穿刺路径内注入少量化疗药物。

（5）放射性肺炎：邻近肝顶部膈肌下病灶放射性粒子植入数周或数月后出现相邻肺野斑片状实变影伴磨玻璃影、索条状阴影。因此粒子植入过程中尽可能使粒子与膈肌距离大于1cm。

八、结语

目前，TACE 仍是公认的不能手术切除的 HCC 的首选介入方法，然而，实践证明，仍有相当一部分病例疗效不佳。近年来，不断涌现出许多新的治疗方法，如 MWA、RFA、冷冻消融、放射性粒子内放射治疗等，丰富了肝内肿瘤的治疗方法，提高了有效控制率，延长了患者带瘤生存期。但是，每种方法都有各自的优势和局限性。所以，综合应用各种治疗方法，是肝脏肿瘤治疗的必然趋势。^{125}I 放射性粒子植入治疗 HCC 作为 TACE、消融、手术及化疗等手段的辅助治疗，具有创伤小、操作简单、并发症少、可重复进行及具有适形放疗的优点，在控制肿瘤局部复发中起到了很好的疗效，它在 HCC 治疗中的应用越来越受到临床的重视。随着核素粒子研究的深入与发展，CT、超声等影像定位技术的进步及 HCC 科学规范治疗体系的建立，^{125}I 放射性粒子植入术在 HCC 的治疗中的作用会更加引人注目。

典型病例三十三

例 2-2-9（图 2-2-9）

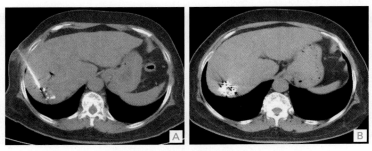

图 2-2-9　影像学资料 A、B

【病史】

患者，女，76 岁，既往乙肝病史 40 余年，发现 HCC 1 年余。

【诊疗经过及随访】

患者长期服用抗病毒药物控制乙肝病毒，1 年前发现 HCC 后连续 4 次行 TACE 治疗，因多次栓塞术后肝内病变供血动脉纤细，无法继续栓塞治疗，遂给予局部残存病灶经皮穿刺放射性粒子植入治疗。

【附图说明】

A. 粒子植入术中；

B. 粒子植入术后 2 个月。

【点评】

该患者为 HCC 多次 TACE 术后，复查 CT 扫描仍可见局部栓塞剂充填欠佳，且患者连续数月复查 AFP 呈缓慢持续升高。因患者年龄大、体质弱，患者及家属放弃外科切除治疗。

又因病变位于肝脏边缘近膈顶区，消融风险大，遂给予经皮穿刺 CT 引导放射性粒子植入治疗，从适应证上讲完全符合治疗规范。治疗后复查 CT 示粒子布局合理，无出血等并发症。

典型病例三十四

例 2-2-10（图 2-2-10）

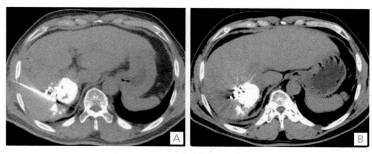

图 2-2-10　影像学资料 A、B

【病史】

患者，男，61 岁，既往乙肝病史 15 余年，发现 HCC3 年余。

【诊疗经过及随访】

患者长期服用抗病毒药物控制乙肝病毒，3 前发现 HCC 后连续 6 次行 TACE 治疗，因多次栓塞术后肝内病变供血动脉纤细，无法继续栓塞治疗，遂给予局部残存病灶经皮穿刺放射性粒子植入治疗。

【附图说明】

A. 粒子植入术中；

B. 粒子植入术后 4 个月。

【点评】

患者 HCC 多次 TACE 术后，复查 CT 扫描仍可见局部栓塞剂充填欠佳，行经皮穿刺放射性粒子植入，治疗后 4 个月复查，可见肝内病变范围较粒子植入时缩小、局限。由此可见放射性粒子植入可以作为 TACE 治疗的辅助治疗手段，能够有效控制肿瘤生长或复发。

典型病例三十五

例 2-2-11（图 2-2-11）

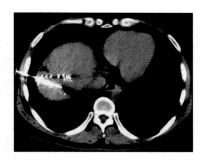

图 2-2-11　影像学资料

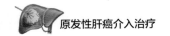

【病史】

患者，男，44岁，既往乙肝病史10余年，发现HCC半年余。

【诊疗经过及随访】

患者长期服用抗病毒药物控制乙肝病毒，半年前发现HCC，之后行外科手术切除，3月前复查发现手术切口周围肿瘤复发，之后2次行TACE治疗。TACE治疗后因复查发现碘油沉积欠佳，遂给予局部残存病灶经皮穿刺放射性粒子植入治疗。

【附图说明】

粒子植入术中。

【点评】

患者HCC外科手术后出现切缘区域肿瘤复发，多次TACE后复查CT扫描示碘油沉积不理想，该情况亦可行经皮穿刺放射性粒子植入治疗，治疗时注意粒子布局及剂量合理分布。

典型病例三十六

例2-2-12（图2-2-12）

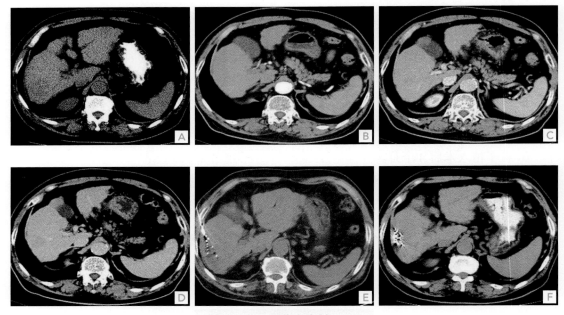

图2-2-12　影像学资料A～F

【病史】

患者，男，79岁，既往乙肝病史40余年，发现HCC 2年余。

【诊疗经过及随访】

患者未服用抗病毒药物控制乙肝病毒，2年前病理证实HCC，行TACE治疗，因病变血供不丰富，复查发现碘油沉积不理想，遂给予1次冷冻消融治疗，之后复查发现肝内复发病灶，增强CT示病变乏血供，遂给予经皮穿刺放射性粒子植入治疗。

【附图说明】

A. 术前 CT 平扫；

B～D. 术前 CT 增强，病变呈乏血供；

E. 粒子植入术中；

F. 粒子植入术后 6 个月，放射性粒子明显聚集。

【点评】

患者确诊 HCC，拒绝外科手术治疗，曾行 TACE 和消融治疗，肿瘤复发后考虑病变位于肝脏边缘，再次消融治疗风险大，遂给予经皮穿刺放射性粒子植入治疗，术后 6 个月复查 CT 示肝内病变控制良好。

典型病例三十七

例 2-2-13（图 2-2-13）

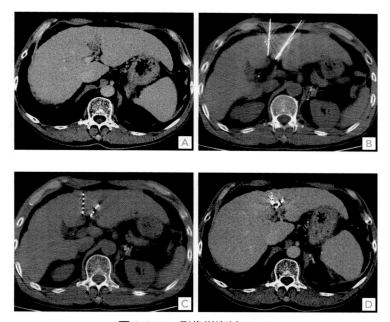

图 2-2-13　影像学资料 A～D

【病史】

患者，男，61 岁，既往乙肝病史 30 余年，发现 HCC 2 年余，发现 PVTT 半年余。

【诊疗经过及随访】

患者长期服用抗病毒药物控制乙肝病毒，2 年前发现 HCC，之后 5 次行 TACE 治疗。半年前复查发现 PVTT，TACE 治疗后 PVTT 碘油沉积欠佳，遂给予经皮穿刺 PVTT 放射性粒子植入治疗。

【附图说明】

A. 术前增强 CT 示 PVTT；

B. 粒子植入术中；

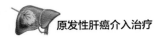

C. 放射性粒子植入过程；

D. 粒子植入后 2.5 个月复查。

【点评】

HCC 合并 PVTT 一直以来都是治疗难点，本例患者采用经皮穿刺放射性粒子植入治疗 PVTT 亦取得了一定疗效。当然，要作为常规 PVTT 治疗手段，仍需要多中心研究和大样本数据支持。

（刘士锋　胡效坤）

第六节　经皮穿刺光动力治疗术

光动力治疗（photo dynamic therapy，PDT）肝癌是一项微创靶向治疗技术，其原理为利用光照激发进入体内被肿瘤组织选择性摄取的光敏剂，产生单态氧等细胞毒性因子，从而破坏肿瘤细胞。PDT 对癌组织有高度选择性和强大杀伤力，对正常机体无毒副反应。美国 FDA 于 1997 年正式将 PDT 列入肿瘤治疗的 5 类基本方法（即手术、放疗、化疗、PDT、生化免疫）。这种新的治疗方法符合肿瘤治疗的根本原则，即最大限度地杀死肿瘤组织，并对正常组织的损伤降至最低。但由于 PDT 需要激发光源，而直到近几年才有小型实用的大功率半导体激光机推出，所以长时间以来，PDT 的应用并不普遍。目前，在欧、美、日等发达国家，越来越多的医院开始将 PDT 作为常规的肿瘤治疗手段，应用日益广泛。肝脏是对光敏剂吸收能力最强的器官，理论上来讲 PDT 对肝癌具有很好的局部治疗效果。20 世纪 90 年代，国内外部分学者曾就 PDT 治疗肝癌进行了一系列的临床与基础研究，取得了一定成果，但受许多条件限制，PDT 治疗肝癌一直未能在临床上广泛开展。近年来，随着新型光敏剂的研发与半导体激光机的改良，PDT 治疗中晚期肝癌又重新得到发展，大量基础与临床研究初步肯定了 PDT 对中晚期肝癌的治疗作用。

一、原理

（一）光敏剂和 PDT 的基本原理

PDT 基于一种冷光化学反应，作用效果与所用光敏剂类型、照射条件、组织氧代谢状态、细胞类型有关。光敏剂是影响 PDT 作用效果的重要因素，光敏剂在细胞内的结合位点决定了 PDT 的最初损伤部位。PDT 具体作用原理是利用光敏剂接受特定波长的光能后通过光化学反应将光能转化为分子内能，在有氧条件下，产生多种活性氧物质（氧自由基、羟自由基、过氧化氢等）从而对肿瘤的蛋白质、核酸和脂类大分子产生破坏作用，使细胞的结构和功能受到严重影响，促进细胞凋亡。

（二）PDT 对恶性肿瘤的作用机制

研究发现，目前公认的 PDT 治疗恶性肿瘤有 3 种主要的作用机制。

1. PDT 的直接细胞杀伤机制

（1）PDT 调控肿瘤细胞凋亡：PDT 的直接杀伤机制主要是通过 caspases 家族的活化和 Bcl-2 等抗凋亡蛋白的下调，诱导细胞凋亡活动。虽然光敏剂可以在不同细胞器组织中任何位置累积，但主要还是在线粒体和内质网上。光敏剂在线粒体的大量累积，可以快速诱导细胞的凋亡。Ferri 等认为 PDT 后，最开始引起的变化是细胞色素 C 从线粒体中释放出来，然后引起 caspases 家族的活化，从而引起细胞的凋亡。近来，PDT 后 Bcl-2 家族的功能与线粒体的关系成为研究热点。Bcl-2 家族有诱导凋亡和抗凋亡两种分子结构，Castelli 等和 Moor 研究发现，在人体和实验室中，PDT 引起 Bcl-2 家族抗凋亡活性的下调，这种下调有可能是与由与光动力所产生的活性氧物质引起 Bcl-2 家族构象的变化或者氧化损伤有关。

（2）通过泛素 - 蛋白酶体途径调控肿瘤细胞：在真核细胞中，严格控制细胞内蛋白质降解的泛素 - 蛋白酶体，由泛素共轭系统和蛋白酶体组成。泛素 - 蛋白酶体途径（ubiquitin-proteasome pathway，UPP）对信号分子降解起着关键的作用，促进细胞周期和细胞黏附、增殖，诱导抗凋亡。近来发现，UPP 对许多短命功能蛋白质的降解和由于氧化损伤引起的反应蛋白降解起着关键的作用。Ling 的研究发现，蛋白酶体抑制剂 Bortezomib 在低浓度可诱导 G2-M 细胞周期停滞和细胞凋亡。Ranchod 等认为拖延蛋白酶体活性的抑制可能触发凋亡途径。可以设想 PDT 联合蛋白酶体抑制剂有可能引起蛋白酶体活性得到较长时间的抑制，UPP 通路功能障碍可能促进细胞死亡，Dikshit 等提到用阿司匹林通过抑制蛋白酶体的功能可达到这种目的。Luciani 等发现，在某些细胞系中，由阿司匹林介导的细胞凋亡还有赖于细胞周期的停滞，可能是因为大量蛋白质的堆积，如 p27 蛋白或 p21 蛋白。Chiaviello 等发现，在光敏剂结合 PDT 疗法中，活性氧的形成有效地抑制了蛋白酶体的活性，同时也是短暂、可逆的，而且二次 PDT 蛋白酶体活性再次出现非不可逆的抑制，细胞增殖形成率与一次 PDT 相似。

2. 脉管损伤机制　肿瘤细胞的存活依赖于由血管提供的营养物质，血管的形成和维持依靠肿瘤或者宿主细胞产生的生长因子。因此，靶向作用肿瘤血管成为一种有效治疗恶性肿瘤有前景的方法。PDT 可直接作用于肿瘤血管，通过光照和活性氧的形成，使肿瘤血管关闭继而剥夺了肿瘤的营养供给。

3. 免疫应答机制　许多实验已经证明，PDT 可通过诱导免疫和非免疫细胞变化来引起免疫反应，20 世纪 80 至 90 年代就有研究发现，经过 PDT 治疗后，肿瘤组织内淋巴细胞，白细胞和巨核细胞大量聚集。Jalili 等发现树突状细胞在吞噬坏死细胞的同时产生白细胞介素 -12，通过 T 细胞而引起免疫应答。PDT 还能诱导免疫分子的光作用，光作用可引起血管内皮细胞的收缩，基底膜暴露，血小板聚集，同时释放大量炎性介质、补体成分、急性期蛋白及其他免疫调节剂。

二、病例选择

1. 适应证　一般来说，肝癌的 PDT 适用于：肝功能处于代偿期内，非弥漫性的大、小肝癌；经其他方法治疗无效或复发者；肿瘤位于大血管区不能手术治疗者；伴有慢性心、肺、肾疾病但处于代偿期者；无严重伴发疾病的高龄患者等。

2. 禁忌证

（1）相对禁忌证：对于谷丙转氨酶（ALT）100～150U/L、皮肤轻度黄染、少量腹水者、门静脉分支癌栓、肝内小胆管癌栓、早期远处转移者可视为相对禁忌证。

（2）绝对禁忌证：对于皮肤重度黄染、ALT>150U/L、白蛋白低于 30g/L、中等量以上不能纠正的腹水、消化道出血者；门静脉主干、下腔静脉、胆总管癌栓浸润者；远处转移并有伴发症状者；伴有全身急性感染，凝血机制障碍或其他系统严重疾病者，应视作绝

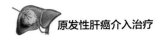
对禁忌证。

三、器械要求和术前准备

（一）器械要求

1. 光敏剂的特性和要求

（1）光敏剂的一般要求：从一般药物的角度来看，光敏剂应该在商业上可供；有严格的生产、合成标准，符合要求；合成应该高效、可靠，可以批量生产；运输、储藏稳定，易于保管和方便使用；毒性轻微，治疗时导致的相关痛苦小。

（2）理想光敏剂的特殊要求：临床适用的理想光敏剂应在靶组织中选择性富集，从周围正常组织中及时清除，使治疗具有选择性；光毒性强，保证有足够的杀伤效力，同时暗毒性轻微，对重要脏器功能影响小；具有良好的荧光特性，可以指引实施精确治疗，评估残留病灶情况；对组织氧浓度要求低，在乏氧情况下仍具有强效的杀伤作用；在组织、血管中的滞留时间应与治疗要求相匹配，快速清除的光敏剂可以在1天内完成给药和光照，而清除较慢的光敏剂则可以在1次给药后进行多次光照治疗；不在特定组织和皮肤中长时间滞留，长时间滞留会直接导致避光时间延长，而过长的避光时间无疑会干扰患者的日常生活；治疗过程可靠且痛苦小。

（3）光敏剂与传统化疗药物的区别：光敏剂与一般化疗药物有很大不同，主要体现在以下几个方面：光敏剂进入人体以后，如果不被光激发，就不会引发光动力效应，不产生细胞毒性，而一般化疗药物则无须专用设备激活；在PDT治疗中，光照区域的肿瘤组织，由于光敏剂浓度高、光剂量足，会产生强烈细胞毒性，受到严重破坏，但这种细胞毒性不会向体内逸散，而一般化疗药物进入人体后的细胞毒性对造血和免疫系统有明显抑制；光敏剂在细胞膜系统富集，杀伤过程不会破坏DNA，不具有致癌性。

2. 光敏剂的发展

（1）第1代光敏剂：血卟啉衍生物（HpD）是现代光敏剂之父，开启了PDT抗癌的新纪元，正是这种光敏剂的广泛应用将PDT推广到全球各地。在过去30年间，有多种HpD商业产品可供临床使用，成千上万例患者接受了PDT治疗。HpD是一种混合物光敏剂，含单体、双体和寡聚体，这些成分都分别具有相应的光敏效应。不同厂家生产的HpD，由于制剂工艺的不同，上述有效成分含量有所不同，但临床疗效相近。目前文献报告最多的Photofrin，被认为是纯化更好，有效成分含量更高的一种。考虑到穿透深度，临床常用630nm波长光源实施治疗，但该波长激发单态氧产率较低，杀伤作用较弱，而在波长较短的408nm和510nm光源激活下更具活性。HpD给药后迅速在循环系统中分布，所以给药后即刻光照具有良好的血管封闭作用。给药后24~48小时，药物在肿瘤组织中相对富集，此时光照治疗则更具选择性。

（2）第2代光敏剂：虽然第1代光敏剂在临床上取得了肯定的疗效，但仍有很多不足之处，如成分复杂、组分不定、皮肤光毒性大等缺点。依据目前的标准，第1代光敏剂由于上述缺点的存在很难再得到药品监管部门批准。第二代光敏剂克服了第一代光敏剂的某些缺点，更加符合理想光敏剂的特点：①组分单一，结构明确。②方便给药，给药到治疗的时间间隔短。③排泄快，毒副作用小，避光时间短。④有足够的杀伤效率。⑤在肿瘤组织选择性富集。⑥激发波长与治疗的疾病相匹配。⑦多种光敏剂适应临床不同用途。第2

代光敏剂主要有以下几种：①血卟啉单甲醚（HMME），是我国独立创新研制的第 2 代国产新型光敏剂，结构明确，杀伤效应较强，避光时间明显较短，为 PDT 治疗提供了新的选择。动物研究显示，静脉注射后的药时过程为线性一级动力学过程。第一分布相和第二分布相显示该药静脉注射后在家兔体内迅速由中央室向周边室分布，消除相显示该药消除也较迅速，不易蓄积，1 周后无明显皮肤光毒性。②焦脱镁叶绿酸 α 甲酯己醚（HPPH）是二氢卟吩家族最有前景的光敏剂之一。这种亲脂性药物在体内不能被代谢，血浆清除率较慢，在 665nm 和 408nm 波长激发下具有较强光敏活性。③替莫泊芬（temoporfin）已经在国外上市，在 652nm 波长激发下具有超高的单态氧产率，是光动力效应最强的光敏剂之一。替莫泊芬给药 4 天后肿瘤组织和正常组织浓度差最佳，是治疗最佳时机。替莫泊芬的常规用药剂量为 0.1～0.2mg/kg，光剂量仅需 20J/cm^2，一般数分钟就可以完成治疗，但与治疗相关的疼痛可能会非常严重。④他拉泊芬（talaporfin）是一种二氢卟吩类光敏剂，国外有多个厂家生产上市，它们在组成和结构上有些许差别，适应证也不尽相同，但总体来讲，它们均有很高的单态氧产率，PDT 效应很强。664nm 波长可以有效激活他拉泊芬，给药后 4～6 小时是最佳照光时机，12 个小时后无光动力效应。他拉泊芬亲水性强，与血浆结合紧密，是一种作用于血管的光敏剂。由于通过胆汁排泄，肝病患者用药应谨慎。未发现他拉泊芬具有组织选择性。⑤酞菁（phthalocyanines）类光敏剂属于染料家族，是一类很有潜力的光敏剂。其基本机构是以卟啉环为骨架，中心氢被一个锌、硅或铝原子取代以增加单态氧产率。它们在 670nm 波长附近有很强的吸收，具有荧光活性，临床应用 100J/cm^2 的光剂量可有效激活。酞菁类光敏剂具有很强的疏水性，需要应用脂质体包裹制剂。其给药后在线粒体中富集，激活后引发细胞凋亡。一般在给药后 1 小时即可照光进行治疗。由于剂型方面的原因，一般在体内 24 个小时内即可清除，所以光毒性轻微。⑥红紫素（SNET2）是一种人工合成的叶绿素降解产物，其中心原子结构可以使吸收峰移至 660nm。作为水溶性光敏剂，常用鸡蛋蛋白作为制剂载体，鸡蛋过敏是临床用药禁忌证。红紫素给药后在细胞膜中富集，有效治疗剂量为 1.2mg/kg，24 个小时后照光实施治疗。与治疗相关的疼痛常见，皮肤光毒性可以持续至给药后 14 天；⑦苯并卟啉单酸环 A（BpD-MA）是一种用脂质体包裹的疏水性光敏剂。BpD-MA 在 690nm 波长下光照激活，这使其具有更深的穿透深度。药物在体内代谢清除很快，皮肤光毒性仅持续几个小时。BpD-MA 主要作用于血管，对于血管丰富的病灶疗效突出。近年来，人们开始尝试应用其治疗血管生成丰富的骨肉瘤和脑胶质瘤，由于这些肿瘤常规治疗疗效差，人们对 BpD-MA 的临床研究给予期待。

（3）第 3 代光敏剂：在第 2 代光敏剂的基础上交联上某些特殊的化学物质，进一步提高了肿瘤组织的选择性，这些化学物质简单的如多聚体（polymers）和脂质体（liposomes），复杂的如肿瘤组织表达的抗原或受体的相应抗体和配体等。

可以选择性在肿瘤组织中富集是现有光敏剂的重要特征，但这种选择性较弱，远不能满足临床需求。有人提出，未来光敏剂的研制要跳出传统概念，更新设计理念。例如，光敏剂可以与造影剂和 / 或生物靶向分子结合，共同完成诊断、治疗；光敏剂可以与光源结合在一起，设计成一个治疗小单元，很弱的光源即可激活光动力反应；使光动力反应发生在细胞局部，真正实现细胞靶向治疗，这就完全颠覆了需要体外独立提供光源的传统治疗概念。这种设计理念实现，需要特定的载体将光敏剂输送到非常精准的靶细胞区域。纳米

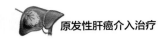

技术在未来光敏剂设计中可能居重要地位：在这种概念中，光敏剂和光源一起构成纳米颗粒，光敏剂可以被纳米颗粒内微弱的荧光光源激活。通过精确设计，纳米颗粒或纳米光源只有在与细胞特定靶点结合后才引发光动力反应。这个精致的设计就如同一个"开关"，应用不同的载体（如抗体），指引光敏剂到达靶区。载体需具有顺磁性，这样可以通过MR对肿瘤病灶和光敏剂／载体进行定位，通过热或荧光激活光动力反应完成杀伤。

（二）术前准备

通常，给药前先行皮肤划痕试验，阴性者按照药物的不同以 5～10mg/kg 给药。给药后 48～72 小时内进行 PDT。其间，患者应避免阳光直接照射和强热辐射。目前，肝癌临床常用的激光波长多在 630～680nm 内。由于红光对肿瘤组织的穿透力仅数个厘米，所以临床常采用超声、CT 引导的肝脏穿刺术。

为了避免正常肝脏组织在 PDT 过程中所造成的损伤，可以在 PDT 前注射具有选择性保护的试剂，如吲哚菁绿（ICG）。

四、操作技术

光敏剂 HpD（5mg/kg）静脉滴注 48 小时后行经皮肝脏穿刺术，用 18G 肝穿针经皮穿刺将石英光纤引导入肝肿瘤内。以波长 630nm，输出功率为 300～350mW 的激光为光源行照射，每一照射点能量累积约 220J，肿瘤内实行多点照射。多次治疗间隔时间为 1 个月。

研究发现，PDT 合并热疗对肿瘤治疗有协同作用。热疗一般是指用微波产生的热效应杀伤癌细胞，有一定的穿透深度，可用于身体各部位肿瘤的治疗。在动物肝癌的 PDT 治疗继以热疗后，也表现出很强的协同作用。这可能由于 PDT 治疗损伤了肿瘤的微血管，使得血液循环受阻，增加了肿瘤对热疗的敏感性。另外，PDT 使癌细胞 DNA 断裂，高温可抑制 DNA 的修复，可能也是协同效应的一个重要原因。因此，在光动力治疗的基础上适当地辅以热疗，也将成为临床应用的一种理想方案。为了避免正常肝脏组织在光动力治疗过程中所造成的损伤，可以在光动力治疗前注射具有选择性保护的试剂。大鼠肝癌的 PDT 治疗的研究结果显示，ICG 可以有效地被正常肝细胞吸收，却不能被肝癌细胞吸收。治疗前注射了 ICG 的组比之于空白组，虽然两者的肿瘤杀伤效应几乎相同，但前者造成的正常组织坏死区域明显比后者小。而且它的选择性保护作用跟细胞中 ICG 的含量与光能的分布有关。这说明了 ICG 能够在不降低肿瘤细胞杀伤性的同时对正常肝脏细胞提供一个选择性保护的机制，该治疗方法有望实现临床应用。

五、疗效评价

先前，对 PDT 治疗杀伤动物肝癌肿瘤细胞和人体离体肝癌细胞的研究，获得了许多令人满意的结果。如对荷瘤小鼠的研究发现，PDT 治疗 15 天后，小鼠的肿瘤与空白组相比，体积抑瘤率和重量抑瘤率分别为 58.3% 和 61.0%。还发现 PDT 不仅可以使癌细胞的生长分裂受到限制，而且能够通过杀灭肿瘤组织释放某种物质形成抗原，刺激免疫反应，即具有直接杀伤和免疫调节的双重作用。动物活体肝组织光动力损伤与人体离体肝癌的PDT 研究结果表明：动物 PDT 组于光照后 24 个小时出现光照区肝细胞大面积坏死，照光区周边肝细胞未见损伤，两者界限清楚，120 个小时见坏死区周边纤维组织增生。激光照射组于光照后 1h 出现肝细胞肿胀，72 个小时恢复正常，未见肝细胞损伤。人肝癌 PDT 后切除标本光镜观察结果显示：肝肿瘤照射区见肝癌细胞大片坏死，肿瘤周边正常肝细胞未见损伤，但见大量淋巴细胞和巨噬细胞聚集。更有大量研究结果显示一些光敏剂介导的光动力作用还能诱导肝癌细胞发生凋亡，对于这一现象产生的机制仍有待进一步的探讨。临床的研究主要是通过对患者长期的随访跟踪记录获得，有报道 PDT 治疗肝癌的近期显效率达 62%，但疗效常与多种因素相关联。一般来讲，仅做 1 次治疗的疗效较差，这与局部治疗不充分密切相关。而采取多次治疗，使得杀伤区相互交叠，才能获得比较好的治疗效果。

1. 国内临床观察 在大量体外试验的基础上，陈静等首次对 52 例原发性肝癌患者（41 例肝细胞癌，11 例腺癌）进行了 65 例次 PDT 治疗：以 HpD（5mg/kg）为光敏剂，利用 630±5nm 波长的激光为光源，在 HpD 静脉滴注 48 个小时后经皮穿刺将光导纤维导入肿瘤中心处照射 20～25 分钟，在治疗半月后进行 CT 复查，所有患者肿块中心均出现大小不等的液化坏死区，液化坏死区最大直径 3.7cm，CT 值下降 7～49Hu，经组织学检查治疗区示细胞膜严重受损，并可见大量坏死组织；经 PDT 治疗后的患者生存期超过半年者达 92.3%，所有随访病例均未发现肿块增大及发生其他部位转移。曾超英等进行了 PDT 治疗肝癌的临床研究，并对 PDT 治疗肝癌的远期疗效、影响因素及治疗安全性作了探讨：以 HpD 为光敏剂，采用 630nm 波长的连续波治疗光为光源，在给药 48h 后经皮穿刺将光导纤维导入肿瘤内，在肿瘤组织内布点照射，每点照射 12min，共对 70 例肝癌患者（肝细胞癌 63 例，腺癌 4 例，胆管细胞癌 2 例，肝母细胞瘤 1 例）行 170 次治疗，其中 1 次治疗组 1 年生存率 10%，无生存 2 年者；2 次治疗组 1 年生存率 50%，2 年以上生存率 8%；3 次以上治疗组 1 年生存率 82%，2 年生存率 50%，3 年生存率 32%，其中 3 例存活 >5 年；全组只有 18% 的患者出现治疗后短期内一过性 ALT、AST 轻度升高和总胆红素轻度升高；随访患者 1～5 年，未见肝功能远期受损；患者接受治疗后未见严重并发症。他们认为 PDT 治疗肝癌远期疗效确切，是治疗大肝癌的较好方法，但同时应注意 PDT 适应证的选择，掌握恰当的治疗方法，否则也会对正常肝组织造成损伤。吕国荣等也进行了超声引导下以 PDT 治疗肝癌的研究，结果表明：30 例肝癌患者（肝细胞癌 28 例，腺癌 2 例）中有 14 例患者仅行 1 次治疗（其中 5 例失访），肿瘤部分缓解率为 22%；16 例患者接受 2～3 次治疗，肿瘤部分缓解率达 62%；随访病例中已有 8 例存活一年以上；所有病例未见严重并发症；该团队认为这种治疗方法是一种有效而安全的治疗肝癌新方法。另外，商少宏等对 15 例中晚期原发性肝癌患者进行 PDT 治疗，结果发现：患者治疗后的肝癌细胞广泛坏死，瘤体明显缩小，癌周纤维组织增生胶原化；p53、p21、PCNA 均显示阳性表达率降低，与病理组织学改变平行一致；治疗前后比较差异有极显著性意义（P<0.01）；随访的 11 例患者中，有 7 例生存期超过 2 年，最长 1 例存活 5 年；该团队认为 PDT 治疗 HCC 可以提高患者的生存率，有望成为肝癌的一种新的辅助治疗方法。

2. 国外临床观察 国外 Vogl 等报道了 CT 引导下经皮 PDT 治疗结肠直肠癌（9 例患者的 9 处病灶）和黑色素瘤（1 例患者的 1 处病灶）肝转移的初步结果，有 5 例患者经 CT 检查发现疗效确切。Van 等以四间羟苯基菌绿素（mTHPBC）为光敏剂对 24 例无法手术切除的结直肠癌肝转移（31 处）进行 PDT 治疗，结果：1 月后所有接受治疗的肿瘤组织均发生了坏死，其中 8 例出现轻微疼痛，21 例出现一过性亚临床肝毒性，1 例出现胰腺损害，另 1 例出现皮肤损伤，无严重临床并发症。10 例出现一过性静脉炎，过度暴露于

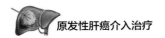

光照下有 3 例出现轻度皮肤损伤。从而认为不能手术切除的结直肠癌肝转移以 mTHPBC 为光敏剂进行 PDT 治疗可以取得安全而有效的结果。

六、并发症处理原则和预防

PDT 中最常见的副作用主要有以下几种。

1. 药物过敏反应 大多数文献报道在注射 HpD 中出现过敏性休克反应，也出现过缓慢出现的胸闷、心悸不适等表现。因此，必须在用药前严格药物皮肤过敏试验，阴性反应方可用药，如在用药后一旦出现以上症状反应，经及时对症处理会很快缓解。反应极严重者，应终止用药并按休克处理。

2. 热反应 有 3% 的患者直接静脉注射 HpD，在用药当天可出现低热，常在 38℃ 左右。采取缓慢静滴时可减轻发热反应。发热 38℃ 以上可用少量退热药控制；发热轻者不必用药降温常可自然退热。

3. 皮肤光毒反应出现 此现象主要是在注射 HpD 后避光不当所致。在用药后一周内由于白炽光或阳光直接照射、接触温水时均可出现皮肤痒感、红斑、水肿，严重者可起水泡，溃破后形成糜烂或溃疡。如光毒反应强者口服氯雷他定、苯海拉明、氯苯那敏及皮质激素类药物可减轻，一般轻者可自愈，个别光毒反应严重的要积极对症处理。

4. 皮肤色素沉着 经注射 HpD 的患者，虽然没被阳光直接照射，仍约有半数出现皮肤黑色素沉着，约 2～3 个月后自然消退，一般无不适症状。

5. 血清谷氨酸丙酮酸转氨酶（SGPT）升高 应用 HpD 的患者约有 2% 出现 SGPT 升高，适当保肝治疗后可逐渐下降，其原因是 HpD 通过肝脏代射，可能对肝细胞有干扰作用，因而手术前 SGPT 偏高患者须慎用。

总的来看，PDT 的毒性作用少，最常见的为皮肤轻度色素沉着，少数患者在用药后有低热，SGPT 升高，或因不严格避光而引起皮肤外露部位出现光毒反应，一般经及时处理后都能很快恢复正常。

七、结语

与传统的放疗化疗相比，PDT 治疗肝癌具有杀伤范围广泛，对肝功能影响甚小，安全有效，操作简便，适应证宽，生存质量好等优点，是一种极具临床推广的新式疗法。

1. 选择合适的参量 作为临床控制参数，深入定量研究并结合光化学反应初步制定一套行之有效的治疗方案。

2. 联合用药，协同治疗 最近，彭迁组提出了关于联合应用氨基酮戊酸（ALA）与 Photofrin 进行 PDT 治疗的观点并进行了一系列实验，取得了极佳效果。联合使用 Photofrin 与 ALA，可使肿瘤组织的血管系统及细胞分别被 Photofrin 与 ALA 来源的 PPIX 定位，激光照射后产生联合效应从两条途径共同摧毁肿瘤组织。而且联合用药较单独 Photofrin 用药剂量降低，某种程度上可消除 Photofrin 所致的皮肤光毒副作用，因此具有极大的临床意义。另外，将多种手段相结合如超声介导、PDT 合并热疗等有机结合起来有利于增强光动力的疗效。可以预见，多种手段相结合将会是 PDT 发展的一个必然趋势。

3. 对 PDT 的机制做更为深入的研究 从亚细胞和分子水平揭示 PDT 诱导肝癌细胞凋亡和刺激免疫的机制，更大程度上发挥光动力抑制癌细胞生长和刺激免疫调节的双重作用，以期改善其中长期疗效。

尽管 PDT 治疗中晚期肝癌的技术远未成熟，但与传统的放化疗相比，PDT 治疗肝癌是一种极具临床推广的新式疗法。PDT 对复发和残留病灶的治疗还有广阔的研究空间，不断研发更加适合临床需求的新型光敏剂可以有力推动 PDT 的发展，同时对已有光敏剂的深化研究，也是今后研究的应有之义。相信随着研究的深入开展和技术的不断进步，PDT 必将发挥更大的作用，为肝癌患者带来福音。

（周　军　张　凯）

参考文献

1. Chang YJ, Liang HH, Chen MS, et al. Hepatocellular carcinoma treated with radiofrequency ablation with or without ethanol injection: A Prospective Randomized Trial. Radiology,2007,244:599-607.
2. 经皮肝脏肿瘤射频消融治疗操作规范专家共识——介入学组 . 中华医学会放射学分会介入学组 .
3. 郑云峰，陈克敏，王忠敏，等 . CT 引导下经皮射频消融治疗较大原发性肝癌的临床应用 . 介入放射学杂志 ,2009,18（5）:353-356.
4. Shibata T, Niinobu T, Ogata N, Takami M. Microwave coagulation therapy for multiple hepatic metastases from colorectal carcinoma. Cancer,2000,89（2）:276–284.
5. 梁萍，董宝玮 主编 . 超声引导微波凝固治疗肝癌 . 北京：人民军医出版社 , 2003.
6. Carmeliet P, Jain RK. Angiogenesis in cancer and other diseases. Nature,2000,407（6801）:249-257.
7. Chang S, Kim SH, Lim HK, et al.　Needle tract implantation after percutaneous interventional procedures in hepatocellular carcinomas:lessons learned from a 10-year experience.　Korean J Radiol,2008,9（3）:268-274.
8. 杨秉辉，丛文铭，周晓军，等 . 原发性肝癌规范化诊治专家共识 . 临床肿瘤学杂志 ,2009, 14（3）:259-269.
9. 中华人民共和国卫生部（卫办医政发 [2011]121 号）. 原发性肝癌诊疗规范 . 临床肿瘤学杂志 ,2011,16（10）:929-946.
10. 国家卫生计生委办公厅（原发性肝癌诊疗规范 [2017 年版]）.

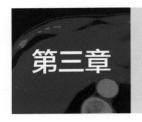

第三章　原发性肝癌介入联合治疗

经导管肝动脉化疗栓塞（transcatheter arterial chemoembolization，TACE）已经被公认为中晚期原发性肝细胞癌（hepatocellular carcinoma，HCC）的首选治疗。TACE 自 1978 年由 Yamada 教授提出以来，得到了非常广泛的应用，并显示出良好疗效。TACE 为中晚期 HCC 的治疗开辟了新的途径，明显提高了患者的生存期。但单一的 TACE 治疗的局限性限制了其在 HCC 治疗中的应用。并且，大多数中晚期 HCC 患者在明确诊断时，难以用单一方法治疗，这时可选择 TACE 与射频消融、微波消融、氩氦刀、^{125}I 粒子植入等治疗技术联合应用。本章回顾了该领域联合治疗的学术文献，参考了国内和国际治疗指南，将此联合技术分享一下，供读者参考。

第一节　TACE 联合射频消融术

TACE 是中晚期 HCC 非手术治疗的首选方法，但单一 TACE 治疗 HCC 尚有局限性：肿瘤的完全坏死率仅为 20% 左右，长期生存率较低；而且，多次 TACE 易对正常肝实质造成损害，致肝硬化程度加重。而射频消融（radiofrequency ablation，RFA）治疗的缺陷为：一方面由于肿瘤本身血供丰富，可以带走射频针产生的热量，降低消融效果；另一方面受三维空间限制易导致大肿瘤的消融不彻底，并且对于多发病灶及病灶靠近包膜及大血管的病例，RFA 效果欠佳而使肿瘤难以完全消融。综上所述，单纯应用 TACE 或 RFA 治疗肝癌均有局限性，需要两者的联合序贯治疗以发挥互补增益作用。

一、病例选择

1. 适应证

（1）不能手术切除和不愿接受切除的 HCC，肝功能 Child-Pugh A 或 B 级。

（2）由于局部治疗有一定的局限，按照现有的技术水平，对 > 5cm 的病灶或肿瘤距肝门部肝总管、左右肝管的距离应至少为 5mm。

（3）无重要脏器功能障碍、凝血功能正常或接近正常的 HCC，ECOG 评分 2 分及以上。

（4）HCC 外科术后、TACE 治疗后复发、有血供不良病灶或出现新病灶。

（5）部分超声及 CT 引导下观察不满意的病灶，可先通过 TACE 沉积碘油做标记，再对病灶行 RFA。

（6）无肝内一级血管、胆管分支侵犯或远处转移的 HCC。

2. 禁忌证

（1）位于肝脏脏面，其中 1/3 以上外裸的肿瘤。

（2）肝功能 Child-Pugh C 级，TNM 分期 IV 期或肿瘤呈浸润状。

（3）肝脏显著萎缩，肿瘤体积大，需消融范围达 1/3 肝脏体积者。

（4）近期有食管（胃底）静脉曲张破裂出血。

（5）弥漫性 HCC，合并门脉主干及一、二级分支或肝静脉癌栓。

（6）主要脏器严重的功能衰竭。

（7）活动性感染如胆系炎症等。

（8）不可纠正的凝血功能障碍及血象严重异常，血液病。

（9）顽固性大量腹水，意识障碍或恶病质。

（10）心脏起搏器植入者。

二、操作技术及注意事项

1. TACE 技术　具体操作技术、栓塞终点的判断及并发症的处理等详见第二篇第一章第一节。

2. RFA 技术　目前，针对病灶为单个直径大于 5cm 或多发直径大于 3cm，数目大于 3 个的患者常先行 TACE 治疗 2～3 次，后续若肿瘤变小或总数变少再行 RFA；对于单发 ≤ 5cm 或多发 ≤ 3cm 且总数 ≤ 3 个的可在 TACE 后 2～4 周内或更短时间内进行 RFA。RFA 的具体操作流程及合并症的处理等详见第二篇第二章第二节。RFA 初始用于肿瘤治疗时适应证非常局限，随着射频电极和射频发生器不断更新换代，其适应证也不断得到修正，但迄今仍未获得公认的金标准。

三、疗效评价

1. 影响疗效的因素　以下为影响疗效因素：肝硬化程度、肝功能状态；肿瘤血供情况；肿瘤包膜是否完整；肿瘤的容积和负荷量；肿瘤的病理分型；门静脉有无癌栓；血清甲胎蛋白（AFP）水平；组织的局部导电性。

2. 疗效的判定　目前国内外还没有统一的疗效评价标准。由于 RFA 的特殊性，其评价标准既不能完全套用外科切除，更不适合 WHO 实体瘤化疗疗效标准。目前常用且最符合 RFA 疗效判定的标准为：①消融灶边缘或内部无病理性增强、AFP 水平基本恢复正常，定义为"肿瘤完全消融"。②边缘或内部存在增强定义为"部分消融"或"肿瘤残留"。③首次复查 CT/MRI 提示完全消融，后续复查显示肝内消融灶体积明显增大并存在边缘或内部病理性强化，或 AFP 水平下降后再次出现升高，则定义为"局部复发"。④在消融灶以外其他其他部位肝组织发现新的肿瘤，定义为"肝内肿瘤新生"。其中②、③可视为"消融失败"；③、④可视为"肿瘤进展"。RFA 的疗效评价标准还有待于进一步规范和统一。术后 1 个月肿瘤完全消融者，未出现肿瘤复发或肝内转移，建议第一年内每 2～3 个月行增强 CT 或 MRI 检查，之后每半年一次。对于期间发现肿瘤坏死不完全或复发患者，可再次实施 TACE 或 RFA。RFA 后局部复发率：目前资料表明肿瘤残留或局部复发率一般在 2.1%～53%。RFA 肿瘤复发一般包括 3 种情况；①肿瘤残留；②肿瘤局部复发（肿瘤"完全坏死"后消融灶再次出现活性肿瘤细胞）；③肿瘤新生。其中肿瘤残留率和局部复发率是评价 RFA 疗效的最重要指标。由于"复发"标准的界定不统一，因而不同学者报道的结果存在较大差异，但有一点很明确：肿瘤越小，局部复发率越低，反之则显著升高。因

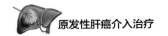

此对于肿瘤直径的入组选择至关重要。

3. 疗效　Koh 等对 HCC 术后复发患者的治疗研究得出，肿瘤直径 ≤ 5cm 且病变数目 ≤ 3 个时，TACE 联合 RFA 治疗的生存结果优于单纯 TACE 或 RFA 治疗。Chen 的 Meta 分析数据显示 TACE+RFA 比单纯 RFA 有效，尤其是用于治疗大中型 HCC。Xu 的研究发现 TACE+RFA 组的 AFP 水平下降比单纯 TACE 组明显，（93.8% 与 76.8%，$P<0.05$），TACE+RFA 组 1 年存活率明显高于 TACE 组（92.5% 与 77.5%，$P<0.05$）。Shibata 等比较 TACE+RFA 与单纯 RFA 治疗原发性小肝癌（直径 ≤ 3cm）的临床疗效结论得出：对于治疗原发性小肝癌，TACE+RFA 与单纯 RFA 治疗是等效的。张宇的研究发现 TACE+RFA 比单纯 TACE 治疗中晚期 HCC 效果好。王晔飞的 Meta 分析显示：TACE+RFA 治疗 HCC 在 1～3 年的总体生存率及 1、3、4 年无瘤复发生存率优于单纯 RFA 组，并且两组在并发症方面均无统计学差异，所以认为 TACE+RFA 是治疗 HCC 的有效组合模式。Wang 的 Meta 分析中，RFA+TACE 治疗 HCC 的 1 年、3 年、5 年总生存率明显高于单纯 RFA 治疗组，结论是 RFA 与 TACE 相结合能显著改善近期和远期生存率，显著改善中等大小 HCC 的预后。倪嘉延的随机对照试验的 Meta 分析结果显示，RFA+TACE 治疗 HCC 的总体生存率显著高于 RFA 治疗（$P<0.001$）、肿瘤无复发生存率亦显著高于 RFA 治疗（$P=0.0014$），RFA 治疗 HCC 的肿瘤进展发生率明显高于 RFA+TACE 治疗（$P=0.008$）、而两组的并发症发生率无统计学差异（$P>0.05$）；亚组 Meta 分析结果显示，RFA+TACE 治疗非小 HCC（肿瘤直径 >3cm）患者的生存率高于单独 RFA 治疗。方志雄的研究显示 TACE+RFA 治疗 HCC 的中位数生存期明显高于单纯 TACE 或 RFA。Bharadwaz 等对 36 例 HCC 患者的研究表明，TACE+RFA 治疗组中位生存时间为 586 天，单纯 TACE 治疗组为 296 天，且依据肝硬化和 WHO 体能状态分层分析，联合组生存率明显优于单纯 TACE 组。

四、结语

近年来，以 TACE 为主的 HCC 局部微创联合治疗，无论是技术层面还是临床普及应用方面都得到了长足的发展，TACE 与 RFA 联合可以取长补短，起到协同作用，TACE 的栓塞作用可使肿瘤周围血管狭窄或闭塞，减少了瘤内及瘤周的血流，降低了局部血液循环引起的"热沉"效应，同时沉积的碘油又增加了肿瘤的阻抗，可以缩短 RFA 治疗时间，碘油沉积区或其周边残存的肿瘤细胞将最大程度被 RFA 的热能效应杀灭。更为重要的是 TACE 可更敏感发现微小病灶，间接增大了 RFA 治疗的热消融范围。TACE 联合 RFA，不仅能够有效弥补 TACE 术后肿瘤组织坏死不彻底的缺陷，利于 RFA 准确定位并消融 TACE 后残留的肿瘤组织；而且 RFA 产生的热量还可以增强 TACE 过程中所注入化疗药物的疗效。相比外科手术，TACE 联合 RFA 的适应证更宽、效果更好、并发症更小、治疗后的患者生活质量更高。TACE 联合 RFA 尤其适合肝功能欠佳、肿瘤多发、肿瘤位于肝实质深部或肝内重要管腔结构附近、肝癌复发再次切除困难、年老体弱或伴有重要脏器功能不全的患者。因此，TACE 联合 RFA 作为一种安全性和有效性俱佳的肿瘤治疗手段，无疑有着极其光明的未来。

典型病例三十八

例 2-3-1（图 2-3-1）

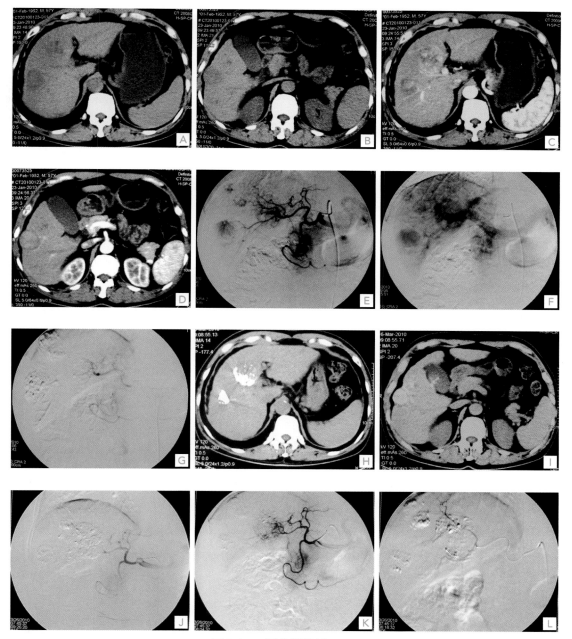

图 2-3-1　影像学资料 A ~ L

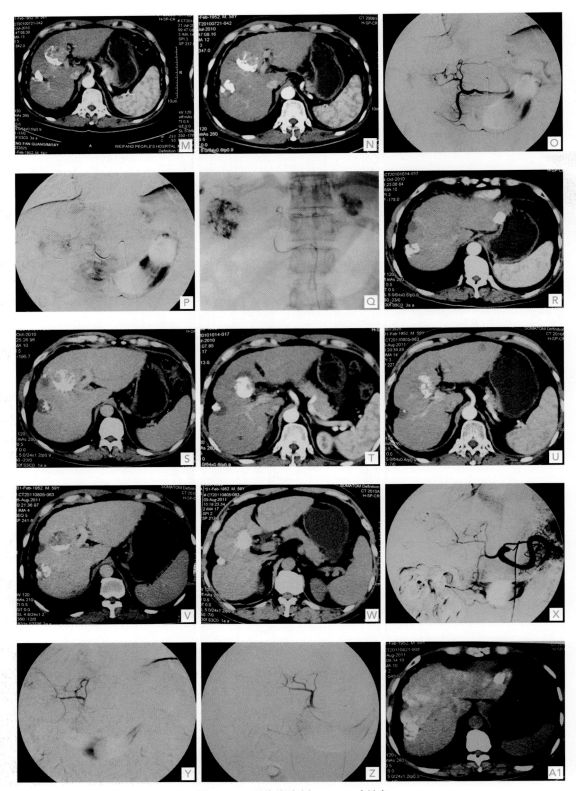

图 2-3-1　影像学资料 M～A1（续）

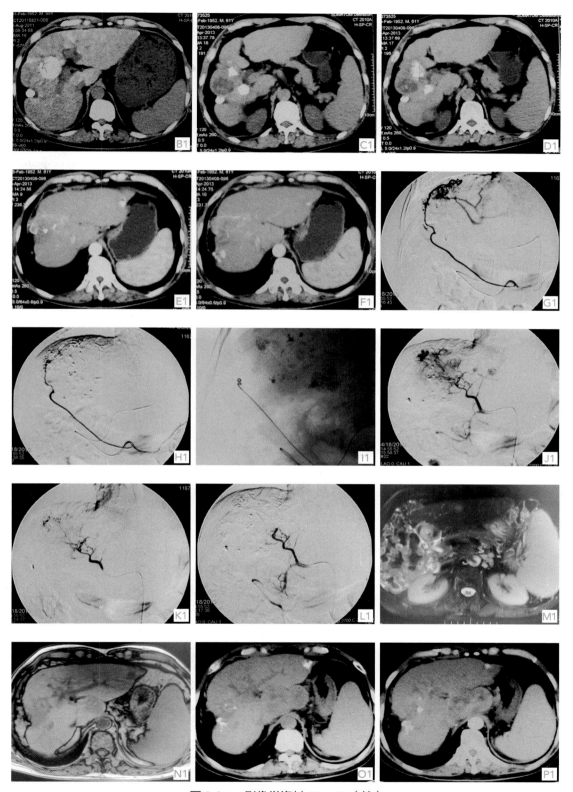

图 2-3-1　影像学资料 B1～P1（续）

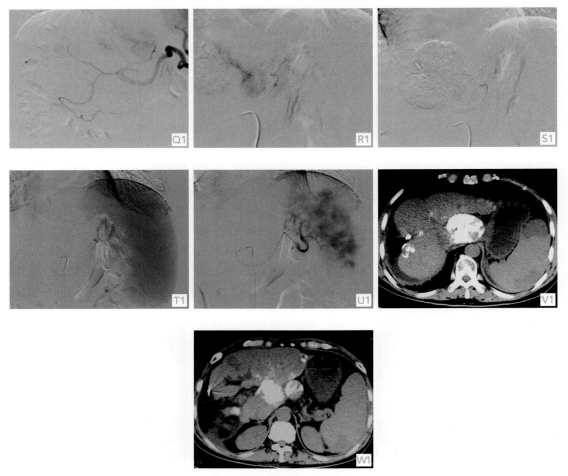

图 2-3-1　影像学资料 Q1～W1（续）

【病史】

患者，男，62 岁。既往慢性乙型肝炎病史 10 余年，2010-01-23 行腹部强化 CT 检查发现肝脏有多发占位，血清 AFP 正常，肝功能及凝血功能正常，Child-Pugh 评分 A 级，巴塞罗那分期（BCLC）B 期、ECOG 评分 0 分。病理诊断缺失，患者肝内病灶多发，无外科手术切除指征。

【治疗经过和随访】

患者共行 6 次 TACE，4 次 RFA，持续抗病毒治疗。每月复查肝功，AFP，凝血常规等实验室检查，各项指标均正常，每 3 个月复查 CT 或 MRI。于 2015-05 因肝性脑病死亡。

【附图说明】

A～D. 2010-01-23 腹部 CT：平扫显示肝脏多发占位；CT 增强显示肝脏多发占位，呈外生性生长，提示肝内多发性 HCC；

E～G. 2010-01-29 行第 1 次 TACE 治疗；

H、I. TACE 后 1 个半月复查腹部 CT 示肝内多个高密度碘化油沉积影；

J～L. 2010-03-26 行第 2 次 TACE 治疗；

M、N. 第 2 次 TACE 后 4 个月复查 CT，提示肿瘤区域高密度碘化油沉积影减少；

O～Q. 2010-07-26 行第 3 次 TACE 治疗；

R～T. 2010-10-24 行第 1 次 RFA 后 2 月复查 CT，见肝内多个高密度碘化油沉积影，提示肿瘤明显缩小；

U～W. 3 次 TACE 和 1 次 RFA 治疗后 1 年（2011-08）复查 CT 见新发病灶；

X～Z. 2011-8-12 行第 4 次 TACE 治疗；

A1、B1. 第 4 次 TACE 后 10 天复查 CT，提示肿瘤区域高密度碘化油沉积影；

C1～F1. 经过 4 次 TACE 和 1 次 RFA 治疗，患者病情稳定，于 2013-04（稳定期 20 个月）复查 CT 发现新病灶；

G1～I1. 造影发现肝外侧支形成，有小的肝动脉 - 门静脉瘘；

J1～L1. 2013-04-18 行第 5 次 TACE；

M1、N1. 患者因出现新病灶，分别于 2013-07、2014-03 行第 2 次、第 3 次 RFA，此图为 2014-07-21 复查 MRI 发现新生病灶；

O1、P1. 第 4 次 RFA 后，于 2014-12-09 复查 CT；

Q1～S1. 2014-12-11 行第 6 次 TACE 治疗；

T1、U1. 2014-12-11 同时行脾脏部分栓塞治疗；

V1、W1. 2015-01-16 复查 CT 显示肿瘤栓塞良好，部分脾脏缺血坏死。

【病例分析】

该患者肝脏有多发占位，无手术切除指征，有 TACE 联合 RFA 治疗的适应证，在治疗过程中肝内反复出现新生肿瘤，肿瘤供血丰富，进一步验证 TACE 联合 RFA 治疗的必要性，经过 6 次 TACE、4 次 RFA 治疗，患者带瘤生存期 5 年，效果显著。

典型病例三十九

例 2-3-2（图 2-3-2）

【病史】

患者，男，73 岁，既往慢性乙型肝炎病史 8 年，病理提示为 HCC，AFP480μg/L，Child-Pugh 评分 A 级、BCLC 分期 B 期、ECOG 评分 0 分。

【治疗经过和随访】

给予持续抗病毒治疗，给予 TACE1 次，超声引导下 RFA1 次，随访一年半复查 MRI 提示肿瘤完全灭活（CR），目前患者继续随访中。

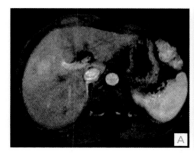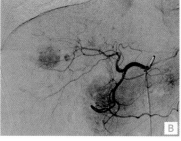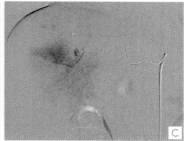

图 2-3-2　影像学资料 A～C

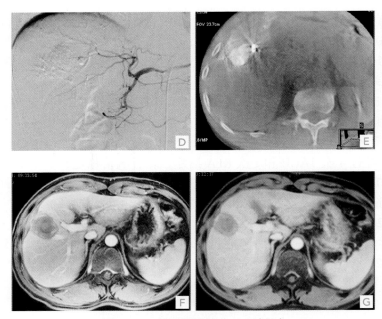

图 2-3-2　影像学资料 D～G（续）

【附图说明】

A. 患者治疗前 CT 检查示肝内原发病灶；

B～D. 患者动脉造影显示肿瘤染色，行 TACE；

E. 第 2 天针对病灶无碘化油沉积区行超声引导下 RFA；

F. 1 月后复查 MRI 示肝内原活性病变无强化，提示病变无活性；

G. 1 年半复查 MRI 提示肝内病变达 CR。

【病例分析】

患者，73 岁，确诊 HCC，患者不愿行手术切除术。给予 TACE 联合 RFA 治疗，符合治疗适应证。给予患者 1 次 TACE 和 1 次 RFA 后 1 年半复查 MRI 提示肿瘤 CR，表明 TACE 联合 RFA 治疗效果好。

典型病例四十

例 2-3-3（图 2-3-3）

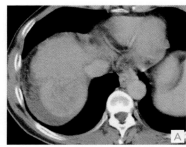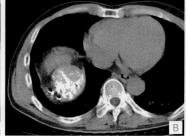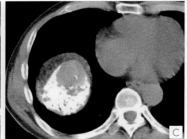

图 2-3-3　影像学资料 A～C

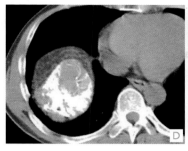
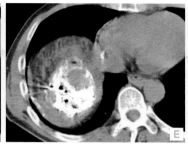
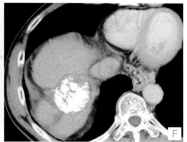

图 2-3-3　影像学资料 D~F（续）

【病史】

患者，男性，70 岁，右上腹疼痛不适 1 个月，既往乙肝病史 15 余年，行 CT 检查示肝内占位，患者拒绝手术，Child-Pugh 评分 B 级，ECOG 评分 1 分。

【治疗经过和随访】

患者经 TACE 后病灶有残存肿瘤组织，针对残存癌组织行 RFA。1 年后行强化 CT 复查，未见强化灶。

【附图说明】

A. 患者 CT 检查示肝内原发病灶；

B、C. 患者行 TACE 后 CT 检查示病灶有残存肿瘤组织；

D、E. TACE 后第 2 天对残存病灶行 RFA 治疗；

F. 1 年后行强化 CT 检查示肿瘤坏死，未见强化灶。

【病例分析】

该患者 70 岁，原发巨块型 HCC，Child-Pugh 评分 B 级，ECOG 评分 1 分，患者拒绝手术。有 TACE 联合 RFA 的适应证，患者行联合治疗，1 年后行强化 CT 检查示肿瘤坏死，未见强化灶，达到 CR 标准。原因分析可能为：TACE 的栓塞作用可使肿瘤周围血管狭窄或闭塞，减少了瘤内及瘤周的血流，利于 RFA 准确定位并通过热消融 TACE 术后残留的肿瘤组织。

第二节　TACE 联合微波消融术

微波消融术（microwave ablation，MWA）是 1994 年 Seki 等首先开发的一种治疗技术。自在超声引导下经皮穿刺将微波天线置入治疗小肝癌获得成功以来，MWA 技术通过对微波仪和天线的不断改进创新得到快速发展。MWA 灭活肿瘤的原理是组织内的极性分子在微波场的作用下高速运动磨擦产生热量，当温度升高到 60℃以上时，肿瘤细胞的蛋白质变性凝固而不可逆性坏死。灭活的肿瘤组织可产生热休克蛋白，刺激机体的免疫系统，提高机体的免疫功能。MWA 具有热效率高、受炭化及血流影响小、消融范围大等优点，符合未来肿瘤消融治疗的发展方向。近来有研究表明，与 RFA 相比，MWA 能减少漏空现象，能在更短时间内产生更大的凝结区域，使消融更完全。TACE 序贯联合 MWA，能够克服 TACE 术后肿瘤坏死不彻底的缺陷，有效的控肿瘤的原位复发及转移，显著地提高了患者的远期生存率。

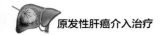

一、病例选择

适应证与禁忌证同 TACE 联合 RFA 类似。MWA 治疗肝癌可分为以原位灭活为目标的根治性治疗和以减低肿瘤负荷为目的的姑息性治疗。局部热消融应以可 1 次原位灭活的 HCC 作为治疗的主要适应证。

二、操作技术

1. **TACE**　术前准备、具体操作技术、栓塞终点的判断及合并症的处理等详见第二篇第一章第一节。

2. **联合顺序**　多数报道 MWA 于 TACE 后 2～4 周进行，也有研究于 TACE 后 3-7 天甚至同步治疗。MWA 术详见第二篇第二章第三节。根据情况采用单个或两个微波天线、针对一个或多个消融区域、单次或分次治疗。对不能耐受者，治疗采取分次消融的方法，微波治疗 1～3 次，每周 1 次，至消融完全。如肿瘤直径在 3cm 以下，于瘤体中心一次进针，对于 3～5cm 的肿瘤，于瘤体中心两次进针，如肿瘤直径大于 5cm，则根据肿瘤形状进行多点进针治疗。一般进针达病灶深部予以消融后，再退针到瘤体较浅部消融治疗。完成肿瘤消融后，酌情对穿刺针道行电凝，避免出血和针道转移。术后常规行抗感染、保肝、止血等对症治疗。MWA 中可以以温度作为判断疗效的基本参数，治疗后 15～20 分钟待热消融的微气泡散尽，可采用超声造影判断消融范围，如消融后仍有不规则的增强区（残癌区），可及时进行补充治疗。MWA 治疗原则上 1 次原位整体灭活。

三、疗效评价

1. **影响疗效的因素**　肿瘤大小、肿瘤数目、Child 分级、门静脉有无癌栓、AFP 水平、肿瘤期别、温度、MWA 治疗次数、ECOG 评分及有无靶向药物治疗等。

2. **疗效的判定**　目前推荐按照局部消融治疗规范的专家共识（2011 版）和日本肝癌学组于 2010 年改良的肝癌疗效评估标准（response evaluation criteria in cancer of the liver, RECICL）相结合进行评判。超声（造影）和增强 MRI 为判断消融后组织凝固性坏死范围较为准确的影像学检查，一般于消融后第 1、3、6 个月，以后每半年一次进行超声（造影）和增强 MRI 检查，观察消融区变化并检查肝内有无新生病灶。3 个月内原病灶有结节状强化考虑为残留；6 个月内原病灶旁强化考虑局部复发，两者皆为不完全消融。任何时候距原病灶 1cm 以上出现病灶判定为新发病灶。

自 20 世纪 90 年代以来影像引导 MWA 治疗 HCC 在基础及临床研究上取得了重大进展，着重解决了微波凝固热场的适形调控以及治疗前的预设以及治疗中的实时监测等技术难题，实现了对直径 5cm 以内 HCC 的 1 次治疗完全灭活的目标，并且发展了多种客观评价疗效方法。影像引导 MWA 治疗肝癌技术是多项高新技术的结晶，是对 HCC 局部灭活的理想选择。在实际临床治疗时，由于病情及病灶条件不同，如肿瘤大小及形状，肿瘤的位置及毗邻条件等差别，会增加 MWA 治疗的技术难度及影响疗效，这是其局限性。原则上讲，如肿瘤较小，均质规整，浸润性弱，有包膜、血流少并且位置条件好，则 MWA 治疗易于实施，效果也好。相反，肿块过大，浸润性强，靠近肝门及大血管等则 MWA 治疗十分困难，也难以获得满意效果。因此，注意掌握适应证，是做好 MWA 治疗的先决条件。超声引导 MWA 治疗 HCC 近年来在临床应用发展较快。多个中心所报道的结论是基本一致的，即肿瘤完全坏死率高，远期疗效好，副反应小，严重并发症罕见，并且能增强机体的抗肿瘤免疫功能。

注意：在 MWA 治疗后要规律随访，一般采用综合指标评价疗效，包括影像学检查、实验室检查、肿瘤标记物、组织病理学检查以及患者的症状及体征改变。目的是了解消融靶区的转归、有无复发、再发及远处转移以及生存质量和生存时间。要重视临床资料的客观性、连续性和完整性。有一些病例中，要完全灭活一个肿瘤须进行多次治疗，并且可能在首次治疗后连续数月甚至跨年度不断消融新的病灶，这使得客观评价临床疗效较复杂。界定技术成功率、复发率和远期存活率是核心指标。

3. 疗效 Seki 等首先报道，TACE 治疗 1～2 天后再联合 MWA 能够有效治疗直径大于 2cm 但小于 3cm 的 HCC 结节，并且可以使用较小的电极和辐射功率，并报道了 18 例病灶 <3cm 的 HCC 患者，经 TACE 联合 MWA 治疗后，发现有 17 例肿瘤完全坏死，观察期间无复发。Yang 等报道应用 MWA 联合 TACE 治疗小肝癌也取得较好疗效，TACE 后 1～3 周进行 MWA，多数肿瘤病灶可达完全坏死，无严重并发症发生。

随着联合治疗方法的逐渐兴起，亦有学者开始在大肝癌治疗中应用 MWA 联合 TACE 的方法。Yi 的比较研究中得出的结论是直径 ≤ 7cm 的 HCC，TACE 联合 MWA 的疗效优于单纯 RFA 或 MWA。范文哲等在 TACE 联合 MWA 治疗大肝癌（直径 5～10cm）的疗效及预后研究中，结论为 TACE 联合 MWA 治疗无法手术切除的大肝癌安全有效。Liu 等的研究结论为 TACE 联合 MWA 治疗无法手术的大肝癌的临床有效率高于单纯 TACE 组（$P=0.003$）。刘帧等研究报道，TACE 联合 MWA 治疗 32 例大肝癌患者 1 年生存率为 66.1%，2 年生存率为 36.9%，均较单纯治疗高。何文等报道，MWA 联合 TACE 治疗大肝癌比单纯 MWA 或单纯 TACE 治疗效果好（1、2、3、5 年生存率均高于单纯 MWA 组及单纯 TACE 组）。Murata 等研究同样表明 TACE 联合 MWA 治疗大肝癌是安全有效的治疗方法。李征等 TACE 联合 MWA 治疗肝癌有效性和安全性的 Meta 分析结果显示：联合组 0.5、1、1.5、2 和 3 年的总生存率均明显好于 TACE 组（$P < 0.05$）；联合组的完全缓解率、总有效率、完全坏死率和血清 AFP 的转阴率均高于单纯 TACE 组，而且复发率低于单纯 TACE 组（$P < 0.05$）。刘凌晓等研究提示 MWA 同步 TACE 治疗 HCC 安全有效，与单一治疗相比并未发现其他不良反应，该研究扩大了 HCC 热消融的适应证，提高一次完全消融率，证实 TACE 同步联合 MWA 的安全性和有效性。

四、结语

TACE 序贯联合 MWA 治疗 HCC 模式可达到协同作用，其机制可能为：MWA 存在"热沉效应"，血流会减少微波时产生的热量，先期给予 TACE 阻断血供，可减少 MWA 治疗时血流带走的微波热量，从而增强 MWA 疗效；TACE 阻断血供后，使病灶范围显示更清楚，布针位置更准确，微波凝结区域阻力下降，凝结范围更大，肿瘤细胞完全消融率更高；MWA 不仅对 TACE 时滞留在肝肿瘤内的化疗药物有增敏作用，而且通过多次或单纯多中心消融解决了 TACE 后肝癌细胞很难完全坏死的局限，使肿瘤治疗更彻底。

大量临床研究已经证实 TACE 联合热消融（RFA 或 MWA）治疗较单一治疗更能有效减缓肿瘤复发和进展，减少治疗次数，延长患者生存期，且不会明显增加并发症。但目前

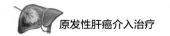

联合方案的选择及序贯问题尚不统一，需进一步临床验证。

但值得肯定的是 MWA 为临床治疗 HCC 提供了一种新的微创技术，对小肝癌实现了原位整体灭活，这是用介入性方法追求根治性疗效的重大进展，在 HCC 和肝转移癌中都显示了较好的临床疗效。可以深信现代影像引导下的局部热消融适形治疗将会成为继手术、放疗、化疗及生物治疗后又一种治疗肿瘤的有效方法，具有广泛的临床应用前景。

典型病例四十一

例 2-3-4（图 2-3-4）

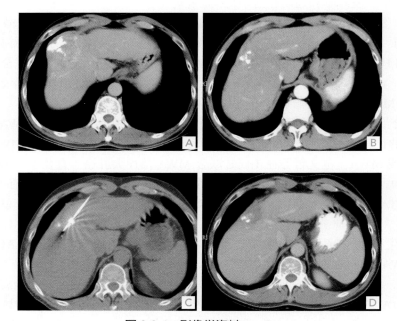

图 2-3-4　影像学资料 A ~ D

【病史】

患者，男性，53 岁，既往慢性乙肝 10 余年，肝左右交界处肝癌，不能手术切除。

【治疗经过和随访】

患者行 3 次 TACE，复查可见肿瘤明显缩小，但仍可疑有活性，给予 CT 引导下 MWA，术后评估肿瘤无活性，随访 1 年肿瘤仍无活性。

【附图说明】

A. 患者行 1 次 TACE 后，复查 CT 见肝内高密度碘化油沉积影，肿瘤缩小；

B. 患者 3 次 TACE 后，CT 见肝内高密度碘化油沉积影，肿瘤明显缩小，可疑仍有活性；

C. 对可疑活性病灶给予 CT 引导下 MWA；

D. TACE 联合 MWA 治疗后，随访 1 年病灶无活性。

【病例分析】

患者诊断为肝左右交接处肝癌，不能手术切除，符合 TACE 联合 MWA 治疗指征，患者接受 3 次 TACE 和 1 次 MWA，术后评估肿瘤无活性，随访 1 年肿瘤仍无活性。机制可能为：TACE 阻断血供后，使病灶范围显示更清楚，MWA 治疗时布针位置更准确，微波凝结区域阻力下降，凝结范围更大，肿瘤细胞完全消融率更高，使肿瘤治疗更彻底。

典型病例四十二

例 2-3-5（图 2-3-5）

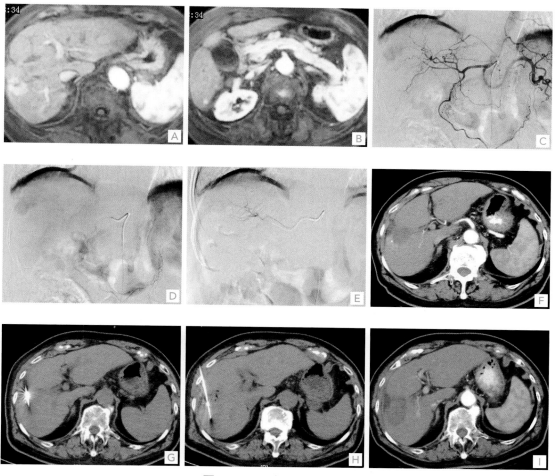

图 2-3-5　影像学资料 A～I

【病史】

患者，男，78 岁，确诊 HCC 3 年，多发病灶，不可手术切除，5 次 TACE 后复查腹部 MRI 仍有多发活性病变。

【治疗经过和随访】

患者再次行 TACE 术，术后 1 月复查无明显活性，4 个月复查肿瘤再次出现活性，给予 CT 引导下 MWA，术后复查肿瘤无活性，目前患者仍存活。

【附图说明】

A、B. 5 次 TACE 术后，腹部 MRI 显示仍有多发活性病变；

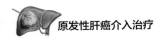

C ~ E. 患者再次行 TACE；

F. TACE 后 4 个月复查 CT，再次出现活性病变；

G、H. 给予 CT 引导下 MWA；

I. MWA 后复查肿瘤无活性。

【病例分析】

该患者多发 HCC 病灶，不可手术切除，5 次 TACE 后复查腹部 MRI 仍有多发活性病变，符合 TACE 联合 MWA 治疗指征。患者总计行 6 次 TACE 和 1 次 MWA 治疗，复查肿瘤无活性，目前患者仍存活。推测 MWA 不仅对 TACE 时滞留在肝肿瘤内的化疗药物有增敏作用，而且通过多次或单纯多中心消融解决了 TACE 后肝癌细胞很难完全坏死的局限，使肿瘤治疗更彻底。

第三节　TACE 联合冷冻消融术

氩氦刀冷冻消融（cryoablation）治疗 HCC 是近年来开展的一项局部微创治疗的新技术。我国自 1999 年引进氩氦刀以来，已有超过 2 万例肿瘤患者接受氩氦刀靶向消融治疗，有效率达 90% 以上。有研究发现，该技术除了能灭活局部的恶性肿瘤细胞外，还能激活机体的细胞免疫功能。临床研究已证实，TACE 联合氩氦刀冷冻消融治疗中晚期 HCC 效果优于单纯 TACE 治疗效果。

一、病例选择

对于应用 TACE 治疗后的 HCC，对碘油未覆盖区域行冷冻消融治疗的效果可以与外科切除相媲美。目前临床证实冷冻消融联合 TACE 在 HCC 治疗中优于单纯一种治疗。并且冷冻消融治疗肿瘤出血少或无出血，并且冷冻可使小血管收缩甚至凝结，有较好的止血作用，疼痛不明显甚至无痛。

TACE 联合冷冻消融治疗的适应证主要有：肿瘤直径小于 3cm 可达到根治性治疗；肝内多个病灶，不能手术切除者；合并严重的肝炎、肝硬化、肝功能差不能耐受手术者；TACE 治疗后复发、有乏血供病灶或出现新病灶；肿瘤靠近肝门或肝内较大脉管，手术切除困难者。

禁忌证主要有：严重的肝肾功能不全；大量腹水；肝癌并肝外转移；肿瘤体积大于肝脏体积的 70% 以上；全身状况较差或恶病质。

二、操作技术

1. TACE 术前准备、具体操作技术、栓塞终点的判断及合并症的处理等详见第二篇第一章第一节。

2. 两者联合时具体的先后顺序以及间隔时间尚无统一定论，目前，较多采用 TACE 术后 2 ~ 4 周行冷冻消融术的序贯联合治疗。冷冻消融术术前准备及具体操作方法等，具体详见第二篇第二章第四节。

3. 随着冷冻设备的日臻完善，继液氮冷冻消融治疗之后，经腹腔镜冷冻技术和氩氦刀经皮超导靶向冷冻技术的开展，冷冻消融治疗的基础理论和临床技术日益提高，冷冻消融治疗技术将在 HCC 的治疗中发挥越来越重要的作用。

4. HCC 冷冻消融治疗的并发症及预防　HCC 的冷冻消融治疗如严格掌握适应证和禁忌证，术中严密监测，一般无严重并发症，但可能出现下列并发症：

（1）低体温综合征：多数患者在冷冻消融治疗后会有轻度的体温减低，经静脉输入温液体或采用升温治疗一般可恢复，极少数患者可出现低温性休克。

（2）肌蛋白血症：可能与冷冻的组织量有关，在冰球融化时即可监测到肌红蛋白，常在 1～3d 消退，通过利尿、碱化尿液等措施可防止。

（3）发热：肿瘤冷冻性坏死所致，一般发生在术后的 2～7 天，体温不超过 39℃，经对症处理可恢复。

（4）医源性冷冻损伤：包括肝破裂、胆瘘、出血及邻近组织损伤；通过精确定位、控制冷冻组织范围可防止。

三、疗效评价

手术切除仍然是 HCC 治疗的首选方法，TACE 后联合冷冻局部消融治疗已成为不能手术切除的 HCC 治疗的重要补充。

1. 影响疗效的因素　同本章第一节类似，除外影响疗效的因素还可能有以下几点：①有些小肝癌位置靠近肝脏包膜或大血管，或中晚期肝癌已经侵及肝门区，为避免损伤这些重要结构而被迫缩小冷冻范围，肿瘤残留影响疗效；②冷冻靶点定位穿刺不准确，使靶区脱离癌灶，仅部分冷冻或未完全冷冻。

2. 疗效的判定　根据 CT 平扫 + 增强检查及 DSA 造影结果，以病变范围是否缩小或病变是否有强化（应排除异常灌注和肿瘤冷冻治疗后的周围炎症反应所致）及其强化范围的大小来作为疗效评判的标准：①完全坏死：病变区无强化，且 DSA 造影无肿瘤染色；②不完全坏死：病变部位仍有强化，DSA 造影有肿瘤染色，肿瘤坏死范围在 90%～99%；③部分坏死：病变部位仍有强化，DSA 造影有肿瘤染色，肿瘤坏死范围在 50%～89.9%。

以往，TACE 后联合冷冻局部消融的治疗效果多采用 CT 来评价，但是碘油沉积及氩氦刀消融区的低密度影对肿瘤残留及复发均有较大影响，很难早期准确评估，往往需在残留肿瘤体积增大、形态变化后才能确定。另外，氩氦刀治疗术后短期内周边炎性反应往往也呈现轻度强化，致使 CT 增强扫描亦有一定的假阳性结果。相对 CT，MRI 检查具有无辐射危害、可反复多次进行、常规行冠状位扫描及弥散加权敏感性高等优点。MRI 能较好的显示凝固坏死区与肿瘤残留区的信号差异，凝固坏死在 T_2WI 上往往呈低信号，而肿瘤复发则呈高信号。在 T_1WI 图像上，肿瘤坏死多呈高或等信号，肿瘤复发区则呈低信号。增强扫描肿瘤周边的炎性反应呈持续强化，可见完整环形厚度均匀一致的轻度强化带，而肿瘤复发区则呈现"快进快出"表现，延迟期多为低信号或稍低信号。另外，最近的研究证实测量 DWI 图像的 ADC 值对评估肿瘤残留及复发有较大应用价值，是今后的一个研究方向。

3. 疗效　早在 19 世纪 60 年代 Yantorno 等就证实了冷冻免疫反应的存在，冷冻能引导机体产生抗肿瘤抗体并具有组织或器官特异性和种属特异性，冷冻治疗肿瘤后正向免疫调节作用的另一条可能机制是刺激 T 细胞介导的肿瘤细胞杀伤作用，增强细胞免疫功能。MALA 等研究发现，TACE 阻断肝血流后，氩氦刀的冰球形成更快、更大，冷冻坏死区更

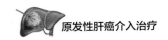

广。Long 等对不能手术切除的 73 例肝癌患者行 TACE 联合冷冻消融研究中发现，冷冻消融能明显减轻肝癌患者疼痛，没有严重的并发症。黄斌等研究 TACE 联合冷冻消融治疗肝癌的 2、3 年生存率分别为 68.4% 和 40.7%。聂舟山等将 96 例 HCC 患者随机分为单纯 TACE 组、单纯冷冻消融组、TACE+ 冷冻消融组，TACE+ 冷冻消融组的 1、2 年生存率显著优于另外两组。李征等对 TACE 联合冷冻消融术治疗 HCC 的 Meta 分析中，结果显示：联合治疗组的总有效率和完全坏死率均明显优于单纯 TACE 组，复发率明显低于单纯 TACE 组，并且，联合治疗组在改善远期生存率方面更具优势。周怡婷等在对 192 例中晚期 HCC 研究中发现，30 个月随访中各个时期的生存率 TACE 联合冷冻消融组均较单纯 TACE 组高。白广德等对 TACE 联合冷冻消融治疗 62 例中晚期 HCC 分析中发现：TACE 组、TACE+ 冷冻消融组完全坏死率分别为 26.7%、65.6%，初次复发率分别为 46.7%、12.5%，1 年生存率分别为 56.7%、84.4%，AFP 转阴率分别为 28.57%、59.1%，两组间的 4 项指标均有统计学差异。

此外，TACE 联合氩氦刀冷冻消融治疗 HCC 时还具备以下优点，具体如下：①氩氦刀在治疗时冷冻或加热的范围只在刀尖的 3～4cm 距离内，对其他周围组织并不会产生损害。②属于微创治疗。③治疗时对患者肝脏等损伤比较小，治疗过程中出血较少，成功率较高，治疗后并发症较少。④治疗精度更好，不会对其他组织产生损害。⑤由于这种方法存在"温池效应"，冷冻手术范围比较小，不会对患者血管等产生损伤。氩氦刀冷冻消融治疗后会在一定程度上帮助患者增强肿瘤抵抗能力，降低治愈后的复发率。综上所述，在肝癌患者中采用 TACE 联合氩氦刀冷冻消融治疗效果较好，减少治疗后的并发症。

四、结语

对于应用 TACE 治疗的中晚期 HCC，对碘油未覆盖区域行冷冻消融，可以有效地扩大原冷冻治疗范围，TACE 后可以减少冷冻消融穿刺引起的创伤及穿刺通道出血的概率。冷冻消融治疗联合 TACE 提高疗效可能与以下因素有关：① TACE 栓塞了肿瘤的主要供血动脉，冷冻消融时局部温度得以迅速达到治疗温度，肿瘤冰冻球形成迅速，促进肿瘤细胞的完全坏死；② TACE 治疗后肿瘤的体积缩小，使冷冻消融治疗覆盖区域达到完全覆盖肿瘤；③ TACE 治疗中，通过造影可以发现术前未发现的微小病灶，避免单独冷冻消融治疗的遗漏，而冷冻消融治疗对 TACE 治疗时不能完全坏死的 HCC 病灶进行有效的补充治疗，可以预防复发；④冷冻消融治疗后导致 HCC 肿瘤细胞的膜通透性增加，再次行 TACE 时可增加进入肿瘤细胞内的化疗药物量，增强 TACE 时化疗药物效果。大量研究已证实冷冻消融联合 TACE 能够明显的提高 HCC 患者的生存率，减少复发率，但对于两种治疗的序贯问题，有待进一步研究。

典型病例四十三

例 2-3-6（图 2-3-6）

【病史】

患者，男，68 岁，既往乙肝病史 9 年，确诊 HCC 3 年，肝内多发病灶，不可手术切除，2 次 TACE 术后复查腹部 CT，提示碘油栓塞不完整，怀疑存在变异血管或侧支供血动脉。

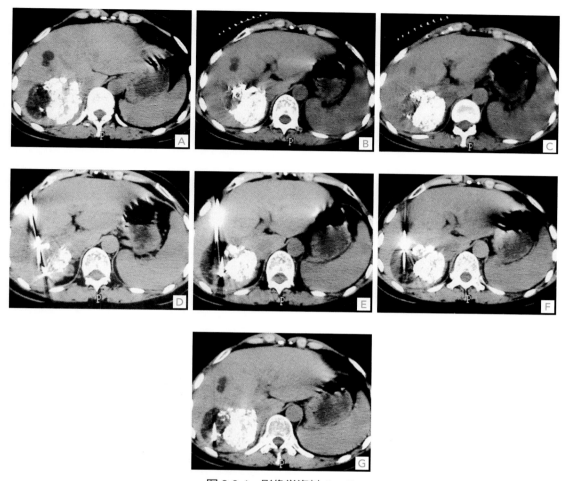

图 2-3-6　影像学资料 A ~ G

【治疗经过和随访】

患者持续抗病毒治疗。于碘油栓塞沉积不完整处，行 CT 引导下氩氦刀冷冻消融治疗，目前患者仍存活。

【附图说明】

A ~ C. 2 次 TACE 后，腹部 CT 提示碘油沉积不完整；

D ~ F. 针对碘化油沉积不完整区域，行 CT 引导下冷冻消融术；

G. 术后复查 CT 示肿瘤无活性。

【病例分析】

该患者多发 HCC 病灶，不可手术切除，经 2 次 TACE 后，图像显示栓塞不完整，考虑存在侧支供血 / 变异血管，符合 TACE 联合冷冻消融治疗指征，以碘油沉积不全处为目标行氩氦刀冷冻消融治疗。

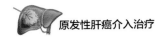

例 2-3-7（图 2-3-7）

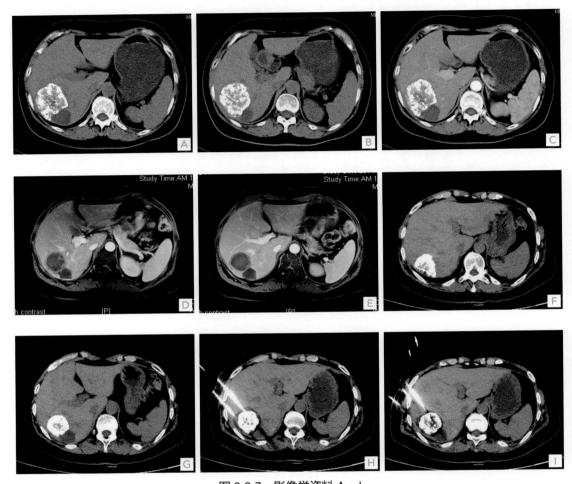

图 2-3-7　影像学资料 A～I

【病史】

患者，男性，80 岁，既往慢性乙型肝炎 30 余年，3 次 TACE 术后，AFP 为 717ng/ml，Child-Pugh A 级。

【治疗经过和随访】

患者持续抗病毒治疗，3 周期 TACE 后腹部增强 CT 示肿瘤缩小，1 月后腹部 MRI 示病灶区仍有部分强化灶，针对碘油沉积不完整处行冷冻消融治疗，目前患者处于继续随访中。

【附图说明】

A～C. 3 周期 TACE 后的腹部增强 CT 示病灶区见高密度碘化油沉积，肿瘤缩小，但 CT 示碘油栓塞不完整；

D、E. 1 个月后腹部 MRI 示病灶区仍有部分强化灶，碘油栓塞不完全；

F～I. 对部分强化灶、碘油栓塞不完全区行 CT 引导下氩氦刀冷冻消融治疗。

【病例分析】

该高龄患者，肿瘤不可手术切除，已行 3 次 TACE 术，符合 TACE 联合冷冻消融治疗适应证。针对强化灶中碘油栓塞不全处，行 CT 引导下冷冻消融治疗，提高了肿瘤坏死率。

第四节　TACE 联合 ^{125}I 放射性粒子植入

^{125}I 放射性粒子组织间植入是近些年发展起来的一种肿瘤微创治疗技术。^{125}I 粒子所释放的 γ 射线能够直接损伤肝癌细胞的 DNA，使双键断裂，核酸内切酶活化，从而诱导肿瘤细胞凋亡，影响肿瘤血管生成，有效控制肿瘤细胞的增殖、修复，从而达到治疗肿瘤的目的。^{125}I 粒子在 HCC 治疗上的成熟应用，明显提高了单纯 TACE 治疗效果。TACE 联合 ^{125}I 放射性粒子植入是治疗中晚期 HCC 的一种新选择。

一、病例选择

1. 适应证

（1）HCC 诊断明确，一般情况尚可。

（2）无法手术切除的 HCC，瘤体占肝体积 70% 以下，肝功能 Child-Pugh A 级或 B 级。

（3）HCC 术后或 TACE 治疗后复发，不宜手术切除者。

（4）HCC 术后残留或切缘距肿瘤太近者。

（5）HCC 破裂出血不适于行 HCC 切除者。

（6）肿瘤局限于肝内、无肝外转移灶。

（7）行肝移植术前等待供肝者，可考虑以期控制 HCC 的进展。

（8）对血供丰富的 HCC 经 TACE 治疗后，肿瘤区血供减少，利于 ^{125}I 放射性粒子植入；对乏血供 HCC，TACE 治疗效果差，^{125}I 粒子植入治疗效果佳。

2. 禁忌证

（1）全身状况差，预计生存时间 <3 个月。

（2）肝功能属 Child-Pugh C 级合并严重黄疸者或 Okuda Ⅲ 期者。

（3）肿瘤体积占肝脏 70% 以上者。

（4）弥漫性 HCC。

（5）严重凝血机制障碍：有出血倾向或凝血酶原时间大于正常值 2 倍以上或血液系统疾病。

（6）门静脉高压伴胃底食管静脉曲张有破裂出血倾向或门脉主干被癌栓完全阻塞者。

（7）广泛肝外转移者或大量腹腔积液者。

（8）合并严重感染者。

（9）孕妇及哺乳期妇女或恶病质者。

（10）合并重要脏器严重功能不全者。

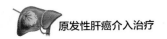

二、操作技术

1. TACE 具体操作技术、栓塞终点的判断及合并症的处理等详见第二篇第一章第一节。

2. 目前，国内外常采用 TACE 与 ^{125}I 放射性粒子植入序贯联合法治疗 HCC：患者行第 1 次 TACE 后复查，如经评价为无效即准备行 ^{125}I 放射性粒子植入；如经评价为有效则行第 2 次 TACE（两次间隔 4～8 周）。一般每位患者行 2～3 次 TACE 治疗后 2～4 周，行上腹部 B 超及 CT 扫描。

3. 根据影像学检查中所示残余肿瘤的体积、密度、位置、性质及与相邻重要器官的关系等相关信息，利用电脑治疗计划系统（TPS）进行三维立体数字化影像重建进行合理布源，勾勒出靶区体积，确定粒子的植入位置及数目，在 B 超 /CT 引导下行 ^{125}I 放射性粒子植入术。注：术后行 CT 扫描进行验证，如出现粒子分布不均、异位、遗漏或脱落等情况，应立即补植，术后 1 个月内复查 CT，行剂量验证，确定是否需要行第 2 次粒子植入补充治疗。具体详见第二篇第二章第五节。

三、疗效评价

1. **影响疗效的因素** 同本章第一节内容类似。

2. **疗效的判定** TACE 与 ^{125}I 放射性粒子植入联合治疗 HCC，目前国内外主要依据 mRECIST 推荐的实体瘤客观疗效评价标准：①完全缓解（CR）：肿瘤病灶或功能活性完全消失（PET-CT 检查显示阴性，血清学检测 AFP 显示正常）；②部分缓解（PR）：至少减少肿瘤病灶总直径之和的 30%，此直径之和作为参考基线；CT 扫描显示肿瘤病灶中央形成凝固性坏死或空腔以及 PET-CT 检查显示标准摄入值（SUV）下降；③无变化（NC）：基线病变的总直径和没有足够收缩以符合 PR 且没有中央坏死；④进展（PD）：新肝内病变区或新的原位灶的总直径和至少增加 20% 且绝对值大于 5mm 或出现新的肝外转移灶；PET-CT 检查显示标准摄入值（SUV）升高。近期疗效观察：有效率（RR）=（CR+PR），疾病控制率（DCR）=（CR+PR+SD）/n，远期疗效评估：中位生存时间及生存率。

3. **疗效** Yang 的一项治疗 HCC 伴门静脉癌栓（PVTT）的随机对照研究显示：TACE 联合 ^{125}I 粒子植入比单纯 TACE 组效果显著。宋进华的研究中，TACE 联合 ^{125}I 粒子植入治疗组（28 例）治疗后 4 个月的有效率和 1 年生存率分别为 75% 和 72%，高于单纯 TACE 治疗组（32 例）的 37.5% 和 43.3%。Peng 等对 TACE 联合 ^{125}I 放射性粒子植入治疗 HCC 病例的观察中发现：①单纯 TACE 组 RR 为 46.5%、DCR 为 60.5%；TACE 联合 ^{125}I 粒子植入组 RR 为 68.8%、DCR 为 84.4%。②与单纯 TACE 组相比，联合治疗后副作用及血液检测异常更少。③平均生存时间在单纯 TACE 组、联合治疗组分别为 19.5 个月、22.9 个月。欧盛秋的研究发现 ^{125}I 放射性粒子联合 TACE 较单纯 TACE 更能延长患者的中位疾病进展时间（mTTP），并可提高 RR 及 DCR，且安全性较好。

四、结语

TACE 是目前治疗不能手术切除的 HCC 的首选介入方法，但 TACE 本身也有不足：对于乏血供型 HCC，疗效较差；对于包膜不完整的肝癌和弥漫结节性肝癌而言，因为病灶除肝动脉供血外还同时接受门静脉的供血，所以 TACE 疗效较差；当病灶较大，供血动脉较多的情况下，多次 TACE 重复治疗仅有 20%～50% 的病例肿瘤组织呈完全性坏死，远期疗效并不理想。

^{125}I 放射性粒子植入作为刚兴起的一种肿瘤微创治疗技术，具有放射源射线射程短、穿透力低，肿瘤可以得到较高的剂量，周围正常组织受量低而得到保护；为持续低剂量照射，最大程度杀伤肿瘤；不受呼吸运动和腹腔脏器移动影响。^{125}I 粒子植入将成为中晚期 HCC 安全、微创、有效、并发症少、可重复治疗的新型治疗方法，当然 ^{125}I 粒子植入放疗仍是局部治疗，具有局限性。

TACE 联合 ^{125}I 放射性粒子植入治疗 HCC 可起到 1+1 > 2 的疗效：① TACE 可以阻断肝癌供血动脉，同时对肿瘤组织进行化疗；② ^{125}I 放射性粒子的射线可以持久杀灭肿瘤细胞，能够克服 TACE 碘化油沉积不良，减少了经多次 TACE 重复治疗产生的不良反应。两者联合具有安全、微创、治疗时间短、恢复快、可重复治疗、毒副反应低、耐受性好等优点，可明显提高 HCC 的治疗效果。

但联合治疗方案的选择及治疗 HCC 的适应证、禁忌证、使用方法、操作规范、疗效评估、剂量等方面尚没有统一的标准，目前多是来自临床医生的经验治疗，尚缺乏大样本、多中心、前瞻性随机对照研究，建立科学的治疗规范是我们急需解决的问题，值得临床进一步应用；对于联合治疗的时机选择以及化疗栓塞药物及放射粒子的剂量等问题，尚待进一步研究。

典型病例四十五

例 2-3-8（图 2-3-8）

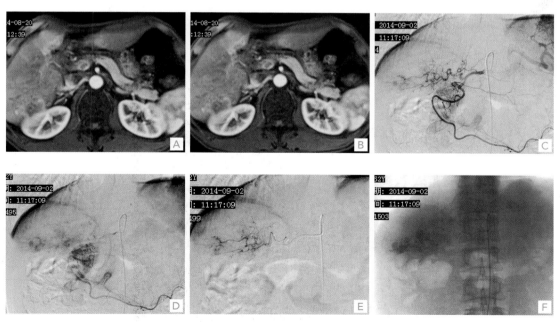

图 2-3-8　影像学资料 A～F

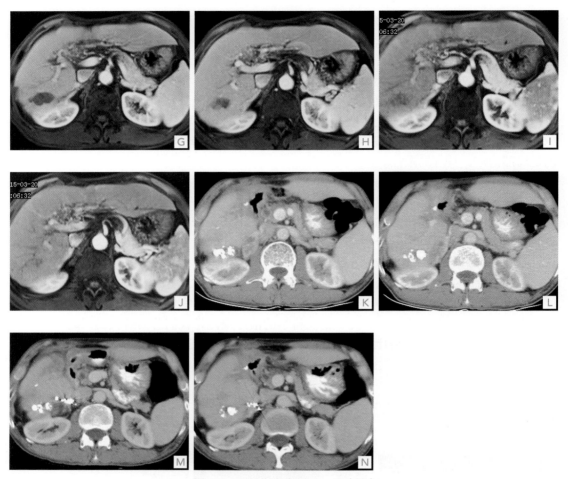

图 2-3-8　影像学资料 G～N（续）

【病史】

患者，男，63 岁，右后背部疼痛 2 月，腹部 MRI 考虑肝癌，病理示多发活性肝癌病变，不可手术切除。

【治疗经过及随访】

行超选择 TACE 术 1 次，术后 1 月示肝内无活性，术后 3 个月随访，腹部 MRI 提示出现活性病灶，再次行 TACE 术，术后 2 周行 CT 引导下 ^{125}I 粒子植入术，随访中。

【附图说明】

A、B. 腹部 MRI 示多发活性肝内病变；

C～F. 行肝动脉造影，选择肿瘤供血动脉，行 TACE 治疗；

G、H. 第 1 次 TACE 术后 1 月复查 MRI，肿瘤区域无强化病灶；

I、J. 术后 3 月复查 MRI，肝右后下叶可见新发强化结节，提示活性病变；

K、L. 第 2 次 TACE 术后复查 CT，见碘油"冷区"；

M、N. 对"冷区"行 CT 引导下 ^{125}I 粒子植入术后复查腹部 CT，提示肿瘤明显缩小。

【病例分析】

该患者影像学及病理提示多发活性 HCC 病变，不可手术切除。治疗方案符合联合治疗原则。患者经 2 次 TACE、1 次 ^{125}I 放射性粒子植入。术后复查腹部 CT，提示肿瘤明显缩小。说明 ^{125}I 放射性粒子的射线可以持久杀灭肿瘤细胞，抑制肿瘤的再生繁殖，能够克服 TACE 碘化油沉积不良，减少了经多次 TACE 重复治疗产生的不良反应。

典型病例四十六

例 2-3-9（图 2-3-9）

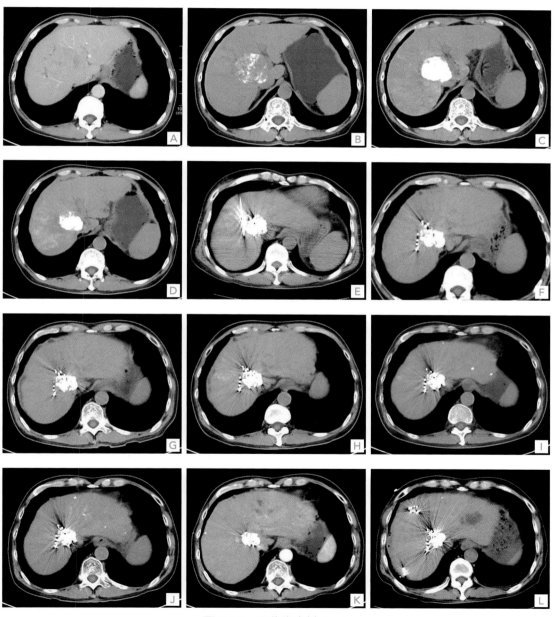

图 2-3-9 影像学资料 A～L

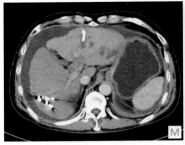
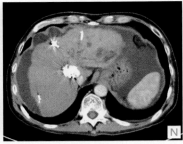
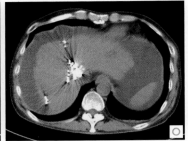

图 2-3-9 影像学资料 M ~ O（续）

【病史】

患者，男性，64 岁，慢性乙肝病史 8 年余，确诊为 HCC、肝硬化半年，肝内多发病灶，失去手术机会。

【治疗经过及随访】

行超选择 TACE 术 1 次，2 月后给予 ^{125}I 粒子植入术补充治疗，定期复查。2014-04-23 复查 CT，肝右叶近包膜处另见小结节灶；2014-10-30 复查 CT 肝右叶近包膜处小结节灶增大、增多，肝左叶出现不规则低密度灶；于 2014-11-01 对小结节灶行 ^{125}I 粒子放射治疗；于 2014-11-16 行肝左叶病灶引流术；2014-12-25、2015-03-11 复查 CT 提示病灶较前减小，目前患者仍存活。

【附图说明】

A. 2013-10-23 行腹部增强 CT 显示肝脏右叶占位，肝门结构受压；

B. 第 1 次 TACE 后 1 个月行腹部 CT 检查，示病灶部分区域见高密度碘化油沉积影，肿瘤较前缩小；

C. 第 1 次 TACE 后 2 个月腹部 CT 示病灶大部分区域见高密度碘化油沉积影，肿瘤缩小；

D. 2014-02-18 患者腹部 CT 病灶大部分区域见高密度碘化油沉积影，较前变化不大；

E. 为进一步治疗，于 2014-02-24 行 CT 引导下 ^{125}I 粒子植入术；

F. 2014-03-27 增强 CT 示病灶内高密度碘化油沉积良好，边缘见数个高密度粒子影，未见异常强化灶；

G. 2014-04-23 复查 CT，与前片变化不显著，肝右叶近包膜处另见小结节灶；

H. 2014-06-06 复查 CT，与前片变化不显著，肝右叶近包膜处小结节灶较前增大；

I. 2014-07-31 复查 CT，与前片变化不显著，肝右叶近包膜处小结节灶较前增大、增多；

J. 2014-09-26 复查 CT 与前片（2014-07-31）变化不大；

K. 2014-10-30 复查 CT 与前片（2014-07-31）变化不大，肝左叶出现不规则低密度灶；

L. 2014-11-01 对肝右叶近包膜处小结节灶行 ^{125}I 粒子治疗；

M. 2014-11-16 行肝左叶肝脓肿引流术；

N、O. 分别于 2014-12-25、2015-03-11 复查 CT 提示病灶较前减小。

【病例分析】

该患者肝内多发病灶，失去手术机会，符合微创联合治疗原则。患者经 1 次 TACE、

2 次 ^{125}I 放射性粒子植入。术后复查腹部 CT，提示肿瘤明显缩小。说明 ^{125}I 粒子植入术明显提高了单纯 TACE 治疗效果。

典型病例四十七

例 2-3-10（图 2-3-10）

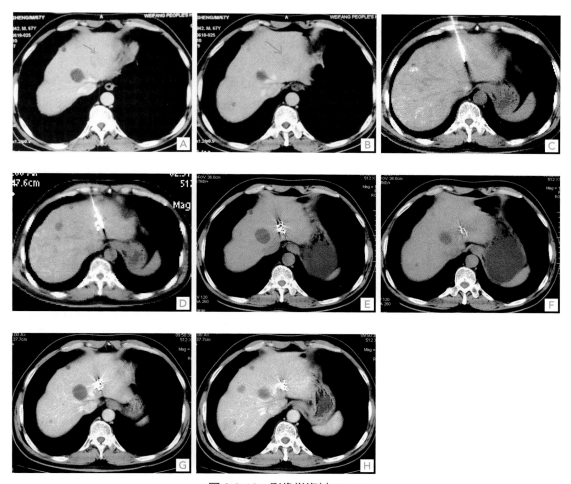

图 2-3-10　影像学资料 A～H

【病史】

患者，男性，68 岁，上腹部疼痛不适 3 个月，诊断为肝癌半个月，既往肝硬化 6 年，AFP 695μg/L。

【治疗经过及随访】

患者行超选择 TACE 术 1 次，3 天后给予 ^{125}I 粒子植入术治疗 1 次，定期复查，术后 6 个月复查 CT 示肿瘤缩小，术后 18 个月复查 CT，提示病灶达 CR，未见新发病灶，目前患者继续随访中。

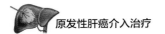

【附图说明】

A、B. 腹部强化 CT 见肝内肿块弱强化；

C、D. 行 TACE 后肿瘤内碘化油无沉积，遂行 ^{125}I 放射性粒子植入术；

E、F. ^{125}I 粒子植入术后 6 个月复查 CT 见病灶区高密度粒子影，病灶较前缩小；

G、H. ^{125}I 粒子植入术后 18 个月复查 CT，病灶达 CR。

【病例分析】

该患者肝硬化严重，失去手术机会，符合微创联合治疗原则。患者行 TACE 后碘化油无沉积，遂行 ^{125}I 粒子植入术，临床疗效显著。本病例意在向读者介绍，乏血供肝癌在 TACE 治疗效果不著时，可以选择 ^{125}I 放射性粒子植入术。

典型病例四十八

例 2-3-11（图 2-3-11）

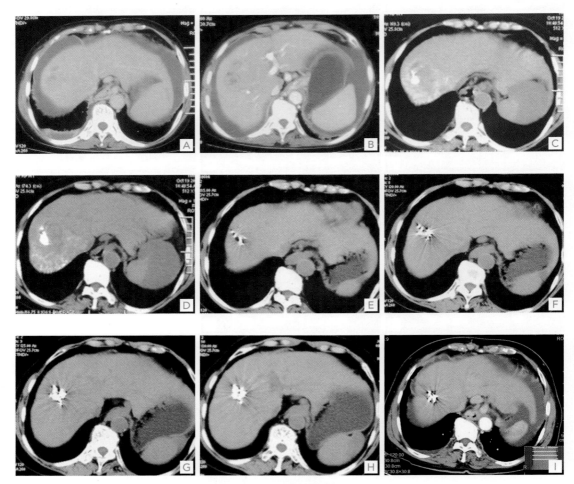

图 2-3-11　影像学资料 A～I

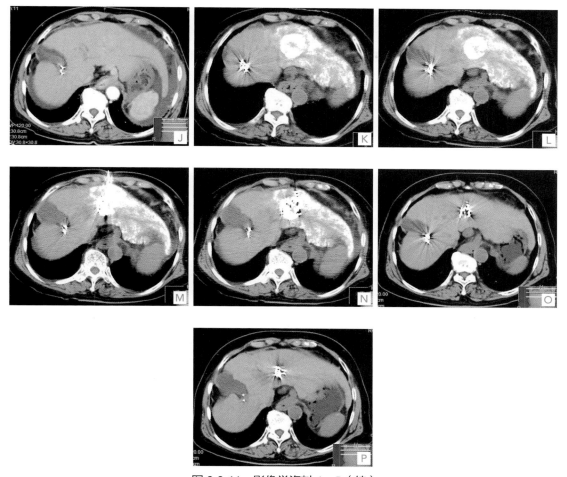

图 2-3-11　影像学资料 J～P（续）

【病史】

患者，男性，72 岁，腹部疼痛不适 5 个月，行上腹部 CT 平扫 + 强化、AFP 升高，诊断为肝癌。

【治疗经过及随访】

行 TACE 治疗后 1 个月复查发现碘化油沉积欠佳，再次行 TACE 术，碘化油沉积仍欠佳。对残存病灶行 ^{125}I 粒子植入术。^{125}I 粒子植入术后 8 个月复查肿瘤较前缩小。3 年后因腹胀不适再次入院，复查肝左叶出现新病灶，原粒子植入处无复发。对肝左叶新发病灶行 TACE 联合 ^{125}I 粒子植入术。第 2 次 ^{125}I 植入术后 8 个月复查病灶无活性增强，继续随访中。

【附图说明】

A、B. 患者行腹部 CT 平扫 + 增强显示肝脏多发占位；

C、D. 患者行 2 次 TACE 术后，复查 CT 示病灶少部分区域见高密度碘化油沉积影，碘化油沉积欠佳；

E、F. 对残存病灶行 ^{125}I 粒子植入术；

G、H. 2014-02-18 患者行 ^{125}I 粒子植入术后 8 个月复查 CT，病灶区见数个高密度粒

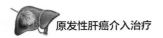

子影，肿瘤较前缩小；

　　I、J. 3 年后因腹胀不适复查 CT 示肝左叶出现新病灶，原粒子植入处无复发；

　　K、L. 对肝左叶新发病灶行 TACE 术后 CT 示病灶内大部分高密度碘化油沉积影；

　　M、N. 对肝左叶新发病灶 TACE 术后行 ^{125}I 粒子植入补充治疗；

　　O、P. 患者于第 2 次 ^{125}I 植入术后 8 个月复查 CT，见高密度粒子影，病灶无活性增强。

【病例分析】

　　该患者肝内多发病灶，失去手术机会，患者经 3 次 TACE、2 次 ^{125}I 放射性粒子植入。术后复查腹部 CT，提示肿瘤明显缩小。TACE 联合 ^{125}I 放射性粒子植入治疗 HCC 可明显提高 HCC 的治疗效果。

第五节　TACE 联合放疗

　　自 20 世纪 50 年代就有肝癌放射治疗有效的报道，但由于放疗技术欠佳以及放疗极易发生放射性肝损害（radiation-induced liver disease，RILD），严重者会导致肝衰竭甚至死亡，所以应用较少。20 世纪 70 年代曾有外照射联合 TACE 治疗 HCC 的 Ⅰ、Ⅱ期临床研究，以评估其安全性及毒副作用。但由于肝脏正常组织放疗耐受性差，常导致 RILD，无法有效提高肿瘤区放疗剂量，影响了治疗效果。近些年来，随着计算机、放疗、影像技术的发展，三维适形放疗（3D-CRT）技术也得到了充分的发展，精确性和准确性也有了提高，使高剂量照射区域和肿瘤的立体形态完全一致，能给肿瘤很高的放射剂量，而降低对肿瘤周围正常组织的剂量。

一、病例选择

1. 适应证

（1）病理或临床诊断为 HCC。

（2）HCC 无法手术切除者或切除术后复发者。

（3）肝癌病灶范围较局限，适合于介入后放疗。

（4）肝硬化不明显，肝功能为 Child-Pugh A 或 B 级。

（5）瘤体占肝体积 70% 以下。

（6）无心、脑、肾等重要器官的功能障碍。

（7）一般情况可，功能状态卡氏评分（KPS）>70。

（8）无肝内及远处转移。

2. 禁忌证

（1）既往有放疗史。

（2）肝功能分级 Child-Pugh C 级。

（3）弥漫性肝内病变。

（4）有严重的内科疾病无法完成放疗计划者。

（5）顽固性黄疸，难治性大量腹水、肝外转移。

（6）肝硬化明显，脾功能亢进，三系血象均低于正常者。

（7）有上消化道出血或出血倾向者。

（8）肝性脑病至肝昏迷表现者。

（9）严重心、脑、肾等重要器官的功能障碍。

（10）一般情况差，KPS<40。

（11）怀孕及哺乳期妇女。

二、操作技术

目前国内外常用先行 TACE 后行 3D-CRT 序贯联合治疗 HCC。

1. TACE 治疗 HCC 具体操作技术、栓塞终点的判断及并发症处理等详见第二篇第一章第一节。

2. 一般 TACE 治疗 1~3 次，两次间隔 4~6 周，最后一次 TACE 治疗结束后 4~8 周检查血分析、肝功能、肾功能，结果正常再予 3D-CRT 治疗。

3. 行 CT 扫描定位，通过三维适形治疗系统，由放射科治疗科医师与放射诊断科医师勾画靶区和危及器官。根据肝脏随呼吸的活动幅度确定计划靶体积，通过剂量体积直方图（DVH）、等计量线图、云图综合评价，确定最优治疗计划。放疗结束后 1 月复查 CT，必要时 TACE 重复治疗。具体详见第一篇第二章第四节。

三、疗效评价

1. **影响疗效的因素**　常见的有肿瘤大小、肿瘤分期、肝硬化程度、门脉内癌栓的部位、Child 分级、AFP 水平、TACE 次数、化疗药物及剂量、放疗剂量、GTV 等。

2. **疗效的判定**　疗效判定根据生存指标及客观缓解指标。生存指标包括中位生存时间和生存率。客观缓解包括完全缓解、部分缓解、稳定和进展。依据 mRECIST 推荐的实体瘤客观疗效评价标准。详见本章第四节。

3. **疗效**　Chen 等对 20 例 HCC 患者制定了 3 套不同的计划，得出对于直径 > 8cm 的大肝癌，3D-CRT 比 IMRT 和 RA 能够保留更多的正常肝脏不受照射，即 3D-CRT 对肝功能损伤相对小。Park 等分析 158 例 HCC 接受 3D-CRT 后的剂量效应关系，结果显示：靶区照射剂量 <40Gy、40~50Gy、>50Gy 的有效率分别为 29.12%、68.16%、77.11%。Liu 等通过 44 例不适合行 TACE 或 TACE 治疗失败的不可切除的 HCC 患者，给予 3D-CRT 治疗后有效率为 61.4%；1、2、3 年的生存率分别为 60.5%、40.3%、32.0%。国内外报道 3D-CRT 对 PVTT 也有一定的疗效，较单纯介入治疗提高了局部控制率。曾昭冲等对 103 例肝癌伴 PVTT 患者进行 36~60Gy（中位数 50Gy）放疗，并与同期 114 例未接受外照射的介入治疗组进行对比，其结果显示治疗组癌栓 CR 达 31.1%、PR 达 24.3%、SD 为 38.8%、PD 为 5.8%，1 年 OS 为 37.1%（介入治疗组为 11.4%）。Yamada 等 2001 年报道 TACE 联合 3D-CRT 治疗不能手术肝癌伴门静脉第一分支癌栓 8 例，TACE 后第 10~14 天开始 3D-CRT 治疗，3~6 个月随访 3 例癌栓完全消退，5 例凸向门静脉主干癌栓有缩小。Tang 等比较肝癌伴 PVTT 患者接受 3D-CRT（185 例）治疗与手术（186 例）治疗的疗效，得出 3D-CRT 组患者生存获益明显大于手术组。吴志军的研究得出的结论为 TACE 联合 3D-CRT 与手术治疗 HCC 伴 PVTT 的疗效相近。

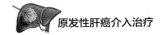

四、结语

TACE 已经成为不能手术切除的中晚期 HCC 的主要治疗方法，然而大多数 HCC 的血供十分丰富，TACE 后易形成侧支循环，单纯 TACE 治疗难以彻底消除全部病灶，即使多次重复仍有肿瘤组织细胞残存，难以达到根治，影响远期疗效。随着放疗和影像技术的发展，3D-CRT 技术在 HCC 中应用也逐渐得以完善和发展。

研究证明 TACE 联合 3D-CRT 体现了放化疗在局部治疗中的结合，巩固了 TACE 的效果，减少残余肿瘤细胞的存在，提高近期缓解率，延长了患者的局部控制率及远期生存率。再者，对于 HCC 伴 PVTT 的病例，TACE 联合 3D-CRT 疗效确切。但目前 TACE 和 3D-CRT 的序贯问题及放疗采取常规分割还是大分割放疗模式存在争议。HCC 的治疗要注重综合治疗的配伍，特别需要的是规范化、个体化的治疗方案，才有可能进一步提高中远期疗效。尚需要多中心、前瞻性、随机分组临床研究，力求更高的循证医学证据后才能得以推广。

典型病例四十九

例 2-3-12（图 2-3-12）

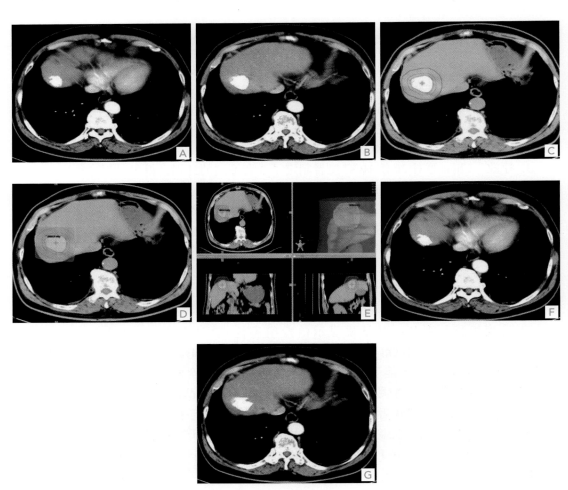

图 2-3-12　影像学资料 A～G

【病史】

患者，男性，80 岁，诊断为 HCC 1 个月，既往肝硬化 6 年，AFP 为 895μg/L。

【治疗经过及随访】

患者行超选择 TACE 1 次，1 月后给予 3D-CRT 治疗 25 次，共 50Gy，定期复查，术后 3 个月复查 CT 示肿瘤缩小，未见新发病灶，目前患者继续随访中。

【附图说明】

A、B. TACE 术后复查 CT 见病灶高密度碘化油沉积；

C～E. 1 月后制订放疗计划，给予 3D-CRT 25 次，共 50Gy；

F、G. TACE 术后 3 个月复查 CT 见病灶区高密度粒子影，病灶较前缩小，肿瘤无增强。

【病例分析】

该患者肝硬化，年龄大，体质差，失去手术机会，符合以 TACE 为主的微创联合治疗原则。TACE 治疗 1 个月后给予 3D-CRT，3D-CRT 后 3 个月复查 CT 示肿瘤缩小，说明 3D-CRT 为有效而可行的非手术治疗方法。

第六节　三种介入治疗的联合

2012 年最新公布的《中国肿瘤登记年报》提示，HCC 的发病率在所有恶性肿瘤中居第 4 位，病死率继续居第 2 位。我国 HCC 患者多在肝炎、肝硬化基础上进展而来，起病隐匿，确诊时患者大部分已达中晚期，据统计仅约 20% 的 HCC 患者适合外科手术切除，切除后 5 年生存率为 31%～56%。而 TACE、RFA、MWA、冷冻消融、^{125}I 粒子植入等微创治疗在肝癌治疗领域日益起着举足轻重的作用。随着微创治疗技术的进展，为提高 HCC 患者生存率、降低术后不良反应，各种微创技术的联合治疗逐渐被接受。

研究表明，对于肿瘤直径小于 2cm（BCLC 分类属于极早期）的 HCC，RFA 可作为目前一线治疗方案。对于不适合外科手术切除的早期 HCC（单个或多达 3 个结节，直径 ≤ 3cm），TACE、MWA 也是良好的治疗选择。而对于直径大于 3cm 的肿瘤，需以 TACE 为主的联合治疗模式。本章前五节内容讲述了 TACE 联合其他技术治疗 HCC 的疗效，联合治疗组在肿瘤完全坏死率、有效率、远期生存率及局部控制率上都高于单纯 TACE 组。但两者联合仍有一定比例的肿瘤达不到完全坏死，可引起肿瘤的转移或复发，影响远期疗效，尤其是对于直径 >5cm 的肿瘤，这就需要三种及以上介入治疗技术的联合。

目前国内外三种及以上介入治疗技术联合治疗 HCC 的研究甚少。季勇等人行联合三种技术治疗 HCC15 例，其先给予热灌注 TACE，治疗后 2～4 周在 CT 引导下行 RFA，RFA 结束前对已行 RFA 的病灶给予 ^{125}I 粒子植入治疗（处方剂量 60Gy），术后 1 个月的增强 CT 检查示肿瘤完全坏死率为 96%，近期疗效显著。这是国内外三重介入技术联合治疗 HCC 的新尝试。但因病例有限，随访时间短，TACE、RFA 联合 ^{125}I 粒子植入三重技术联合治疗的长期临床疗效也需要进一步的观察。

戴圣斌等对 3D-CRT 联合 ^{125}I 粒子植入治疗经 TACE 效果欠佳的巨块型 HCC10 例（直径 7.17～13.11cm）疗效观察中，临床有效率为 60%，疾病控制率为 90%，6 个月、12 个月的生存率分别为 50%、20%。我院在 2011 年 1 月～2013 年 5 月间对 20 例无法手术切除的 HCC（直径 5～12cm）行 TACE、^{125}I 粒子植入联合 3D-CRT 疗效观察，经 1～3 次 TACE，术后间

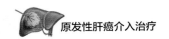
隔 2~4 周行 ^{125}I 粒子植入术，粒子植入术后 4~6 周再行 3D-CRT（处方剂量 50Gy），治疗结束 2 个月复查 CT，临床有效率为 75%，疾病控制率为 85%，6、12、18 个月的生存率分别为 85%、75%、20%。TACE、^{125}I 粒子植入、3D-CRT 联合治疗效果显著，推测原因可能为：① TACE 在治疗主要肿瘤的同时，对子灶或肝内扩散的小病灶有较好的治疗作用。② TACE 的栓塞作用能有效地减少肿瘤区的血供，在此基础上再行 ^{125}I 粒子植入，将减少治疗过程中的出血，提高了 ^{125}I 粒子植入位置的准确性，保护了正常组织。③ ^{125}I 粒子释放的射线可以杀灭肿瘤细胞，抑制肿瘤的再生繁殖，还能够克服 TACE 碘化油沉积不良和多次重复治疗等缺点。④ ^{125}I 粒子治疗效果与放射性粒子在肿瘤内的分布有关，如果放射性粒子分布不均匀，则可能因肿瘤局部照射量不足，出现剂量上的"冷点"，可导致肿瘤复发或转移。⑤ 3D-CRT 可以杀死"冷点"区域肿瘤细胞，在 TACE、^{125}I 粒子植入基础上进一步杀伤肿瘤细胞，提高肿瘤局部控制率，降低肿瘤的转移或复发。⑥ HCC 属于放射敏感肿瘤，由于肝脏邻近胃、肠管及肾脏等重要脏器，故 3D-CRT 的剂量只能控制在 55Gy 以下，很难达到根治剂量，而 ^{125}I 粒子持续释放的高剂量射线又弥补了 3D-CRT 的不足，相辅相成。两者研究结果都表明 TACE、^{125}I 粒子植入和 3D-CRT 三者联合治疗无法手术切除的 HCC 疗效好、无严重并发症、操作性好，进一步拓展了晚期巨块型 HCC 的治疗选择。但样本量少，随访时间短，缺少可作对比研究的临床资料，为验证结论尚需大样本、多中心、前瞻性随机对照研究。

　　总之，随着各种微创治疗肝癌技术的发展，对于无手术机会或者不能耐受手术治疗的 HCC 患者，在考虑单独一种或两种微创治疗疗效不佳时，应当考虑多种微创治疗的相互联合治疗，并根据不同治疗技术的原理，进行有效的结合。

典型病例五十

例 2-3-13（图 2-3-13）

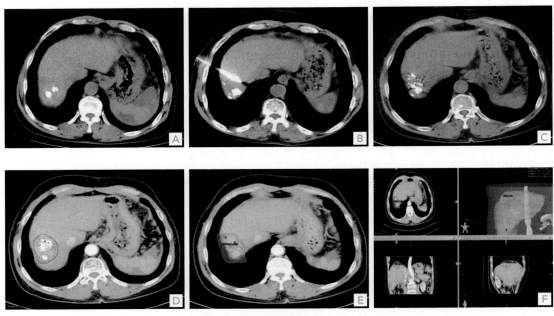

图 2-3-13　影像学资料 A~F

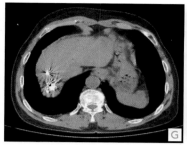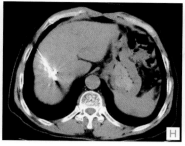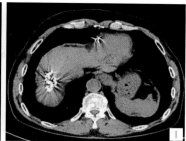

图 2-3-13　影像学资料 G～I（续）

【病史】

患者，男性，69 岁，确诊为 HCC 伴肝硬化 2 个月，行 TACE+ 部分性脾动脉栓塞术治疗 1 次。

【治疗经过及随访】

行 TACE 术后 1 个月复查发现碘化油沉积欠佳，病灶内行 ^{125}I 粒子植入术。粒子植入术后 2 个月行 3D-CRT（50Gy/25f）补充治疗。放疗 5 周后查 CT 示肝右叶见片状低密度灶，对肝右叶的片状低密度灶行 ^{125}I 粒子植入术。于第 2 次 ^{125}I 植入术后 2 个月复查 CT，肝右叶片状低密度灶明显缩小，病灶无活性增强。

【附图说明】

A. 患者 TACE 术后腹部 CT 显示碘化油沉积欠佳；

B. 病灶内行 ^{125}I 粒子植入术；

C. 粒子植入术后 2 个月复查 CT 见高密度碘化油沉积影及多发粒子影；

D～F. 扫描、定位及制定计划行 3D-CRT（50Gy/25f）补充治疗；

G. 放疗 5 周后查 CT 示肝右叶片状低密度灶，边界欠清，内见高密度碘化油沉积影及多发粒子影；

H. 对肝右叶见片状低密度灶行 ^{125}I 粒子植入术；

I. 患者于第 2 次 ^{125}I 植入术后 2 个月复查 CT，肝右叶片状低密度灶明显缩小，内见高密度碘化油沉积影及多发粒子影，病灶无活性增强。

【病例分析】

该患者经 TACE、^{125}I 放射性粒子植入术、3D-CRT 联合治疗，腹部 CT 随访提示肿瘤明显缩小。说明三者的联合治疗可提高肿瘤局部控制率。

典型病例五十一

例 2-3-14（图 2-3-14）

【病史】

患者，男性，69 岁，确诊为肝癌伴肝硬化 2 个月，行 TACE+ 部分性脾动脉栓塞术治疗 1 次。

【治疗经过及随访】

行 TACE 治疗后 1 个月复查发现碘化油沉积欠佳，病灶内行 ^{125}I 粒子植入术。粒子植入术后 3 个月行 3D-CRT（50Gy/25f）补充治疗。3D-CRT 后 5 周查 CT 见肝内多发大小不等类圆形异常密度灶，再次行 TACE 联合 ^{125}I 粒子植入术。目前肿瘤稳定。

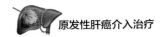

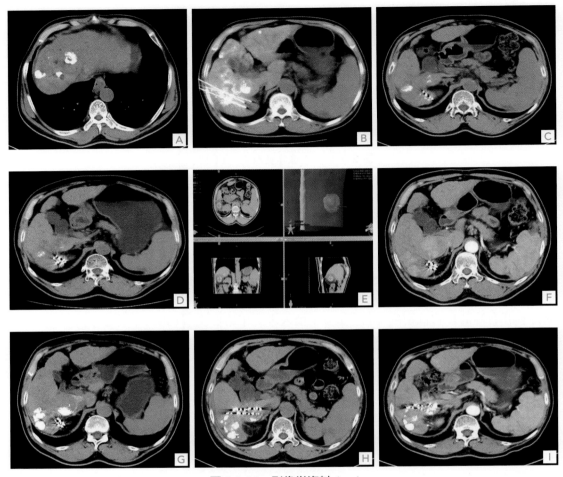

图 2-3-14　影像学资料 A～I

【附图说明】

A. 患者 TACE 术后腹部 CT 显示肝内多发大小不等类圆形低密度灶，病灶部分区域高密度碘化油沉积；

B. 病灶内行 ^{125}I 粒子植入术；

C. 粒子植入术后 1 个月复查 CT 见肝内多发大小不等类圆形低密度灶，病灶部分区域高密度碘化油沉积，与前无明显变化。肝右叶类圆形病灶内见高密度粒子影；

D. 粒子植入术后 2 个月复查 CT 同前；

E. 病灶部分区域行 3D-CRT；

F. 患者于 3D-CRT 后 5 周复查 CT，见肝内多发大小不等类圆形异常密度灶，肝右叶类圆形病灶内见高密度粒子影；

G. 患者行第 2 次 TACE 术后查 CT 肝内多发大小不等类圆形异常密度灶，病灶部分区域高密度碘化油沉积，肝右叶类圆形病灶内见高密度粒子影；

H. 针对病灶再次行 ^{125}I 粒子植入，术后查 CT 同前，病灶区域高密度碘化油沉积范围增大，肝右叶类圆形病灶内见高密度粒子增多；

l. 第 2 次 ^{125}I 粒子植入术后 1 个月查 CT 同前无明显变化。

【病例分析】

该患者经 2 次 TACE、2 次 ^{125}I 放射性粒子植入术、3D-CRT 联合治疗。复查腹部 CT，肿瘤反复复发，经三者联合治疗后肿瘤目前稳定。

第七节 介入联合索拉非尼治疗

一、索拉非尼（Sorafenib）

（一）产品简介

商品名：多吉美，主要成分为甲苯磺酸索拉非尼。

1. 适应证 治疗不能外科手术切除的晚期肾细胞癌；治疗无法外科手术切除或伴有远处转移的 HCC。

2. 禁忌证 对索拉非尼或药物的非活性成分有严重过敏症状的患者禁用。

3. 作用机制 通过抑制细胞内多种丝 / 苏氨酸激酶和酪氨酸激酶（如 B-Raf 和 VEGFR 等）的活性而抑制肿瘤细胞生长和血管生成。

4. 不良反应 索拉非尼引起的常见不良事件包括皮疹、腹泻、血压升高，以及手掌或足底部发红、疼痛、肿胀或出现水疱。

5. 用法用量 推荐服用索拉非尼的剂量为每次 0.4g（2×0.2g）、2 次 / 日，空腹或伴低脂、中脂饮食服用。有严重不良反应时可减量为 0.4g，1 次 / 日或停药。

（二）临床经验分享

肝癌是严重威胁人民生命健康的恶性肿瘤。在我国，肝癌的发病率为 26.68/10 万（男性为 39.42/10 万，女性为 13.63/10 万），是发病率居第 2 位的肿瘤。随着射频、微波、氩氦刀、放化疗、栓塞及手术等多种治疗方法的联合治疗，肝癌患者的 5 年生存率较前明显升高。但肝癌的高转移和复发率也使这些方法的疗效有限。

索拉非尼是第一个用于治疗肝细胞癌的靶向药物，其主要通过两条途径达到抗肿瘤的作用：①作用于血管内皮生长因子受体 VEGFR-2、VEGFR-3 和血小板衍生生长因子受体 β（platelet-derived growth factor receptor β，PDGFR-β）、酪氨酸激酶而发挥抗血管生成效应；②靶向作用于 Raf/ MEK/ERK 信号传导通路中的 Raf 激酶阻断肿瘤细胞增殖、抑制凋亡。其治疗肝癌的疗效已经被二项全球多中心、随机、双盲的临床试验证实。如：欧美国家完成的 SHARP 试验显示索拉非尼组患者的生存时间为 10.7 个月，而空白对照组患者生存时间仅为 7.9 个月。亚太地区完成的 Oriental 研究中，索拉非尼组患者的生存时间为 6.5 个月，空白对照组生存时间仅为 4.2 个月。但是近年来随着索拉非尼的大量使用，越来越多的数据显示索拉非尼单药治疗肝癌的疗效并不是很满意，而且伴随出现的药物相关不良反应和药物抵抗又给治疗带来了更多的挑战，因此探索新的疗法迫在眉睫。

索拉非尼引起的不良反应包括皮肤毒性反应、胃肠道反应、全身反应、血管功能障碍等。皮肤毒性反应包括皮疹 / 脱屑、瘙痒、脱发、皮肤干燥、甲下出血等；胃肠道反应包括腹泻、恶心 / 呕吐、便秘、胃炎、出血、食欲不振等；全身不良反应包括乏力和体重减轻；心血管障碍主要指引发高血压；其他的不良反应包括声音嘶哑、发热、疼痛、口腔溃

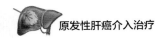

痒等。按照严重程度，每种不良反应可以分为4个不同级别。一般情况下，1级或2级不良反应为可以耐受的不良反应，而3级或4级反应则为严重的不良反应，可能对治疗的连续性有一定影响，甚至使患者的体能状态更差。但有研究提出索拉非尼最重要的不良反应为手足皮肤反应，并与预后相关。国内罗小宁等的研究也提示，随着不良反应严重程度的增高，患者生存时间显著延长。所以对于患者出现的不良反应要尽早、及时、对症治疗，有助于提高患者的依从性，确保治疗的连续性。

近年有研究报道索拉非尼联合其他治疗方法可以提高单药疗效，联合治疗成为大家关注的焦点。目前关于索拉非尼联合治疗的研究几乎涉及肝癌治疗的各个阶段，包括索拉非尼联合其他生物制剂或化疗药，也有索拉非尼联合射频治疗或肝脏切除，但仍然以索拉非尼联合TACE为主。

TACE治疗肝癌的正向作用为通过局部化疗及栓塞肿瘤血管床及载瘤动脉达到使肿瘤缺血、缺氧，促使肿瘤组织的坏死。但是TACE在治疗肝癌的同时不可避免的出现其负向作用，包括：反复的TACE治疗及化疗药物加重了肝脏损害；TACE治疗后肿瘤侧支循环供血影响了肝脏介入治疗后的疗效；TACE治疗后由于局部缺血、缺氧促进了VEGF的活化，使肿瘤易复发和转移。基于TACE及索拉非尼单方法治疗肝癌的局限性及各自的作用机制，两者联合达到了互补。Dufour等的试验则证实了接受TACE治疗的患者口服索拉非尼后，其血清中的VEGF上升可被有效抑制（术前93ng/L，术后67ng/L），从而减少了肿瘤的复发及转移，延长TACE的治疗周期。

二、TACE（详见第二篇第一章第一节）

典型病例五十二

例2-3-15（图2-3-15）

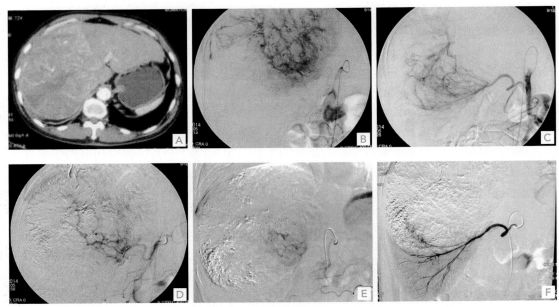

图2-3-15　影像学资料A～F

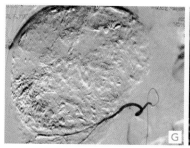
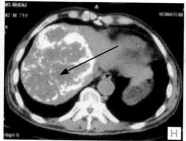
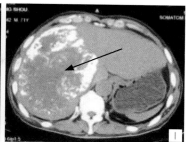

图 2-3-15 影像学资料 G ~ I（续）

【病史】

男性患者，71 岁，肝区疼痛不适伴进食后恶心 20 天，既往乙肝病史 30 年，HBV-DNA 2.68×10 拷贝 /mL，AFP 11.7μg/L，ALT 49u/L，AST 77u/L，既往抗病毒治疗。

【治疗经过及随访】

患者经第 1 次 TACE 术后 1 天开始口服索拉非尼，剂量为 400mg，口服，2 次 / 日。患者无明显不良反应。3 周后行第 2 次 TACE 可见碘化油沉积良好，肿瘤供血减少，未见新生载瘤动脉。第 2 次 TACE 后 1 月复查上腹部 CT 显示肝内肿瘤中间可见大面积缺血坏死区。

【附图说明】

A. 上腹部强化 CT 检查示肝右叶单发巨大占位，供血丰富；

B ~ D. 第 1 次 TACE，栓塞碘化油集聚良好；

E ~ G. 3 周后行第 2 次 TACE，可见碘化油沉积良好，肿瘤供血减少，未见新生载瘤动脉；

H、I 第 2 次 TACE 后 1 个月复查上腹部 CT 显示肿瘤内可见大面积缺血坏死区（箭头）。

【病例分析】

本患者为肝右叶巨大肿瘤，门静脉右支受侵，肝功能分级 A 级，BCLC 分期为 C 期，已失去手术机会。选择给予索拉非尼 +TACE 治疗，首次 TACE 碘化油剂量为 25ml，栓塞后造影可见肿瘤仍有供血。3 周后再次造影显示，肿瘤较上次栓塞后供血减少，考虑与患者口服索拉非尼有关。第 2 次 TACE 给予行完全栓塞，栓塞后造影未见肿瘤供血。术后 1 个月复查显示病灶内可见大面积缺血坏死区域。

典型病例五十三

例 2-3-16（图 2-3-16）

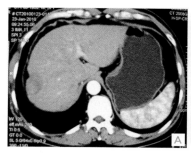
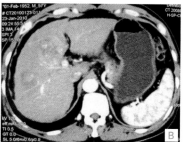

图 2-3-16 影像学资料 A、B

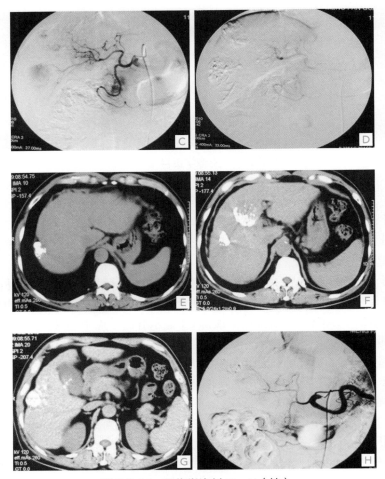

图 2-3-16　影像学资料 C~H（续）

【病史】

男性患者，62 岁。查体行超声检查时发现肝脏有多发占位病变，遂行上腹部强化 CT 检查可见肝内多发病灶，供血丰富。患者既往有乙肝病史 10 余年。

【治疗经过及随访】

患者于发现肝肿瘤后第 3 天自己开始口服索拉非尼 400mg，2 次 / 日，并行抗乙肝病毒治疗，口服索拉非尼 16 天后出现腹泻（6 次 / 日），对症治疗后症状逐渐缓解。血压无改变，手掌和脚跟出现水疱和皮疹，进行对症处理，水疱于 13 天后消退而皮疹持续 3 个月。患者于发现肝肿瘤后 1 周入院行 TACE，TACE 后 2 个月复查上腹部 CT 检查可见碘化油聚集良好。TACE 后 6 个月，常规行造影检查显示：肝内血管纤细，脾动脉增粗，未见新发病灶。

【附图说明】

A、B. 上腹部强化 CT 检查可见肝内多发病灶，供血丰富；

C、D. 患者于发现肝肿瘤后 1 周入院行 TACE 治疗，术中给予行碘化油栓塞；

E~G. 术后 2 个月复查上腹部 CT 检查可见碘化油聚集良好；

H. TACE 后半年，常规行造影检查显示：肝内血管纤细，脾动脉增粗，未见新发病灶。

【病例分析】

本患者为肝内多发病灶，由于患者及家属拒绝行穿刺病理检查，无病理学诊断。患者 Child-Pugh 评分 A 级，BCLC 分期 B 期、ECOG 评分 0 分。患者肝内多发病灶，无手术适应证。选择给予 TACE+ 索拉非尼治疗。本患者发现肝肿瘤第 3 天口服索拉非尼，后行 TACE 治疗。并在 TACE 期间未停止口服索拉非尼。患者于 TACE 后 6 个月再次造影可见肝动脉供血较前明显较少，肿瘤未再染色。

第八节　介入治疗联合手术切除

一、外科切除手术

外科切除手术是肝癌特别是早期肝癌最重要的根治手段。1888 年，Langenbuch 成功施行了第一例肝切除术。从而开启了外科手术在肝癌局部治疗的先河。经过 100 多年的发展，特别是非接触分离技术（经肝前入路法和绕肝提拉技术）及腹腔镜等外科手术技术的发展，降低了术后复发率，延长了患者的生存期。目前肝癌的外科手术主要包括肝切除术和肝移植术。其中肝切除术包括姑息性切除和根治性切除。

（一）肝切除术

1. 肝切除标准（图 2-3-17）

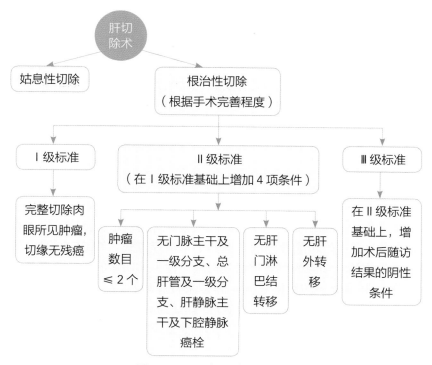

图 2-3-17　肝切除术方法分类

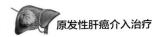

2. 适应证

（1）患者的基本条件：①一般情况良好，无明显心、肺、肾等重要脏器器质性病变。② Child-Pugh A 级，或 B 级经短期护肝治疗后恢复到 A 级。③肝储备功能（如 ICGR15）基本在正常范围以内，一般认为 ICGR15 < 14%，可作为安全进行肝大块切除术而肝功衰竭发生概率低的界限。④无不可切除的肝外转移性肿瘤。

（2）根治性肝切除的局部病变：①单发肝癌，表面较光滑，周围界限较清楚或有假包膜形成，受肿瘤破坏的肝组织 <30%，或受肿瘤破坏的肝组织 >30% 但无瘤侧肝脏明显代偿性增大达到标准肝体积的 50% 以上。②多发性肿瘤，结节 < 3 个，且局限在肝脏的一段或一叶内。

（3）姑息性肝切除的局部病变：① 3 ~ 5 个多发肿瘤，超越半肝范围者，多处局限性切除。②肿瘤局限于相邻 2 ~ 3 个肝段或半肝内，无瘤肝组织明显代偿性增大达到标准肝体积的 50% 以上。③肝中央区（中叶或Ⅳ、Ⅴ、Ⅷ段）肝癌，无瘤肝组织明显代偿性增大达到标准肝体积的 50% 以上。④肝门部有淋巴结转移者，切除肿瘤的同时行淋巴结清扫或术后治疗。⑤周围脏器受侵犯者一并切除。

（4）腹腔镜肝切除术的适应证：孤立性癌灶，直径 <5cm，位于 2 ~ 6 肝段。

3. 禁忌证

（1）心肺功能差或合并其他重要器官系统严重疾病，不能耐受手术者。

（2）肝硬化严重，肝功能 Child-Pugh C 级。

（3）已经存在肝外转移。

（二）肝移植术

肝移植的选择标准主要有米兰标准（单个肿瘤直径 ≤ 5cm；多发肿瘤数目 ≤ 3 个、最大直径 ≤ 3cm；不伴有血管及淋巴结的侵犯）、UCSF 标准（单个肿瘤直径 ≤ 6.5cm；肿瘤数目 ≤ 3 个、最大直径 ≤ 4.5cm、总的肿瘤直径 ≤ 8cm；不伴有血管及淋巴结的侵犯）、Pittsburgh 标准（无大血管侵犯、淋巴结受累及远处转移）。目前国内无统一的标准，已有多家单位和学者提出了不同的标准，包括上海复旦标准、杭州标准、华西标准和三亚共识等。2011 年 NCCN 原发性肝癌诊疗规范更倾向于 UCSF 标准。

二、临床文献分享

肝癌是目前最常见恶性肿瘤之一，手术切除仍是目前首选的治疗方法。但大多数患者就诊时已经到了肿瘤中晚期，失去手术切除的机会。有报道示肝癌确诊时中晚期肝癌占到 70.1%。目前 TACE 是不可切除肝癌的首选非手术治疗方式。TACE 可缩小肝癌的临床分期，使部分本无法根治性切除的患者重新获得根治性手术切除的机会。但 TACE 的远期疗效较差，主要因为肝癌中央的血供 90% ~ 95% 来自肝动脉，而其周边小肝癌及子结节则以门静脉供血为主。肝癌周边的小肝癌及在肝内沿门静脉系统播散的癌微小转移灶，是导致复发的重要原因。因此 TACE 联合外科手术能显著降低 HCC 术后复发率，提高远期疗效。

对于不能手术切除的 HCC 先行 TACE 治疗，经减瘤后获得手术机会，此综合治疗模式已获得认可。但对于可切除肝癌术前是否行联合 TACE 治疗，尚有争议。樊嘉等学者主张，能 1 期切除的肝癌应先行手术切除，而不提倡先介入再手术。但主张先介入治疗后手术切除的 Rose 认为，TACE 既是治疗，也是检查，通过造影可以明确肝内癌灶体积、范围、血液供应和有无子灶；TACE 可消灭肝内微小癌灶，使较大癌灶缩小，为提高手术切除率和手术疗效提供保障。王天浩的研究显示：TACE 组和非 TACE 组术后 1、3 和 5 年生存率分别为 65.60%、43.00%、30.70% 和 52.90%、30.60%、25.10%，中位生存时间分别为 24 和 15 个月，两组无统计学差异（P=0.214）。但按高危因素分层后生存率比较：对于不存在癌残留高危因素的巨块型肝癌，TACE 组与非 TACE 组生存曲线无统计学差异（P=0.717）；而对于存在癌残留高危因素的巨块型肝癌，TACE 组与非 TACE 组，生存曲线有统计学差异（P=0.027）。肝癌术后是否行 TACE 治疗亦存在争议，奚韬等的研究表明手术后行预防性 TACE 可明显降低术后 1 年和 2 年内的复发率，但对远期（大于 2 年）复发率无明显降低作用。也有报道手术有导致肿瘤细胞脱落播散的机会，故术后辅以 TACE 治疗是安全、合理的防治复发的方法，可望降低术后复发率，亦可早期发现残癌并早期治疗，提高术后生存率。但仍有学者提出反对意见，认为术后 TACE 可明显抑制机体的免疫系统，术后患者正处于一个免疫功能较为低下的状态，TACE 有可能进一步降低患者的免疫功能，从而促进了肿瘤的复发。目前，大部分学者认为术后行 TACE 治疗，能够延缓肿瘤复发时间，特别是对于存在癌残留高危因素的患者，术后可常规行 TACE 治疗。

典型病例五十四

例 2-3-17（图 2-3-18）

【病史】

男性患者，46 岁，查体时超声检查发现肝内占位，上腹部强化 CT 检查示：肝右叶巨大占位，大小约 8cm×9.5cm，动脉期供血丰富。

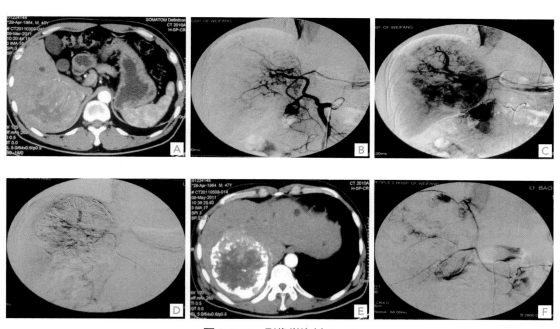

图 2-3-18　影像学资料 A ~ F

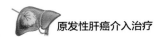

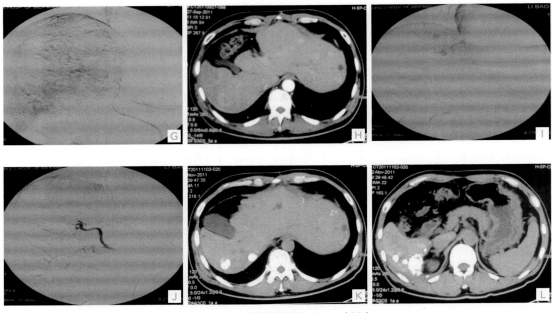

图 2-3-18　影像学资料 G～L（续）

【治疗经过及随访】

患者行 TACE 治疗，术后 1 个月复查上腹部 CT 示肝内肿瘤周边碘油沉积良好，可见部分缺损，中心呈现低密度灶，遂行第 2 次 TACE。于第 2 次 TACE 后 3 周行外科手术切除。术后 3 个月复查 CT 时可见肝内多发供血丰富的病灶，遂行第 3 次 TACE，术中见肝左右叶均可见多发供血丰富的异常血管团，分别给予栓塞，共栓塞碘化油 10mL。第 4 次 TACE 治疗后复查 CT 显示肝内碘油沉积良好。患者一直随访至今，带瘤生存期已 4 年半。

【附图说明】

A. 患者上腹部强化 CT 可见肝右叶血供丰富的巨大占位；

B～D. TACE 治疗，造影见肝右叶巨大肿瘤血管团，栓塞良好；

E. TACE 后 1 月复查上腹部 CT 示肿瘤周边碘油沉积良好，可见部分缺损，中心呈现低密度灶；

F、G. 给予第 2 次 TACE；

H. 第 2 次 TACE 后 3 周行外科切除。术后 3 个月复查 CT 时可见肝内多发供血丰富病灶；

I、J. 第 3 次 TACE，造影见肝左右叶均有多发供血丰富的异常血管团；

K、L. 第 3 次 TACE 后复查 CT 显示肝内碘油沉积良好。

【病例分析】

本患者为肝右叶巨大肿瘤，肝功能分级 A 级，BCLC 分期为 B 期，已失去手术机会。给予 TACE 治疗 2 次后，病变较前缩小，患者各项检查符合手术指征，遂行外科手术切除。患者术后 3 月复查发现肝内多发转移灶，限期行第 3 次 TACE 治疗，肿瘤控制理想。本例患者术前 TACE 减瘤获得手术机会，术后复发行 TACE 治疗多发小病灶，通过 TACE 联合手术治疗使患者获益。

例 2-3-18（图 2-3-19）

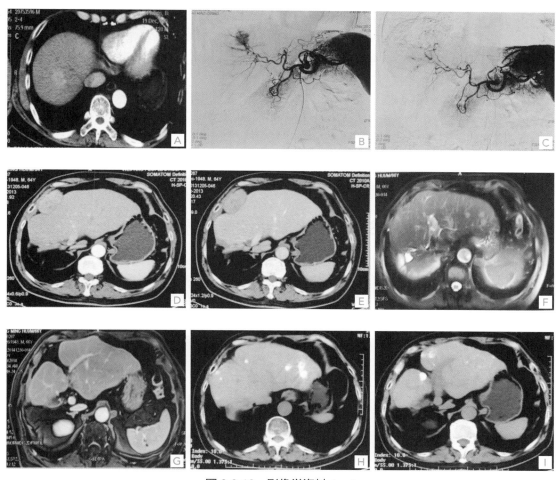

图 2-3-19　影像学资料 A～I

【病史】

男性患者，59 岁，查体发现肝内占位，行 CT 检查示肝内近膈顶处可见明显强化的占位，患者初诊时拒绝外科手术切除。

【治疗经过及随访】

患者行 TACE 治疗，TACE 后复查 CT 显示肿瘤内碘油沉积良好。后患者每半年复查。直至 6 年后上腹部 CT 检查示肝内碘油消失，并发现新发病灶，轻至中度强化，遂行手术切除，术后病理示：肝癌肝内转移。术后 1 年复查上腹部 MR 示肝内多发转移灶，遂再次行 TACE 治疗，并开始口服索拉非尼治疗。TACE 治疗后复查上腹部 CT 检查示碘油沉积良好。患者现在口服索拉非尼，每 3 个月复查上腹部 CT。病情稳定，到现在患者已带瘤生存 8 年余。

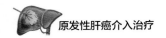

【附图说明】

A. 腹部强化 CT 检查示肝内近膈顶处可见明显强化的占位；

B、C. 第 1 次行 TACE 治疗，造影可见明显肿瘤染色；

D、E. 第 1 次 TACE 治疗 6 年后上腹部 CT 检查示肝内碘油消失，并发现新发病灶，轻至中度强化；

F、G. 手术切除术后 1 年复查上腹部 MR 示肝内多发转移灶遂行第 2 次 TACE 治疗；

H、I. 第 2 次 TACE 后复查上腹部 CT 检查示碘油沉积良好。

【病例分析】

本患者为肝右叶小肿瘤，患者有手术机会，但因患者初诊时拒绝手术治疗，遂行 TACE 治疗，栓塞后碘化油沉积良好，故未给予行射频等进一步治疗。患者每半年复查，直至 TACE 后第 6 年发现肝内单个新发病灶，经手术切除，病理证实为肝癌肝内转移。患者术后常规复查，发现肝内多发转移灶，遂行 TACE 治疗，并结合口服索拉非尼，肿瘤控制理想。

第九节　介入多学科综合治疗模式

HCC 是我国常见的恶性肿瘤，病死率居恶性肿瘤中第 2 位，全球 50% 以上的肝癌发生在我国。我国的 HCC 患者有如下特点：大多数患者合并慢性乙型肝炎或不同程度的肝硬化，肝功能储备差；就诊时多属中晚期，失去了手术切除的机会；部分患者可行手术切除，但术后复发率高。上述特点决定了 HCC 的治疗存在一定的复杂性，依靠单一的治疗手段难以解决肝癌的诸多问题。目前，肝癌的治疗手段日趋丰富，现有的治疗方法包括外科手术、血管性介入（肝动脉栓塞化疗、单纯肝动脉灌注、胆道支架植入等）、非血管性介入（射频消融、微波消融、冷冻消融、放射性粒子植入、间质化疗等）、生物治疗、靶向药物治疗、常规化疗、放射治疗、中医中药等。多种治疗方式的联合应用使 HCC 患者预后得到了显著改善。

目前，单一手段的疗效已经进入平台期，HCC 的多学科综合治疗已成为国内外临床肿瘤治疗的模式和发展方向，因此，HCC 的治疗需要建立多学科综合治疗团队（multidisciplinary team，MDT）以实现 HCC 患者得到最优的个体化治疗。在保证疗效的同时注重治疗手段的安全性和微创性，避免过度治疗造成的资源浪费，推动我国肝癌 MDT 的建设与发展。

一、肝癌诊治需要多学科联合

影响肝癌的预后关键因素众多，主要包括肿瘤的大小、数目和部位，脉管癌栓（肝静脉及下腔静脉癌栓、门静脉癌栓、胆管癌栓等），淋巴结及远处转移，肝炎与肝硬化的严重程度等。国际抗癌联盟的 TNM 分期广泛适用于其他恶性肿瘤，但在肝癌临床分期和预测预后方面存在较大的局限性，未得到广泛认可。目前，国际上存在多个肝癌临床分期，至今仍无公认可行的肝癌临床分期，这给肝癌临床研究和规范化治疗带来较大的困难。

肝切除术是目前 HCC 疗效最好的治疗方法，但治疗效果尚难以令人满意，尽管近 20 年来，肝脏外科技术有很大的提高，但小肝癌切除术后 5 年存活率仍仅为 50% ~ 60%，小肝癌根治性切除术后 5 年复发率仍高达 43.5%。近年来，非切除性治疗手段（射频、微波、冷冻等局部消融治疗、TACE 等血管介入治疗）快速发展，其治疗 HCC 的疗效接近甚至在某些病例中等同于手术切除，以前只能采取手术切除的部分 HCC 患者可以选择非手术切除的方式，在影像引导下进行介入治疗，使患者的生存期和生存质量能够得到保证和提高。

影像引导下的微创介入治疗是肿瘤化疗、放疗和手术治疗失败后的有效治疗方式，将微创治疗与其他治疗方式相结合，显著的提高了肿瘤患者的疗效和预后，这是肿瘤治疗史上的重要里程碑，它在某种程度上改变了传统的肝癌治疗模式，正被越来越多的医师及肝癌患者所接受。肝癌的治疗策略正从破坏性的治疗模式向建设性治疗模式转变，即"对免疫力破坏大的"治疗方式将逐渐被"微创"和"无创"治疗方法取代。

目前，影像引导下的介入治疗手段很多，在肝癌的治疗中各有优势，而单一的介入治疗方式总会有不足之处，因此，我们应该科学合理的选择介入治疗方式，建立综合介入治疗模式，最大程度灭活肿瘤组织，并同时尽量减少对正常组织的损伤。肝癌的综合介入治疗模式可以制定更为科学、合理的个体化治疗方案，实现"以患者为中心"，提高肝癌治愈率，延长患者生存期，改善生活质量。随着介入综合治疗模式与其他多学科治疗手段的相互融合，能够明显提升肝癌治疗疗效，改善患者预后。

肝癌多学科综合治疗不是单纯地多种治疗方式的叠加，而是按照肝癌治疗方法分级的逆向思维建立肝癌多学科治疗的新模式，即以治疗目标选择治疗方法的"集合治疗模式"，包括确定治疗目标及相对应的肝癌治疗分级，选择治疗方法，制订治疗疗程等。肝癌多学科综合治疗模式具有以下特点：①多学科治疗应有共同的治疗理念或原则，如肝癌综合治疗的设计遵循全方位、系统化、规范化、个体化、动态式、经济型的六项原则；②癌症多学科治疗中的各学科应有明确具体的治疗目标：如肝癌的治疗包括局部肿瘤病灶、肝内的转移、全身性播散、慢性肝病、全身免疫力和肿瘤康复等六级治疗的具体的靶向目标；③癌症多学科治疗有总体统一的治疗模式，以供多个临床学科遵循，各学科的治疗模式相互衔接，达到统一的治疗目的，如通过提出肝癌综合治疗新理念和肝癌治疗分级新概念，为肝癌多学科治疗建立一种数学化的集合治疗模式。另外，具有新时代特征的肝癌多学科综合治疗尚需要更多肝癌诊疗中心的协作，共同探讨促进该模式成熟完善。

二、肝癌的综合介入治疗模式

（一）TACE 与局部消融的联合治疗模式

TACE 联合局部消融（射频消融、微波消融、冷冻消融等）治疗肝癌被认为最具有互补性的微创介入治疗模式，是目前国内外的研究热点。研究结果显示，局部消融联合TACE 治疗肝癌疗效明显优于单纯局部消融或 TACE 治疗。对于这两种治疗方式选择的先后顺序，国内外专家意见不一，但多数学者认为，在局部消融治疗前应先行 TACE 治疗，其理论基础是：TACE 可以减少肝肿瘤的血流，从而减少消融过程中的热流失，从而增加消融范围；微波及射频等热消融过程中产生的热量可以加强 TACE 过程中注入的化疗药物的疗效；有些在超声和 CT 平扫不可见的肝癌病灶，消融治疗难以实施，而在 TACE 后由于瘤体内有碘油集聚，使瘤体可以在超声或 CT 引导下精确定位并彻底消融；局部消融术前行 TACE 治疗还可以发现和控制肝肿瘤周围可能存在的微卫星灶，从而增加疗效；对于

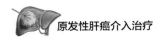

有包膜的肝癌，在 TACE 后可以清晰判断肿瘤边缘，有助于精确把握后续的消融范围，有利于彻底消融肿瘤，并最大限度地减少对邻近正常肝组织的损伤。

（二）局部消融与 ^{125}I 粒子植入的联合治疗模式

对于邻近主要血管或胆管、胆囊、心脏、膈肌、胃肠道等危险脏器的肝癌患者，用射频或微波消融治疗时，可能会导致邻近脏器的严重损伤；相反，为避免邻近脏器损伤而减小消融范围，又会导致肿瘤病灶消融不完全。在这种情况下，可联合应用 ^{125}I 放射性粒子植入治疗，其通过持续局部高能量的 γ 射线不间断作用于肿瘤，使得肿瘤细胞全部失去再生能力，从而达到治疗肿瘤的目的，而对邻近正常组织不会产生明显损伤。原发性肝癌有多灶性的特点，通过局部消融治疗主瘤的同时，联合利用 ^{125}I 放射性粒子植入有效治疗毗邻膈肌、肝门、胆囊及胃肠道等特殊部位的肿瘤病灶，达到肿瘤完全灭活的同时，避免对邻近脏器的损伤。而且 ^{125}I 粒子植入治疗能有效治疗和控制门脉癌栓，维持肝脏的有效灌注，这是局部消融治疗无法做到的。临床治疗研究表明，局部消融联合 ^{125}I 粒子植入是治疗晚期原发性肝癌的一种微创、安全、疗效可靠的方法。

（三）不同消融技术的联合治疗模式

目前，国内外常见的物理消融技术主要是微波消融、射频消融和氩氦冷冻消融。文献报道显示，三种消融方式治疗小肝癌的疗效与外科手术无明显差异。三种消融方式因其原理的不同而各有特点并各有优势。在实体肿瘤的临床治疗中，要合理选择消融方式，取长补短，通过联合应用以达到满意的治疗效果：对于直径 ≤ 3cm 的肿瘤，三种消融方式均获得到良好的治疗效果。而对于直径 > 3cm，尤其是 > 5cm 的肿瘤，微波消融因其消融时间短、消融范围广，明显优于其他两种消融方式。且微波消融受到血流灌注的影响小，更加适合治疗邻近大血管的肿瘤。对于邻近危险脏器的肿瘤建议选用冷冻消融或射频消融，而冷冻消融形成的冰球边界清晰，易于监测，且邻近脏器（如胃肠道、胆囊、膈肌等）对冷损伤的耐受性好于热损伤。而射频消融电极的适形性好，可以通过调节消融电极的辐射端或伞形针的长短来保护邻近脏器。冷冻消融不会引起局部疼痛，对于肿瘤距离胸膜或腹膜 ≤ 1cm 或有骨转移引起骨质破坏的肿瘤患者，冷冻消融明显优于微波和射频消融。但冷冻消融在治疗过程中消耗患者血小板，所以对于凝血功能差的患者，应避免使用冷冻消融。

局部消融治疗肝癌是一种微创、有效的治疗手段，有着广阔的发展前景。在临床的消融治疗中，需要根据肿瘤的大小、部位及与邻近脏器的关系、患者的自身状况，合理和规范的选用不同的消融方式，在最大程度完全灭活肿瘤组织的同时，尽量减少对正常组织的损伤。

（四）肝癌合并症的综合介入治疗模式

1. 肝癌伴梗阻性黄疸　治疗可先行经皮穿刺肝脏胆道引流术（PTCD），或置放胆道内支架于梗阻部位，使胆汁引流通畅，两周后再行选择性动脉灌注化疗或栓塞，称之为"双介入"治疗。

2. 肝癌伴脾亢　由于肝癌多在肝硬化基础上发生，肝硬化引起的脾大、脾功能亢进使患者的免疫功能进一步减弱，且脾亢所致的白细胞减少也常影响化疗药物的使用。对肝癌合并肝硬化脾亢的患者，仅对肝癌本身的治疗是不够的，可在 TACE 的同时行部分性脾栓塞治疗。部分性脾栓塞是对肝癌并脾亢的有效支持治疗，能减轻门静脉高压，减少消化道出血的发生率，使白细胞、血小板升高，提高免疫力。

3. 肝癌伴门脉癌栓　门脉癌栓是肝癌转移的主要原因，同时还可引起门静脉高压而致急性上消化道大出血。门静脉癌栓单纯 TACE 对门静脉癌栓的治疗效果不佳。肝癌伴门脉癌栓的治疗主要有：门静脉插管化疗、门静脉内支架成形、门静脉癌栓 I^{125} 放射性粒子植入治疗。以上方法与 TACE 联合使用可提高肝癌伴门脉癌栓患者的预后。

4. 肝癌伴肝动脉 - 肝静脉分流（AHVS）　肝癌伴 AHVS 并不是栓塞治疗的绝对禁忌证，动脉造影后如发现肝动脉 - 肝静脉瘘应采用适当弹簧圈封堵，若无明确瘘口者，以明胶海绵栓塞。

5. 肝癌伴肝动脉 - 门静脉分流（AHPS）　目前认为 AHPS 是自然通道的异常扩大或交通，是病理生理情况下代偿功能的表现，不应视之为介入禁忌证，更不应视为肿瘤直接侵蚀血管壁形成的动静脉瘘，相反对 AHPS 栓塞可以在一定程度和时间内闭塞分流，缓解门脉高压，防止上消化道出血和改善肝功能。

6. 肝癌合并布加综合征　布加综合征可由于肝脏淤血加重肝功恶化，进而影响肝癌介入治疗的疗效。目前认为：若血管腔狭窄 < 50%，则按常规化疗、栓塞。若狭窄 > 50%，则应于狭窄部位置放金属内支架，保持下腔静脉的畅通，同时行 TACE。

7. 肝癌伴门静脉高压　肝癌由于肝硬化病变，或肿瘤所致肝动脉门静脉瘘、门静脉癌栓堵塞，均可发生门静脉高压，甚至出现消化道大出血。如肝癌病灶不在穿刺道上，可行经颈静脉肝内门体支架分流术（TIPPS）或经皮经肝穿刺胃冠状静脉栓塞术（PTVE）以减轻门静脉压力，防止静脉曲张破裂出血。行部分脾栓塞也可减轻门静脉高压。

三、肝癌的多学科综合治疗模式

由于肝癌特殊的生物学特性，目前为止，任何一种单一治疗模式，包括单纯介入治疗都难以治愈肝癌。提高肝癌的总体疗效仍依赖于多学科的综合治疗模式——多种介入治疗方法相联合以及介入治疗与外科手术治疗、生物治疗、物理治疗、分子靶向治疗等相结合的综合治疗。其目的在于发挥各种治疗方法的优势，避免其缺点，协同作用，获得单一治疗方法所无法得到的疗效。

（一）介入联合外科手术治疗

外科综合治疗手段治疗肝癌，如肝动脉结扎（HAL）、术中肝动脉栓塞（OHAE）、全置入式灌注装置置入（DDS）、二期切除、复发再切除等，使切除率和生存期显著提高。但切除术后较高的肝内转移或复发率一直是肝癌外科未能很好解决的问题。肝癌切除术后 5 年复发（及转移）率高达 70% 以上。因此，单纯肝切除是不够的，必须结合介入治疗及其他治疗手段进行综合治疗。我国 80% 以上的肝癌是不能手术切除的中晚期肝癌，其中 90% 以上在接受介入治疗，介入治疗可使肿瘤缩小甚至消失，可使部分患者获得二次手术切除的机会。对于无法切除或二次切除的肝癌患者，可以通过 TACE、局部消融、放射性粒子植入术等介入治疗以达到肿瘤的局部灭活甚至完全灭活，提高患者生活质量，延迟生存时间。

（二）介入联合免疫治疗

免疫治疗主要包括肿瘤细胞因子免疫疗法（如 IL-2/IL-12、TNF、IFN）、肿瘤过继免疫治疗（如 LAK、TIL、CTL）、肿瘤主动免疫治疗（如 OK-432）。单纯使用免疫制剂的

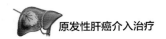

毒副反应较大，限制了临床有效剂量的使用。介入免疫联合治疗，如细胞因子免疫治疗、过继免疫治疗、主动免疫治疗与 TACE 或瘤体内注射法联合运用，或可直接杀伤肿瘤细胞和抑制肿瘤细胞增长，减轻瘤负荷；或可增强免疫细胞对肿瘤细胞的杀伤活性和某些化疗药物的抗癌效应，产生协同效应；或可在肿瘤局部刺激特异性抗肿瘤免疫应答，提高肝癌患者的免疫功能，并克服化疗栓塞使肿瘤患者免疫力更加低下的副作用，从而提高疗效，延长患者的生存期。

（三）介入联合基因治疗

影像引导的介入技术是一种理想的、微创的、易操作的基因施放方法，采用经皮穿刺注射和血管内介入导管技术可成功地完成重组基因的体内定向施放。用于基因转导的理想导管应能将携带目的基因的载体投放到准确的部位，使基因转染仅限于所关心的组织细胞内，最大限度地减少载体随血流流入远端部位，以减轻基因治疗的系统性副作用。在影像学方法引导下，通过经皮穿刺将目的基因直接导入肿瘤局部，具有导向可靠、操作简便和直观的优点，可使全部肿瘤细胞均有被转染的机会；而经肝动脉插管注入目的基因，则可使目的基因在靶器官相对定向地表达，能够增强目的基因的治疗作用及肿瘤细胞对药物的敏感性，并最大限度地减少其副作用。

（四）介入联合抗血管生成治疗

研究结果显示，HCC 患者血清中血管内皮细胞生长因子（VEGF）含量明显高于健康人群，介入治疗后 HCC 患者血清 VEGF 含量明显提高，因而提示介入治疗后 HCC 患者血清 VEGF 水平与肿瘤复发转移密切相关。抗肿瘤血管生成治疗具有抑制 VEGF 和侧支循环的生成、所需药量较小、特异性良好、毒副作用少、不易产生耐药等特点。但是抗肿瘤血管生成治疗对已经存在的肿瘤血管无抑制作用，并不能使肿瘤缩小，而与 TACE 联合应用则具有强大的抗癌优势。一方面能利用化学药物直接抑制和杀死肿瘤细胞，栓塞肿瘤血管，以使肿瘤缺血坏死，肿瘤缩小；另一方面抗血管生成治疗可以减少肿瘤新生血供和抑制肿瘤侧支循环生成减少肿瘤的复发和转移。

（五）介入联合 3D-CRT

由于肝脏的放射耐受性差（全肝照射耐受剂量 <35Gy），在既往的肝癌治疗中很少使用放射治疗。近些年来，随着影像学的发展，尤其是 3D-CRT 的应用，现在多项临床研究已证实了其治疗肝癌是安全而有效的。3D-CRT 与介入治疗相结合，利用 3D-CRT 精确定位、精确摆位、精确治疗的优势，对介入治疗效果不理想的和（或）肿瘤边缘实施进一步的治疗，已有文献报导取得了较好的疗效。

四、肝癌介入综合治疗模式的问题及前景

随着对肝癌病理生物学行为认识的深化、各种治疗方法的创新和改进，肿瘤治疗的理念、策略和模式也在不断地演变，肝癌的治疗正在经历从多元化治疗模式向多学科综合治疗模式的发展。但目前，国内外综合介入治疗肝癌的方式虽然多种多样，但普遍存在着盲目性较大、因各单位研究方法和实验条件不一而致研究结果不一、临床研究大多为回顾性研究而非前瞻性研究等问题。因此，综合介入治疗肝癌方案的优化以及前瞻性的基础实验研究显得尤为重要。综合介入治疗肝癌将是一个长期的方向，随着科技的发展、人们观念的更新、治疗学上的革命，合理而有计划的综合序贯治疗模式终将取代传统的单

一治疗模式。

（殷好治　伦俊杰　赵俊玲　张　浩　李　伟）

第十节　门静脉栓塞联合手术切除

门静脉栓塞术（portal vein embolization，PVE）是通过选择性栓塞门静脉主要分支、更改门静脉血流，使栓塞后的肝叶萎缩、非栓塞肝叶门静脉因血流供应及血压增加而代偿性增生的临床技术。因其能增加非栓塞肝叶体积及改善肝功能的作用，使因余肝（future liver remnant，FLR）不足不能接受一期手术切除的部分患者获得手术机会，并可减少肝大部切除术后的肝功能衰竭并发症，PVE 联合手术在国内外肝癌综合治疗中得到了广泛的应用。

一、病例选择

1. 适应证
PVE 适应证尚无明确定论，目前有以下理论：

（1）门静脉主干及主要分支内无癌栓。

（2）凡单发或多发的位于肝的一侧，癌体积较大或位置较特殊的原发性肝癌。

（3）肝功能 Child-Pugh A 级，无肝外转移，无或轻度肝硬化。

（4）由于肝切除后 FLR 不足，将出现肝功能衰竭等相关并发症的患者。关于判断指标，现临床采用的方法如下：①对于肝功能正常者 FLR<25%；②对于慢性肝病，FLR<40%，已行全身化疗超过 1 年者或动脉内化疗超过半年者，FLR<30%。对于 PVE 的适应证目前并未有统一的标准。

2. 禁忌证
由于 PVE 可导致未栓塞叶内的肿瘤加速生长，一般未栓塞叶内有肿瘤的患者为栓塞禁忌证，此外，门静脉主干内有大量瘤栓、患有严重门静脉高压症、存在门静脉 - 肝静脉瘘、左 - 右门静脉支间存在侧支循环、近期曾发生上消化道大出血的肝癌患者均不适于行肝大部切除术。

相对禁忌证：

（1）肿瘤侵及 FLR 或肝外有肿瘤转移。

（2）无法纠正的凝血功能紊乱；肿瘤侵及门静脉。

（3）因肿瘤侵袭无安全的穿刺途径。

（4）FLR 胆道扩张（如为胆道梗阻可于术前引流）。

（5）轻度的门静脉高压症。

（6）肾衰竭。

二、操作技术

（一）PVE 操作
1. PVE 相关解剖　门静脉由肠系膜上及脾静脉于胰颈后交汇而成，于腹膜后路经十二指肠球后达肝门裂后分左右主干。门静脉分叉可以位于肝外（48%），亦可以位于肝内

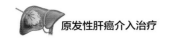

（26%）或位于人肝的右侧（26%）。门脉右支分前干和后干。左支主干分肝外的水平段及肝内垂直部，后分为段支（分布于不同的肝段 [Couinaud 分段法]）及亚段支。通常由一个段支供应的肝段有Ⅱ、Ⅵ、Ⅶ段及Ⅲ段（较少）；而Ⅳ、Ⅴ、Ⅷ段通常由多个段支供血。门静脉变异并不常见，但熟知门脉变异对术前 PVE 及手术切除的成功尤为重要。肝门部门静脉的分叉形态包括：典型的门脉分支（77.48%）、门静脉 3 分叉（8.11%）、右后支从门静脉主干分叉（9.91%）、门静脉左支发出右前支（2.7%）、多支门静脉右前支和右后支（0.9%）、未形成门静脉左右分叉（0.9%）。正确认识这些变异，才能避免因误栓或错误结扎而导致得肝衰竭和死亡。

2. FLR 体积的估算　目前 FLR 体积的估测主要采用 CT 体积测量技术，常用的计算方法有：①（切除体积 – 肿瘤体积）/（肝脏总体积 – 肿瘤体积），该方法在有多个肿瘤结节存在时计算较复杂且无法直接测量 FLR。但该方法无法估计有血管栓塞、慢性肝病、胆管扩张等情况下有功能的肝组织的体积。②考虑到不同患者体型对剩余肝组织体积的需求量也不同，Vauthev 推荐用标准化的 FLR 估算法，肝脏总体积（TELV）$= -794.41 + 1267.28 \times$体表面积，$r^2 = 0.454$，$P < 0.001$。采用 FLR／TELV 来估计 FLR 功能。此外还有采用肝功能实验（如吲哚菁绿排泄实验）等估计剩余肝脏的功能。

3. PVE 操作均在影像学设备引导下进行，主要应用 DSA、彩超及腹腔镜。PVE 的实施途径有以下 3 种：①超声引导下经皮经肝 PVE。②开腹手术中经回结肠静脉插管 PVE。③腹腔镜下经回结肠静脉插管 PVE，其中超声引导下经皮经肝 PVE 最为常用。经皮经肝 PVE 根据穿刺方法的不同又可分为同侧法（穿刺与栓塞部位在同侧）和对侧法（在穿刺的对侧栓塞）。同侧穿刺的主要优点是避免 FLR 组织的穿刺插管损伤，但同侧途径有穿刺经过肿瘤组织的潜在危险，这理论上有可能引起肿瘤转移。对侧途径即穿刺部位在余留肝侧，主要优点是便于门脉分支插管及栓塞剂的输送同时也没有潜在的栓塞剂移位的危险；其缺点是损伤 FLR 引起无法进行外科手术的可能。近年来，有研究采用了经颈静脉途径进行 PVE，但尚未广泛应用于临床。

4. PVE 栓塞材料　见第一篇第二章第一节。

5. PVE 方法　手术当日静脉滴注头孢类抗生素，预防胆道感染。首先，采用 B 超引导下经皮经肝同侧或对侧穿刺途径，穿刺针穿刺至门静脉分支，置入 M 型导丝。之后，将患者转至 DSA 操作平台，通过导丝交换入 5F 导管鞘，置入 5F 造影导管于门静脉主干造影，再行导管导丝超选至拟栓塞侧门静脉分支，置入栓塞剂，将门静脉分支完全闭塞，完全栓塞后门脉主干造影确认。

6. PVE 并发症　发生率较低，主要并发症包括气胸、被膜下血肿、动静脉瘘、假性动脉瘤、胆道出血、门静脉血栓形成、败血症等。同侧法与对侧法行的并发症发生率没有统计学差异。

（二）栓塞后手术时间的选择

PVE 后行手术切除的最佳时间选择较为困难。因肿瘤的生长需要选择尽可能短的等待时间，而 FLR 的增生需要足够的等待时间。亚洲外科医生倾向于较短等待时间，而在欧洲和美国，等待时间通常较长。PVE 后肝再生经历以下三种模式：①初期快速增生，时间约为 PVE 后的第 1 个月内。②慢速增生期，时间约为 PVE 后的第 2 个月内。③更慢的增生期，时间可持续至 1 年左右。正常肝脏增生较为迅速，2 周内的增生速度为 $12 \sim 21 \text{cm}^3/\text{d}$，

4 周内的增生速度为 11cm^3/d，32 天内的增生速度为 6cm^3/d；肝硬化患者的肝再生速度较低，2 周内增生速度为 9cm^3/d。正常肝 PVE 后大约 4 周即达平台期，肝硬化患者在 PVE 后 3-5 个月达到肝再生的平台期。糖尿病患者肝再生速度与肝硬化患者相似，一般患者栓塞后 2～6 周可行肝脏切除术。肝硬化、糖尿病患者的间隔时间可延长至 6～8 周。PVE 术后隔 3～4 周行 CT 检查，根据剩余肝脏体积增加的程度，以决定最佳手术时间。术后给予抗炎、保肝、对症止痛和支持治疗。

三、疗效评价

PVE 能扩大手术切除的指征，增加手术的安全性。1986 年，Kinoshita 等首次报道了 PVE 后二期手术肝切除治疗肝癌的临床研究。之后，该方法在国内外均获得了相当的重视。Ratti 等对 62 例不能手术切除的原发性及转移性肝脏肿瘤患者行 PVE，4 周后预计残余肝脏体积平均增加 50.3%，除 4 例患者因肿瘤扩散、2 例患者因 RLV 不足未能手术，余患者均成功实施手术，术后仅 2 例患者出现一过性轻度肝功能损害，表明 PVE 后多数患者肝脏增生可以达到预期目标。回顾性临床研究的证据表明，PVE 与未行 PVE 的患者相比，行 PVE 后围术期死亡率及并发症发生率无显著统计学差异。

PVE 可扩展不能直接接受手术的患者的手术指征。无法切除的肝癌患者长期生存率都很有限。PVE 后手术切除治疗，可明显改善其长期生存率。Hong 等对 35 例行扩大右肝切除术的肝门部胆管癌患者进行回顾性分析，其中术前行 PVE 者 14 例（栓塞组），未行 PVE 者 21 例（非栓塞组），两组在年龄、性别、手术时间、输血、术后血清胆红素水平、凝血酶原时间及重症监护时间方面无统计学差异，栓塞术后及切除手术后均无严重并发症出现。栓塞组栓塞术后预保留肝体积 / 全肝体积从 19.8% 增加至 27.2%（P=0.001）。两组在手术切除术后的并发症发生率及术后死亡率无统计学差异。两组术后无瘤生存期（P=0.52）及总生存率（P=0.30）亦无统计学差异。现普遍认为 PVE 可以改善肝脏切除手术的结果，对不能切除或切除后高危的肝癌患者先行 PVE 再进行肝切除术，其安全性与常规肝切除术相似，但术后的生存率及无病存活期，两组未见显著差别。

四、结语

目前，由于受多方面因素的影响，在确诊时无法接受手术切除的肝癌患者仍占绝大多数，从而使手术切除肝癌的临床应用受到了极大的限制。PVE 能够使栓塞侧肝脏萎缩，并促使栓塞对侧肝细胞的增生，同时增加残余肝脏体积，从而降低术后肝功能衰竭的发生率，进而有效扩大肝癌肝切除的适应证，提高手术的安全性。研究报道 PVE 还可以用于转移性肿瘤、肝门部胆管癌及胆囊癌，PVE 后肝切除术都是安全、可行的治疗措施。虽然 PVE 联合手术切除治疗肝癌尚存在许多问题亟需解决，如患者的选择标准、理想的栓塞材料、栓塞后手术时间的选择、如何更好地与肝癌现有的其他治疗手段（动脉栓塞术、辅助化疗等）联合应用等。

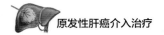

典型病例五十六

例 2-3-19（图 2-3-20）

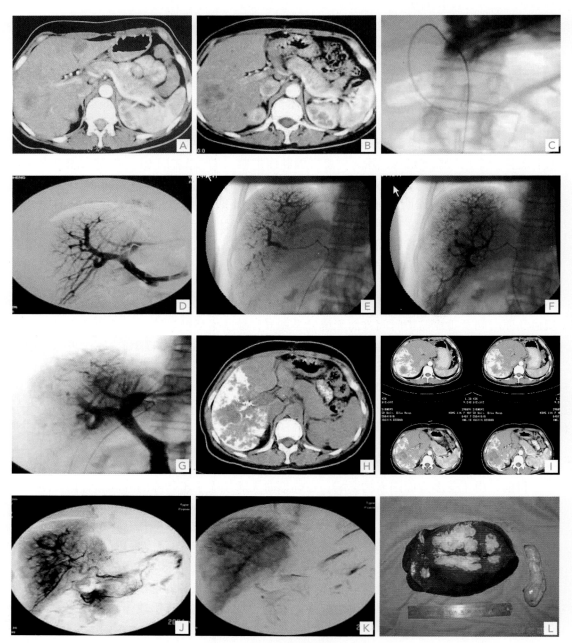

图 2-3-20 影像学资料 A～L

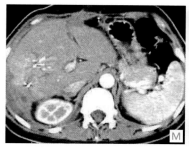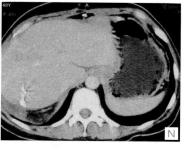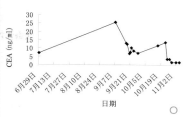

图 2-3-20 影像学资料 M、N 和统计图 O（续）

【病史】

患者，女性，40 岁，大便带血 4 个月，腹痛 10 天。入院查体：左下腹可扪及 10cm×5cm 肿块，活动、有压痛。结肠镜示距肛 18cm 见巨大溃疡致肠腔狭窄，活检病理示腺癌。CEA 为 7.14ng/ml，CA19-9 为 194U/ml，腹部 CT 提示左、右肝脏多发肝转移。

【治疗经过及随访】

2004-06-09 行乙状结肠癌切除 + 肝左外叶切除术，于 2004-09-16，在 B 超引导下从门静脉左支穿刺，选择性插管，行门静脉栓塞化疗。门静脉栓塞化疗后 5 周行肝动脉造影术，并于 2004-10-21 为患者成功进行了二期手术——右半肝切除术。术后 2 年患者因肿瘤扩散死亡。

【附图说明】

A. 术前行腹部 CT 示左、右肝多发转移灶；

B. 乙状结肠癌切除 + 肝左外叶切除术后复查腹部 CT；

C. 经导丝入导管图；

D. PVE 前门静脉直接造影；

E、F. 门静脉右支 PVA 颗粒 + 碘油 + 奥沙利铂栓塞；

G. PVE 后门静脉造影；

H. PVE 术后 7 天腹部 CT；

I. PVE 术后 21 天腹部 CT 示 FLR 体积增大；

J、K. PVE 术后 5 周行肝动脉造影术示：肝转移灶乏血供，病灶周边动脉后期强化，中心强化不明显；肝实质期病灶强化较周围肝实质明显为低；

L. 二期行右半肝切除术；

M. 右半肝切除术后 2 周复查腹部 CT；

N. 右半肝切除后 2 个月复查腹部 CT；

O. PVE 和肝切除前后血清 CEA 的变化：2004-06-09，乙状结肠癌切除 + 左外叶切除；2004-09-16，门静脉栓塞化疗；2004-10-21，右半肝切除曲线示 PVE 后 2 周内肝脏增生最快。

【病例分析】

患者诊断为乙状结肠癌并左、右肝脏多发肝转移，经一期手术后，CEA 并没有下降，经 PVE 后肝细胞增生使 FLR 体积增大、CEA 下降，PVE 提高了肝转移癌的切除率和安全性，改善了肝脏切除手术的结果，延长了无瘤生存期。

（殷好治　伦俊杰　赵俊玲）

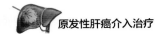

参考文献

1. 胡效坤, 张福君. CT 介入治疗学. 2 版. 北京: 人民卫生出版社,2012.

2. 范卫君, 叶欣. 肿瘤微波消融治疗学. 北京: 人民卫生出版社,2012.

3. Shibata T, Isoda H, Hirokawa Y, et al. Small hepatocellular carcinoma:is radiofrequency ablation combined with transcatheter arterial chemoembolization more effective than radiofrequency ablation alone for treatment? Radiology,2009,252（3）:905-913.

4. 倪嘉延, 孙宏亮, 骆江红, 等. 经皮穿刺射频消融治疗原发性肝癌随机对照试验 Meta 分析. 中华肿瘤防治杂志,2014,21（9）:711-717.

5. 方志雄, 程丹, 方志宏, 等. 肝动脉化疗栓塞联合射频消融治疗大肝癌疗效评价. 中华临床医师杂志,2012,6:2823-2825.

6. Seki T, Tamai T, Nakagawa T. Combination therapy with transcatheter arterial chemoembolization and percutaneous microwave coagulation therapy for hepatocellular carcinoma. Cancer, 2000,89（8）:124-125.

7. 范文哲, 杨建勇, 吕明, 等. TACE 联合经皮热消融治疗大肝癌的疗效及预后分析. 中华医学杂志,2011,91（31）:2190-2194.

8. 中华人民共和国卫生部. 原发性肝癌诊疗规范（2011 年版）. 临床肝胆病杂志, 2011,27（11）:1141-1159.

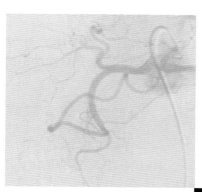

第三篇
原发性肝癌并发症与合并症的介入治疗

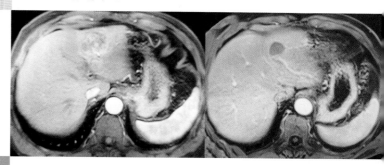

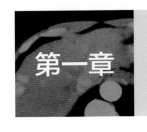

第一章 肝内并发症的介入治疗

第一节　原发性肝癌破裂出血的介入治疗

原发性肝细胞癌（HCC）破裂出血是 HCC 的严重并发症，约占 HCC 死因的 10% ～ 15%，经内科保守治疗后其再出血率高达 43%，且肿瘤破裂出血后导致腹腔内肿瘤广泛转移，故预后不佳。HCC 自发性破裂出血可发生于肿瘤早期，也可发生于晚期，多见于结节型和块状型 HCC，弥漫型 HCC 破裂出血少见。

一、原理

HCC 破裂出血的机制可能与以下多种因素有关：HCC 在生长过程中由于膨胀生长而致瘤内压力高，压迫回流静脉，使瘤内出血；肿瘤生长迅速，瘤体内供血不足，出现缺血缺氧或坏死；肿瘤直接侵蚀血管出血；肿瘤破溃或液化后合并感染；肿瘤位置表浅，包膜脆而薄弱；肝功不良凝血因子缺乏导致凝血障碍；弹性蛋白及胶原质表达异常导致血管功能障碍；与肝硬化及门脉高压有一定的关系。对于有肝炎或肝硬化病史患者，在受轻微的外伤或存在咳嗽、呕吐、用力排便等腹内压增高因素，出现上腹疼痛或头晕、心悸、乏力及不同程度失血性休克症状，或以腹腔积血为首发症状，伴有贫血貌、黄疸、肝掌或蜘蛛痣，肝肿大，上腹部有压痛；腹腔穿刺有不凝血液，结合超声、CT 或血管造影检查诊断多无困难。

由于 HCC 血液供应的绝大部分来自肝动脉，而正常肝组织血液供应主要来自门静脉，经导管肝动脉栓塞（TAE）出血肿瘤的主要供血动脉，既可达到控制出血的目的，又能抑制肿瘤生长，同时不会导致正常肝组织明显缺血。TAE 可迅速显示出血病灶的血管、出血部位及肝外的供血动脉，还可选择栓塞出血动脉及相应肿瘤血管，最大程度保留正常肝组织，使患者肝功能受影响程度最小。

二、病例选择

对于 HCC 破裂出血治疗方法选择，宜先行内科治疗，对出现休克、持续性出血、短期内出血量较大者，内科治疗效果不佳或再次出血者首选急诊 TAE。TAE 既可达到止血目的，又可以避免盲目手术探查造成不能一期手术切除病灶对患者的损伤，特别是对于肝功能 Child C 级、有严重合并症、一般情况较差者，可降低并发症发生率和死亡率；同时通过内科或 TAE 止血，可有更充分时间进行详细检查、病情评估，包括肝功能储备检查和肝脏增强 CT 或 MRI 评估肿瘤的可切除性，评估患者适合作何种治疗，包括肝叶切除术及经导管肝动脉化疗栓塞（TACE），减少并发症。治疗应根据患者具体状况如肿瘤的部位、失血量及速度、肝功能损害的程度及肝脏储备能力、患者的全身状况等，选择最佳治疗方法。

1. 适应证

（1）出血前患者一般状况尚可，肝功能为 Child A-B 级，无肝性脑病、无大量腹水和其他脏器功能障碍者。

（2）HCC 破裂出血较多、休克症状很难得到纠正者。

（3）HCC 破裂出血经内科保守治疗后再次出血者。

2. 禁忌证

（1）肝功能属 Child C 级、重度腹水、门静脉高压、近期有上消化道出血。

（2）肿瘤病变已超过整个肝脏体积的 4/5 以上。

（3）门静脉主干癌栓，门静脉高压伴逆向血流以及门脉主干完全阻塞，侧支血管形成少者。

（4）合并感染，如肝癌破裂出血合并肝脓肿。

（5）凝血功能严重障碍。

（6）其他器官严重功能衰竭或不能合作的患者。

三、器械要求和术前准备

1. 常用器械　所用器械与肝动脉造影术与 TACE 所需相同。对于病灶较小或动脉明显变异、难以超选择插管的患者，选用微导管进行超选择插管。

2. 栓塞剂　栓塞剂种类很多，常用的有碘油、聚乙烯醇（PVA）或明胶海绵颗粒、明胶海绵块、不锈钢圈、氰基丙烯酸异丁酯（NBCA 胶）等。

四、操作技术

采用 Seldinger 技术经股动脉穿刺后置入动脉鞘，导管先置于腹腔动脉造影，图像采集应包括动脉期、实质期及静脉期。若发现肝脏某区域血管稀少或缺乏，则需探查其他血管（此时常需行选择性肠系膜上动脉造影），以发现异位起源的肝动脉或侧支供养血管。在仔细分析造影片表现，明确肿瘤的部位、大小、数目及供血动脉后，微导管超选至肿瘤血管，经微导管注射栓塞剂（碘油）至血流停滞，尽量避免栓塞剂反流。如有肝动脉 - 门静脉分流和 / 或肝动脉 - 肝静脉分流，可先用明胶海绵或不锈钢圈堵塞瘘口，再注入碘油。

术中治疗原则如下。

1. 先用末梢类栓塞剂行出血动脉的周围性栓塞，再行中央性栓塞。

2. 碘油用量应充足，尤其是在首次栓塞时。

3. 不要将肝固有动脉完全闭塞，以便于再次 TAE 治疗，但肝动脉 - 门静脉分流明显者例外。

4. 如有多支动脉供应肝肿瘤，应将每支动脉逐一栓塞，以使肿瘤"去血管化"。

5. 肝动脉 - 门静脉分流较小者，仍可用碘油栓塞，但应慎重。

6. 尽量避免栓塞剂反流进入非靶器官。栓塞后再次肝动脉造影以明确肝动脉栓塞情况。

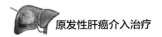

五、术后处理

1. 术后应及时复查肝、肾功能，并给予适当的支持、保肝措施。

2. 栓塞后综合征是术后最常见的反应，包括：恶心、呕吐、发热、腹痛、谷丙转氨酶升高等。上述反应多为一过性，对症处理即可，但应密切观察，如发现并发症应及时处理。

3. 根据临床症状、化验检查结果，必要时给以输血、止血等内科治疗。

六、疗效评价

HCC 破裂出血的 TAE 止血效果立竿见影，技术成功率和止血率近 100%。TAE 治疗后需要待病情稳定后注意患者临床表现及肝功变化，病情稳定后可 2～3 周复查 CT、MR检查，再根据患者实际情况制订下一步的治疗方案。

七、并发症处理原则和预防

TAE 后的常见并发症有胆囊炎、胃肠道黏膜糜烂溃疡、脾栓塞、上消化道出血等，少见的有肝脓肿、肝肾功能衰竭、胰腺炎等。术前进行全面造影准确了解肿瘤供血的靶动脉，TAE 中尽可能地进行超选择插管和栓塞、减少误栓塞其他器官是减少栓塞术后并发症的关键。如考虑有胆囊炎，应及时进行超声随访，给予抗感染、解痉等处理；伴有寒战的持续高热应考虑有肝脓肿的可能，应及时进行超声检查，并给予引流、抗感染等处理。对于体积较大的肿瘤，应注意掌握栓塞剂的用量，防止肝、肾功能衰竭的发生。

八、结语

HCC 破裂出血是严重并发症，由于其发病急，病死率高，且内科保守治疗后其再出血率高，而且出血后可导致肿瘤的腹腔广泛转移，预后差。以往对 HCC 破裂出血的治疗主要集中在保守治疗和手术治疗，但 HCC 患者绝大多数伴有肝硬化，肿瘤破裂出血、麻醉及手术本身均可进一步加重肝脏损害，常有出血虽被控制，术后却迅即出现黄疸及大量腹水，患者最终死于肝肾功能衰竭。随着介入技术的发展，TAE 已成为治疗 HCC 破裂出血的首选而有效的方法。

典型病例五十七

例 3-1-1（图 3-1-1）

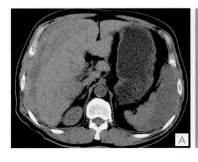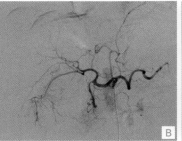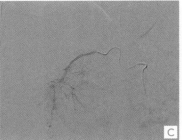

图 3-1-1　影像学资料 A～C

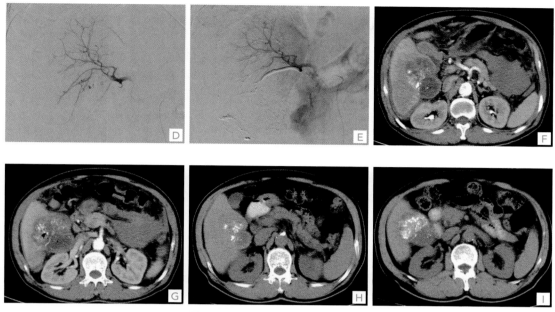

图 3-1-1　影像学资料 D～I（续）

【病史】

患者，男，63 岁，既往乙肝病史。突发上腹部疼痛 1 小时入院，行上腹部 CT 提示肝右下内侧向外突性病变，肝周积血，考虑为肝癌破裂出血。

【治疗经过及随访】

急诊行 TAE，术后患者腹痛逐渐缓解，术后 1 个月复查上腹部 CT 示肝内病灶有部分碘化油沉积。

【附图说明】

A. 上腹部 CT 示肝内占位，肝周积血；

B、C. 肝动脉造影示肝区肿瘤染色，对比剂外溢；

D、E. 碘化油栓塞后外漏，明胶海绵栓塞后造影示供血动脉远端分支无显影；

F、G. TAE 后 10 余天患者病情稳定后行上腹部增强 CT：碘化油部分沉积，肝周积液减少；

H、I. TAE 后 1 个月复查病灶部分碘化油沉积，病灶缩小。

【病例讨论】

HCC 破裂出血发病急，病死率高，预后差，内科保守治疗多无效，出血量较大时常危及生命，需急诊行 TAE 控制出血，然后再考虑后续的肿瘤治疗。随着介入技术的发展，TAE 已成为治疗 HCC 破裂出血的首选治疗方法。

第二节　原发性肝癌合并梗阻性黄疸的介入治疗

HCC 患者首次就诊时有 19%～40% 伴有黄疸，通常已处于中晚期，若不及时治疗则病情迅速恶化，预后极差。极少数此类患者可通过外科手术取得一定的疗效，大多数患者

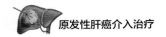

已丧失手术治疗机会，即使行姑息性 TACE 和局部灌注化疗，其疗效很差，且加重肝功能损害，迅速出现肝功能失代偿甚至肝衰竭。此类患者应尽快采用介入技术减少黄疸，为进一步的肿瘤治疗创造条件。因此，采用经皮经肝胆管穿刺引流术（percutaneous transhepatic cholangia drainage，PTCD，或 [percutaneous transhepatic biliary drainage，PTBD]，两者基本通用），结合 TACE、消融等微创的治疗方法，可取得一定的疗效，已成为姑息性治疗 HCC 合并梗阻性黄疸的重要方法。

一、原理

多数情况下，HCC 的胆道转移以直接浸润为主，但也可通过血液和淋巴管道转移。胆管阻塞有以下几种原因：HCC 直接浸润胆道形成癌栓是合并梗阻性黄疸的主要原因；胆道内癌栓脱离原发病灶后，下移至肝外胆道系统而造成胆管阻塞；肿瘤侵犯胆道致出血，胆道被癌性血栓所阻塞；肝门部和胰头周围淋巴结压迫肝外胆管或胆总管导致肝内胆管扩张。

PTCD 及胆道支架植入治疗是在影像设备引导下，通过经皮穿刺肝内胆管，经导丝导管的导引，将引流管或胆道支架植入以解决胆道梗阻，保护或恢复肝功能，从而为进一步针对肝脏肿瘤的治疗提供保障。影像设备包括 B 超、CT、DSA 等，以 DSA 引导为主。

二、病例选择

1. 适应证

（1）HCC 合并梗阻性黄疸。

（2）HCC 合并肝内胆管扩张。

（3）胆管扩张合并胆道感染。

2. 禁忌证　PTCD 或胆道支架植入手术虽是姑息治疗，但是毕竟是有创的，一般情况较差不能耐受手术者、凝血功能障碍者、严重胆系感染者及肿瘤患者合并其他严重心脑血管系统疾病的，均属于绝对禁忌证。累及多支肝内胆管的肝内胆管扩张属于 PTCD 的相对禁忌证，在肝脏肿瘤影响 DSA 导引下 PTCD 穿刺路线时，可考虑在 B 超或 CT 导引下行 PTCD 置管引流，此种情况通常不主张放置胆道支架。

三、器械要求和术前准备

1. 器械准备　PTCD 穿刺套装、超滑导丝（最好是超滑超硬导丝）、引流管、球囊、支架、超硬交换导丝，引流袋、皮肤固定贴等。

2. 患者准备　完善血常规、血凝常规、肝肾功、心电图等术前检查，术前 4 ~ 6 小时空腹，术前镇痛，术中心电监护。

四、操作技术

根据肝内胆管扩张情况和肿瘤所在部位确定穿刺点，所有患者均先行经皮肝穿刺胆管造影（percutaneous transhepatic cholangiography，PTC），了解胆道梗阻部位、程度和范围。对于右侧肝内胆管扩张，通常采取右侧腋中线或腋后线入路，如肝脏肿瘤偏后，为避免穿刺针经过肿瘤引起肿瘤出血，也可选择腋前线入路。肝右叶肿瘤引起肝左叶肝内胆管扩张明显时，或者经右侧入路困难时，也可选择经剑突下入路，行左肝内胆管穿刺。应用 Chiba 针经预定的肋间隙的肋骨上缘局部麻醉和穿刺，尽量避免直接穿刺肿瘤实质，边退针边注射对比剂，以明确胆管系统梗阻部位及扩张情况。造影显示肝胆管扩张及梗阻情况后，循导丝扩张穿刺通道，根据肝胆管扩张程度和肝管、胆总管受压梗阻部位决定单纯放置引流管（内引流管或内外引流管）或同时放置胆管内支架。X 线透视下经扩张管置入超滑导丝与 4F 单弯造影导管（KMG 导管或椎动脉导管），尝试通过狭窄段，并造影进一步明确梗阻段长度。如导丝不能通过梗阻段，则行胆汁外引流。如果导丝导管可以通过狭窄梗阻段，可放置内外引流管或同时放置胆道内支架。左右肝管不相通者需左右肝管分别穿刺引流，少数情况也可以经一侧肝内胆管通过梗阻段进入另一侧肝内胆管，由一根引流管完成左右双侧肝内胆管的引流，但此时需要术者根据具体情况自行将引流管剪 1～2 个孔来完成另一侧的引流。造影证实胆汁引流通畅后结束手术，将引流管固定于皮肤。

五、术后处理

对于胆总管造影有胰管显影、导丝和导管通过十二指肠乳头或者放置的胆道支架通过十二指肠乳头者，应在 6 小时后检验血清淀粉酶，若检验结果支持并发了胰腺炎，应针对胰腺炎进行对症处理。

术后 24 小时内严密观察患者的生命体征。给予足量的广谱抗生素及适量补液。术后防止引流管脱离落，定期冲洗引流管，防止引流管堵塞，并观察记录胆汁流量和颜色。对同时放置引流管和胆道支架的患者，在确认支架通畅的前提下，可在术后 2～4 周拔除引流管，但对存在腹水的患者应适当延长带管时间，或者在拔除引流管时应封闭肝实质的穿刺道。

六、疗效评价

经皮穿刺引流胆汁或胆管支架植入后，黄疸消退的速度很不一致。一般来讲，PTCD 前黄疸出现的时间越长、血清胆红素水平越高，PTCD 之后黄疸下降的速度越慢。肝内胆管多发性阻塞，常继发于 HCC 或肝内转移瘤。尽管采用多支引流也很难保证胆汁引流彻底。引流前血清胆红素水平高于 30mg/dl（513μmol/L）时黄疸引流效果较差，尽管引流管通畅，但黄疸消退缓慢，目前原因不明，可能由于毛细胆管受损害所致。

PTCD 治疗 HCC 合并梗阻性黄疸已得到广泛认可。因肿瘤生长部位的不同，可引起左右肝管分别梗阻或同时梗阻。单侧梗阻无论是放置外引流管还是放置金属内支架引流效果都比较好。为增加外引流效果，可在猪尾巴引流圈原有侧孔旁增加 2～3 个椭圆形侧孔。从临床随访结果观察，留置外引流管有如下优点：近期能增加胆汁引流量，加速肝功能恢复；压迫穿刺道，以防肝内损伤后出血；观察支架通畅性，以便疏通；远期能保留原有通道，及时开通引流。留置外引流管的缺点：增加穿刺口感染机会，对术后护理及患者心理提出较高要求。在双侧肝管同时梗阻时，Inal 等认为单侧引流可以减少并发症，且只要有 25% 的肝叶得到引流即可使黄疸指数明显下降；而主张双侧引流的学者认为部分引流使黄疸指数下降不明显，同时会增加胆道感染。也有学者认为可先引流右肝优势胆道分支，并多支同时引流，左肝体积较小时可以暂缓引流；一枚支架连接一侧肝管主分支与胆总管之间的通路，其他主要肝管分支采取外引流，效果同样明显。采用内外引流管骑跨于

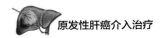

左右肝管内，单纯外引流治疗高位恶性梗阻性黄疸同样效果明显。右侧单通道对高位梗阻的左右肝管置入双支架，可避免左侧剑突下穿刺引流，但对支架的顺应性和避免对胆道损伤提出更高要求。随访中发现，癌栓会从支架网孔或两头挤入，引发再梗阻，虽然采用覆膜胆道支架能延长再梗阻时间，但在肝门部梗阻时显然不适合。只要做到技术上能够充分引流，并不会影响预后，故多支胆管引流和保留外引流管可保护肝功能、避免重新穿刺、延缓黄疸复发。

七、并发症处理原则和预防

1. 术后感染　术后感染患者临床表现常有发热、寒战，实验室检查白细胞计数、中性粒细胞计数升高，C-反应蛋白、降钙素升高，血培养或胆汁培养呈阳性结果，需使用广谱抗生素，或根据培养结果应用抗生素。感染原因及预防措施如下：

（1）梗阻性黄疸患者往往术前存在胆系感染，反复穿刺可造成门静脉或肝静脉与胆管直接相通，感染的胆汁快速进入血液；或造影时注射对比剂使胆道压力升高，感染的胆汁渗入血液形成菌血症。预防措施是应熟练掌握穿刺技术，尽量减少穿刺的次数；穿刺成功后胆道造影时，在能观察清楚的前提下注意尽量少注射对比剂，若胆道压力较高，可先引流胆汁后再行胆道造影。

（2）胆道引流过程中或术后引流管冲洗未严格遵循无菌原则，预防措施是要严格按照无菌原则操作。

（3）术后冲管时速度过快或冲洗量较大造成胆汁反流形成感染，引流管冲管时需注意缓慢冲洗。

（4）内外引流时肠液及食物反流造成胆道感染，此类患者术后需进餐时立即关闭引流管，餐后2h打开引流管，胆汁引流通畅后可完全关闭外引流。

2. 胆道出血　主要表现为引流管内引流液为淡红色或血性胆汁。胆道出血原因及处理方法如下：

（1）穿刺及置管过程中胆管、血管损失所致，若为淡红色引流液，多可自行停止，必要时可静脉注射或肌内注射止血药物；若引流液为血性，且出血量较大且应用止血药物无效时，应行肝动脉造影，明确有无肝动脉出血，并视情行栓塞治疗。

（2）活动后或随呼吸反复出现胆管内出血，多为引流管侧孔位于肝实质内或者肝血管内，应再DSA下调整引流管的位置。

3. 引流管堵塞　表现为胆汁引流不畅或无胆汁引流。多为引流管侧孔或引流管内阻塞，堵塞原因及预防措施如下：

（1）胆道出血所形成的血凝块，导致引流管阻塞，若血凝块液化后，胆汁可自行引流出，否则应撤出引流管在体外将血块冲洗干净再重新置入。

（2）病变生长或胆管内癌栓形成，需积极控制病灶或癌栓形成。

（3）引流管长时间放置后胆泥阻塞，此类情况需行引流管冲洗或换管。

（4）内外引流时食物残渣反流导致引流管阻塞，告知患者注意引流管关闭开放时间，并行引流管冲洗。若引流管放置时间较长，通过冲管难以达到较好的引流效果时，需更换引流管或再次穿刺放置引流管。

4. 引流管移位或脱出　多表现为胆汁引流不畅或穿刺处周围疼痛，引流手术早期的引流管脱出时通常不敢深呼吸。原因：胆道引流管放置后，随着呼吸运动、咳嗽，引流管前段外移，尾端固定于皮肤上，引流管盘曲在肝脏与腹壁之间；引流管固定不当或外力牵拉。患者此种情况若引流管前端仍位于胆道内，可于透视下借助导丝将引流管送回，并告知患者避免深呼吸或剧烈咳嗽；若引流管脱出胆管，位于肝实质内，引流管仍可通过窦道送回至原引流位置；若引流管完全脱出或无法通过窦道送回至胆道时，需再次行穿刺引流。

5. 胆道支架再狭窄　早期胆道支架再狭窄与支架的扩张力过大，使胆道黏膜产生缺血性水肿或急性炎症反应有关；或肿瘤组织疏松，肿瘤短时间内就经支架网眼进入支架腔内造成支架狭窄，严重者甚至完全堵塞。晚期胆道支架再狭窄多发生于 3 个月后，由内膜异常增生、支架移位、病灶生长造成外压性狭窄或肿瘤向腔内生长引起。表现为黄疸再次加重、胆红素和碱性磷酸酶数量升高，有时伴有腹痛、高热。预防措施为积极抗肿瘤治疗，如对原发肿瘤进行栓塞化疗术或进行内、外照射治疗，可延长胆管通畅时间。

八、结语

对于失去了外科手术机会的中晚期 HCC 引起的胆道梗阻患者，经 PTCD 和 / 或胆管内支架植入术是一种安全、有效的姑息治疗方法，有利于提高患者生存质量和延长生命。但由于部分病人病情凶险，进展较快，及时进行减黄治疗至关重要，对持续时间较长的梗阻性黄疸病例或高龄、病情危重者，应在适当纠正一般情况后方可谨慎施行。PTCD 和胆道支架尽管通过降低胆管压力和恢复肝脏的部分功能而改善了患者的生存质量，但该方法并未对肿瘤本身进行治疗，肿瘤组织仍可不受限制地继续生长，在短期内甚至可形成胆管再次梗阻。因此，对黄疸减退、肝功能部分恢复，一般情况好转的患者进行肿瘤的针对性治疗是必需的。一般在引流通畅后血清胆红素接近正常、患者全身情况明显改善后即可行 TACE、消融、支架内放置放射性粒子等，以便最大限度地治疗肿瘤及胆道癌栓，改善胆管受压和梗阻程度，以达到延长其生存时间及提高生活质量的目的。

典型病例五十八

例 3-1-2（图 3-1-2）

【病史】

患者，男，62 岁，因"发现肝恶性肿瘤 18 个月，进行性皮肤黏膜黄染 10 天"入院，既往慢性乙型病毒性肝炎，检验示：直接胆红素 398.80μmol/L，总胆红素 580.10μmol/L。

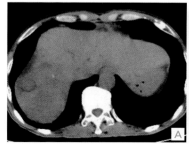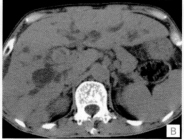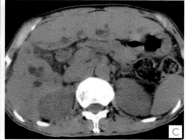

图 3-1-2　影像学资料 A ~ C

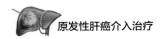

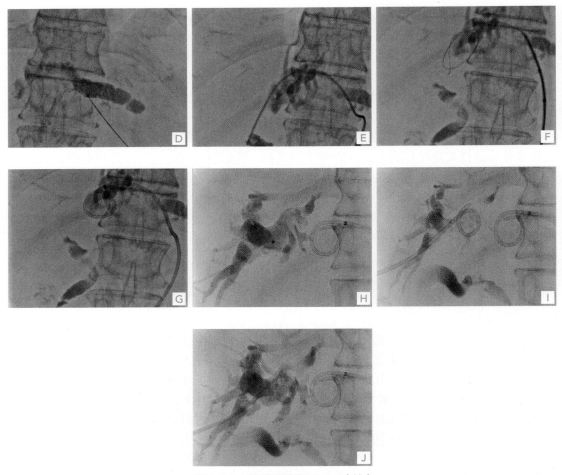

图 3-1-2　影像学资料 D～J（续）

【治疗经过及随访】

患者入院后给予左右肝管分别穿刺引流以缓解黄疸，术后复查患者胆红素逐渐下降，患者未再接受进一步的肿瘤治疗。

【附图说明】

A～C. 上腹部 CT 平扫肝内多发占位，肝门部胆管 - 胆总管内高密度影，肝内胆管明显扩张；

D、E. 左肝内胆管穿刺造影左肝内胆管明显扩张；

F、G. 置换硬导丝成袢，置入外引流管；

H. 右肝内胆管造影示右肝内胆管扩张；

I、J. 置换硬导丝成袢，置入外引流管。

【病例讨论】

该患者推荐给读者的意义在于：此患者肝门部胆管 - 肝总管 - 胆总管内增粗，高密度影，考虑胆管形成癌栓，患者入院时胆红素明显升高，胆红素继续升高，可能危及生命，行经 PTCD 可降低胆管压力和恢复肝脏的部分功能而改善了患者的生存质量，延长生存时间。

第三节　原发性肝癌合并静脉癌栓的介入治疗

门静脉癌栓（portal vein tumor thrombus，PVTT）是 HCC 晚期重要的生物学行为，发生率为 62.2% ~ 90.2%，预后差，病情进展多易合并肝功能衰竭，如不加以治疗干预，自然生存期为 5 ~ 7 个月。PVTT 是 HCC 治疗的难点，2011 年，愿卫生部颁发的《原发性肝癌诊疗规范》建议，对于合并大血管侵犯的 HCC，应给予 TACE、手术切除、放疗、分子靶向治疗、系统化疗等多学科综合治疗。据欧洲肝病学会（EASL）推荐，进展期 HCC 的标准治疗是索拉非尼靶向治疗。目前关于 HCC 合并 PVTT 的治疗方法较多，仍然没有严格限定的或最佳的治疗方法，合理的治疗方案也一直未被制定，大都是建立在试验研究的基础上。但是，TACE 联合其他治疗手段（靶向治疗、门静脉支架置入、^{125}I 放射性粒子植入、三维适形放疗、消融治疗等）成为 HCC 并 PVTT 的主要治疗方法。本章节介绍门静脉支架 +^{125}I 放射性粒子植入、经皮穿刺癌栓 ^{125}I 放射性粒子植入及经皮穿刺血管内射频消融术治疗 PVTT。

一、门静脉支架联合 ^{125}I 放射性粒子链条植入术

（一）原理

PVTT 的形成是一个多因素、多环节的过程，与门静脉本身的解剖特点、生理功能、血液供应等有关，多种因子调节和分子生物学机制参与其中。PVTT 可来源于肿瘤的直接侵犯，这种癌栓一般与主瘤相邻接，也可来源于癌细胞的播散定位种植于门静脉壁上，这种癌栓一般与主瘤不相连，甚至可出现在对侧肝叶的门静脉中。Shuqun 等根据癌栓侵犯不同门静脉部位，将 PVTT 分为四型：Ⅰ型癌栓累及二级及二级以上的门静脉分支；Ⅱ型癌栓累及一级门静脉分支；Ⅲ型癌栓累及门静脉主干；Ⅳ型癌栓累及肠系膜上静脉或下腔静脉。

经皮穿刺直接植入门静脉支架可机械性解决由 PVTT 引起的门静脉堵塞，从而解决门静脉血流回流，降低门静脉压力和增加肝实质灌注，如果同时植入 ^{125}I 放射性粒子链条，则可以对 PVTT 进行局部放射治疗，局部控制癌栓的生长。携带 ^{125}I 放射性粒子的支架在理论上可能会比门静脉支架 +^{125}I 放射性粒子植入链条更有优势。

（二）病例选择

1. 适应证　临床诊断为 HCC 伴 PVTT；累及门静脉 1 级分支和（或）主干；肝功能 Child-Pugh 分级为 A 或 B 级；凝血功能基本正常。

2. 禁忌证　肝功能 Child-Pugh 分级为 C 级；并存其他严重疾病，不能配合完成治疗；凝血时间明显延长（凝血酶原时间 >17.0 秒）。

（三）器械要求和术前准备

1. 器械准备　经皮导入穿刺套装、超滑导丝（最好是超滑超硬导丝）、导管导引器械系统、造影导管、血管支架（长度 80 ~ 120mm、直径 12 ~ 14mm）、栓塞弹簧圈、^{125}I 放射性粒子、组织胶、明胶海绵等。

2. 患者准备　完善血常规、血凝常规、肝肾功、心电图等术前检查，术前 4 ~ 6 小时空腹，术前镇痛，术中心电监护。

（四）操作技术

根据术前增强 CT、超声检查结果确定穿刺途径。患者取仰卧位，常规消毒、铺巾，

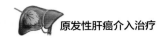

穿刺点 2% 利多卡因局部麻醉，用套管针穿刺未受累肝段门静脉分支，穿刺成功后，拔除针芯，置入微导丝，交换泥鳅导丝，通过导丝置入 6F 导管鞘。用 5F 单弯导管配合泥鳅导丝通过门静脉梗阻段，导管入肠系膜上静脉或脾静脉，撤出导丝，行门静脉造影明确癌栓累及程度。测量癌栓长度，根据公式植入 125I 粒子数量 = 梗阻段长度（mm）/4.5+2，计算所需粒子数，以确保植入 125I 放射性粒子产生的辐射能够完全覆盖 PVTT 段。将 3F 的 COOK 扩张管加热封闭一侧断端，所需 125I 放射性粒子封装入内，加热封闭另一断端，粒子条备用。将 2 根超长硬导丝送入脾静脉或肠系膜上静脉，撤去 6F 导管鞘。沿一根导丝将 5F 单弯导管越过门静脉梗阻段，另一根导丝用于送入根据门静脉造影图像选择的合适尺寸支架，于梗阻段释放，释放完毕保留导丝。经单弯导管送入粒子条，再次造影确定门静脉支架位置及开通情况。最后以组织胶或明胶海绵条等塞封闭肝穿刺道。

（五）术后处理

对所有患者术后给予加强保肝、抑酸、抗感染等对症及支持治疗，术后给予低分子肝素皮下注射，每 12 小时一次，连续 3 天，3 天后改为口服华法林 2.5mg/ 次，每天 1 次，根据患者凝血功能调整华法林用量，使国际标准化比值在 2.0 ~ 2.5。

（六）并发症

术后可能出现并发症包括肝穿刺道出血、胆汁瘘等，术中精确穿刺及牢固封闭穿刺道均可避免。

（七）疗效评价

门静脉支架植入可开通门静脉，恢复门静脉入肝血流，改善肝功能并降低门静脉压力，提高 TACE 治疗的安全性和有效性，从而延长患者生存期。但单纯门静脉支架对 PVTT 的治疗作用有限，随着病程延长，癌栓可从支架网孔中或两端生长、引起支架闭塞。随着放射性粒子组织间植入在多种实体肿瘤治疗中的应用，125I 放射性粒子用于治疗 HCC 及 HCC 伴 PVTT 取得了良好效果，放射性粒子可抑制肿瘤细胞增殖的同时还可抑制血管内皮增生，更好地避免了短期内支架闭塞。吴林霖等采用 TACE 及门静脉支架联合或未联合血管内 125I 粒子链条治疗 HCC 伴 PVTT，结果发现门静脉支架及 TACE 联合 125I 粒子条可明显延长患者的生存期及支架通畅期。仅需一个穿刺通道即可完成对所有粒子和门静脉支架的植入，避免了血管及胆道损伤，且随着支架的径向膨胀力，粒子条被固定在癌栓部位，避免了粒子脱落及移位。

（八）结语

目前虽然对于 HCC 合并 PVTT 的形成机制进行了广泛研究，但治疗效果仍然不佳，尚需进一步探索。HCC 合并 PVTT 由于发生率高、早期检出率低、手术切除率低及术后易复发等因素，仍是临床面临的一道难题。对于无法手术切除或术后复发的患者更应注重采取多学科、多方法的联合治疗模式。治疗方案应有针对性，应注重综合治疗的配伍，优化序贯或顺序，选择个体化的治疗方案，探索新技术和新方法，进而提高 HCC 合并 PVTT 患者的中、远期疗效，改善预后。

二、125I 放射性粒子植入术

（一）原理

1. 125I 放射性粒子为近距离照射，释放的 γ 射线能量随放射源距离的延长呈指数衰减，靶区外短距离内剂量迅速衰减，相对外放疗为低剂量率照射，可最大限度地保护正常组织，而肿瘤靶区累积剂量可高达 140Gy。

2. ^{125}I 放射性粒子能持续作用于肿瘤细胞，使细胞阻滞在 G2/M 期，细胞周期延长，使每个细胞周期总剂量增高，不断消耗肿瘤干细胞，致使肿瘤细胞全部失去繁殖能力。

3. 放射性粒子为持续短距离照射，照射时间延长，使乏氧细胞有充分的时间发生再氧合，使放射效果提高。

4. 放射性粒子治疗照射过程中不受体位和呼吸运动的影响，肿瘤治疗体积丢失率明显减低。

5. 不规则形态的肿瘤，^{125}I 放射性粒子能达到较好的剂量分布。

（二）病例选择

1. 适应证

（1）累及二级及二级以上的门静脉分支的 PVTT。

（2）无广泛肝外转移。

（3）功能状态卡氏评分（KPS）≥ 60 分，肝功能 Child-Pugh 分级 A 级或 B 级。

（4）无出血倾向、凝血功能基本正常（PT ≤ 17.0 秒）。

2. 禁忌证

（1）合并其他器官严重疾病，不能耐受或配合介入治疗者。

（2）KPS 评分 < 60 分。

（3）有出血倾向、凝血时间明显延长（PT > 17.0 秒）。

（4）肝功能 Child-Pugh 分级 C 级。

（5）合并广泛肝外转移。

（三）器械要求和术前准备

1. 器械准备　放射性粒子近距离治疗计划系统、^{125}I 放射性密封仔源、18G 粒子植入针、粒子植入枪。

2. 患者准备　完善血常规、血凝常规、肝肾功能、心电图等术前检查，术前 4～6 小时空腹，术前镇痛。

术前根据患者 CT 或 MR 图像，确定癌栓位置、大小、形状、边界、与周围血管关系等，按照放射性粒子近距离治疗计划系统（BI-TPS），模拟布源，完成等剂量曲线图及肿瘤体积 - 剂量直方图（dose volume histogram，DVH），得出所需粒子总数及每个层面上的粒子数及位置，完成术前治疗计划。^{125}I 放射性粒子及粒子植入枪使用前均采用高压干蒸消毒法消毒。

（四）操作技术

行腹部 CT 扫描，利用 CT 定位线在体表标出穿刺点。常规消毒、铺巾，2% 利多卡因局麻穿刺点后，平静呼吸下屏气，经皮肤迅速穿刺进针至肝脏内，在 CT 引导下将 18G 植入针准确穿刺至肝实质内的 PVTT 内，用粒子枪后退式植入 ^{125}I 放射性粒子，粒子间距 0.5～0.8cm，根据术前规划放置 ^{125}I 放射性粒子。拔出植入针，压迫止血。复查 CT 了解 ^{125}I 放射性粒子分布情况，如 ^{125}I 放射性粒子分布不均时，在"冷点"区补种 ^{125}I 放射性粒子，术后行质量验证。侵犯门静脉左支、右支及主干的癌栓，由于癌栓位于肝实质之外，经皮穿刺直接植入 ^{125}I 放射性粒子可引起出血，因此该种类型的 PVTT 并不适合直接植入

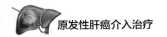

^{125}I 放射性粒子。

（五）术后处理

术后常规予止血、保肝、预防性抗感染及支持治疗。术后定期（1～2 个月）复查肝功能、血清甲胎蛋白、白细胞计数、血红蛋白水平、血小板计数等。

（六）并发症及其处理

1. 针道出血　因癌栓与肝动脉分支伴行，穿刺时无法避开肝动脉而可能会引起穿刺出血，可给予止血、输血、扩容等处理。

2. 放射性粒子迁移　注意穿刺时穿刺针的位置尽量做得穿刺精确，可避免或减少粒子的迁移。

3. 急性肝功能受损　表现为转氨酶、胆红素升高，注意给予保肝治疗可逐渐恢复正常。

4. 放射性肝病　发生概率较小，一般在术后 2 个月左右出现，经对症及辅助治疗后可好转。

（七）疗效评价

黄宁等选择 TACE ＋ ^{125}I 放射性粒子植入序贯治疗 HCC 伴门静脉分支癌栓，技术成功率为 100%，无严重并发症发生，癌栓治疗总有效率为 83.3%。但放射性粒子植入术仍有其不足，当 CT 显示癌栓范围和边界不明确时，采用 ^{125}I 放射性粒子植入术治疗 PVTT，容易造成粒子植入的位置不准确，95% 等剂量曲线包绕部分癌栓甚至没有包绕 PVTT，从而导致肿瘤病灶残留或正常肝组织受损。

（八）结语

HCC 合并 PVTT 的患者，肝内病灶经 TACE 治疗后，可得到较好控制，^{125}I 放射性粒子可明显提高 PVTT 控制率，二者相结合，具有协同作用，相互补充，从而取得良好的临床疗效。

三、经皮穿刺血管内射频消融术

（一）原理

血管内射频消融术（RFA）的治疗原理是：电极中的高频交变电流导致细胞内离子快速运动，电极周围的组织均匀生成热量并凝结。移除 RFA 导管，序贯行球囊扩张血管，可以有效重塑管腔并增加腔内直径。该法理论上可毁坏癌组织，畅通门静脉。即使堵塞仍部分存在，但癌栓缩小，门静脉血流增多，可以改善肝功能，从而使患者具有接受 TACE、肝内肿瘤 RFA、外科手术切除或化放疗的可能性。

（二）病例选择

1. 适应证　临床诊断为 HCC 伴 PVTT；累及门静脉 1 级分支和（或）主干；肝功能 Child-Pugh 分级为 A 或 B 级；凝血功能基本正常。

2. 禁忌证　肝功能 Child-Pugh 分级为 C 级；并存其他严重疾病，不能配合完成治疗；凝血时间明显延长（PT>17.0 秒）。

（三）器械要求和术前准备

1. 器械准备　射频消融导管、射频发生器、双极射频探头直径有 5F 和 3F 两种、肝穿针、8F 导管鞘、造影导管、0.035 英寸的软、硬导丝、球囊导管、组织胶、明胶海绵等。

2. 患者准备 完善血常规、血凝常规、肝肾功、心电图等术前检查，术前 4～6 小时空腹，术前镇痛。

术前根据患者 CT 或 MR 图像，确定癌栓位置、大小、形状、边界、与周围血管关系等。

（四）操作技术

患者仰卧于 DSA 治疗床上，行腹部超声检查，确定穿刺入路。常规消毒、铺巾，穿刺点以 2% 盐酸利多卡因局部麻醉后，穿刺未受累肝段的门静脉分支成功后拔出针芯，将超滑导丝置入门静脉，沿着导丝置入 8 F 导管鞘。沿着导丝将 5F 造影导管，置入脾静脉或肠系膜上静脉造影，以明确 PVTT 位置和累及范围。透视下，将导丝超选择越过 PVTT，将导管沿导丝导入 PVTT；撤出导丝，使用 0.035 英寸的超硬导丝将消融导管电极部位送至癌栓位置，连接射频发生器，设置功率 10W 消融治疗，消融时间约每 25mm（厚度）消融 2 分钟。消融完毕，撤出导管，沿导丝将 5F 球囊导管送至癌栓狭窄位置，进行球囊扩张成形术，每次球囊充气扩张 2 分钟，重复 2 次。撤出球囊导管，将 Cobra 导管置入脾静脉或肠系膜上静脉再次造影检查门静脉再通情况。最后封闭穿刺道，缓慢拔出导管，用无菌敷料加压覆盖穿刺部位。

（五）术后处理

术后常规予止血、保肝、预防性抗感染及支持治疗。

（六）并发症及其处理

术后可能出现穿刺道出血、血管穿孔、胆汁瘘并发感染、肝脓肿、腹腔出血等与手术相关的并发症，术中注意穿刺精确，操作时减少血管损伤，上述并发症均可避免。

（七）疗效评价

国内研究中，15 例 PVTT 患者经 RFA 后行直接门静脉造影显示肝内门静脉血流得到及时的改善，其中 14 例序贯行 TACE 治疗肝内肿瘤，术中及术后未出现明显并发症，术后 4 周超声检查提示原堵塞门静脉有血流通过，CT 检查部分患者癌栓明显变小，甚至消失。国外学者相应的临床研究中，Thanos 等报道，对 HCC 导致的 PVTT 行直接 RFA，16 个月后门静脉仍保持通畅。Giorgio 等报道经皮肝穿刺 RFA 治疗肝内肿瘤和 PVTT，明显提高患者存活率。

（八）结语

PVTT 的 RFA 治疗是一个新概念。门静脉再通后需进一步行肝内肿瘤治疗，则门静脉疏通才更有意义，否则肿瘤继续生长，不可避免地再次形成癌栓堵塞。

典型病例五十九

例 3-1-3（图 3-1-3）

【病史】

患者，男，74 岁，乙肝病史。HCC 多次消融治疗后复查上腹部 MRI 提示 PVTT 形成伴门静脉狭窄。

【治疗经过及随访】

在 DSA 下行门静脉支架成形术＋放射性粒子植入术，术后 1 个月 CT 复查门静脉情况，支架及粒子条位置良好。

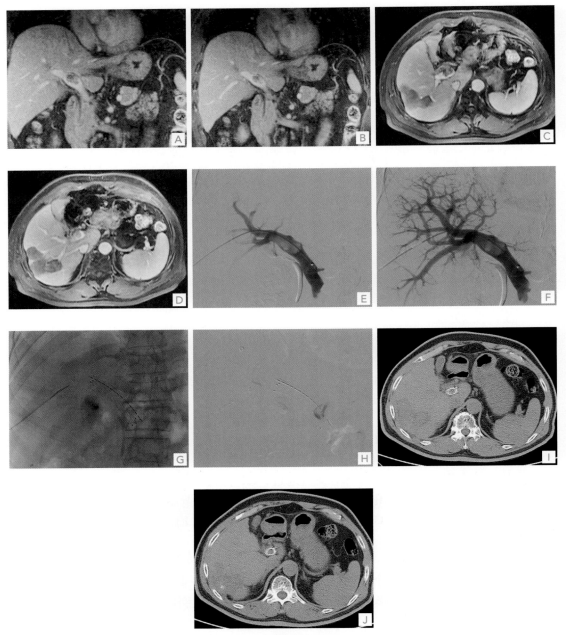

图 3-1-3　影像学资料 A～J

【附图说明】

A～D. 上腹部 MRI 动态增强提示肝内病灶及 PVTT；

E、F. 经皮穿刺门静脉造影示门静脉主干内充盈缺损；

G、H. 门静脉支架及粒子条植入；

I、J. 术后 1 个月复查 CT 见支架及粒子条位置良好，粒子条在支架的前内方。

【病例讨论】

HCC 并 PVTT 的治疗是介入治疗的难点，经皮穿刺门静脉支架植入治疗可暂时解决门静脉的回流障碍问题，但是癌栓的存在会造成短期内支架的再狭窄或堵塞。^{125}I 放射性粒子链条并门静脉支架同步植入是治疗 PVTT 的一种新方法，能延缓门静脉支架再狭窄的时间，延长患者的生存期，提高患者的生活质量。携带 ^{125}I 放射性粒子支架的临床应用有望成为患者的福音。

第四节　原发性肝癌合并动 - 静脉分流介入治疗

HCC 合并动 - 静脉分流（arterio-venous shunting，AVS）是中晚期 HCC 最常见的并发症，发生 AVS 时，病变动脉与静脉之间的血液直接交通，形成肿瘤的肝内播散和肝外转移，患者往往预后不良。充分认识 AVS 对提高 HCC 的治疗效果及降低并发症有重要意义，不仅影响传统手术的切除和综合化疗等治疗，而且对于针对性更强的介入性栓塞治疗的选择和预后也有很大的影响。

一、原理

（一）HCC 伴 AVS 形成的机制

1. HCC 在肝组织内产生血管内皮生长因子等，直接使得吻合的血管开放，形成瘘道。

2. 肿瘤组织直接侵犯、破坏门静脉和肝静脉主干或分支的静脉壁，致使肝动脉的高压血进入低压的静脉系统，形成 AVS。

3. HCC 容易侵犯门静脉，并在门静脉中形成癌栓，癌栓生长造成动静脉破坏导致瘘口形成。

4. 肝脏内存在大量肝血窦，肝动脉和门静脉通过小叶间动静脉相通，再经过中央静脉与肝静脉相连接。

5. 由于穿刺或者介入治疗等外在原因引起的肝动脉与门静脉之间的较大的瘘。

由于上述种种原因，肿瘤组织直接或者间接侵犯到肝静脉、门静脉及其主干或者分支，形成瘘道，不仅加重门静脉高压和肝脏的损害，同时给 HCC 介入治疗带来很大的挑战。门静脉压力的增大，即可引起腹胀、腹腔积液等临床症状的加重，不仅如此，介入治疗也因此受到很大限制。

（二）CT 诊断标准

CT 增强的动脉期显示门静脉的提前强化，尤其是主干；门静脉、肝静脉的强化先从远端开始逐渐到近端；肿瘤相近的门静脉、肝静脉主干或者分支强化早于其他部位；可能发现 HCC 和门静脉、肝静脉受到侵犯的相应征象；可能在癌肿周围出现"楔形"强化灶，即高灌注灶存在。

（三）DSA 诊断

除可出现 HCC 大致征象外，造影时可出现肝动脉与门静脉或肝静脉提前显影的造影图像。在符合 HCC 诊断的基础上有上述明确的肝动静脉瘘征象即可诊断为 HCC 合并肝动静脉瘘。

HCC 合并肝动脉门静脉分流（hepatic artery-portal vein shunting，HA-PVS）的肝动脉

造影检查表现为动脉期见门静脉主干和/或其分支显影。HA-PVS 分为周围型、中央型和混合型。中央型即门静脉主干或门静脉 I 级分支分流，表现为动脉期门静脉主干及大分支显影、肿瘤染色出现于门静脉显影以后，可有静脉窃血现象。周围型即瘘口位于门静脉 II 级及 II 级分支以下，表现为动脉期出现门静脉分支显影，有时与动脉分支伴行呈"双轨征"，或表现为碘油栓塞时在癌肿边缘出现枯树枝状门静脉分支碘油铸型，即碘油门静脉显影征。肝动脉肝静脉分流（HA-HVS）的表现为肝动脉造影肝静脉早期显影，瘘口多不能显示或局部仅见紊乱的网状血管影，其分流量大小不仅与提前显影的肝静脉口径有关，更与肝静脉提前显影的时间及显影的程度有直接关系。HA-PVS 合并 HA-HVS（混合型）表现为门静脉分流和肝静脉分流的征象同时出现。门静脉和肝静脉内存在的癌栓表现为线条状低密度影，即"线条征"，或充盈缺损。

二、病例选择

1. 适应证
（1）符合 HCC 合并肝动静脉分流诊断标准。
（2）不符合手术切除指征或患者拒绝手术治疗。
（3）肝功能为 Child-Pugh A 级或 B 级。
（4）无明显心、肺、肾等重要脏器器质性病变。

2. 禁忌证
（1）一般情况极差，有衰竭迹象者。
（2）HCC 已经发生全身广泛性转移者。
（3）继发性感染，或者全身感染者。
（4）肝功能 Child-Pugh C 级。
（5）门静脉高压出现逆向血流或者门静脉主干被堵塞者。

三、器械要求和术前准备

1. 介入器材 包括穿刺针、导管鞘、各种形状造影导管（一般选择 RH 导管）、导丝、2.2-3Fr 同轴微导管系统等。

2. 栓塞材料和药物
（1）碘化油：为目前 HCC 的 TACE 治疗首选栓塞材料，但在动静脉分流未栓塞前不宜使用，因为碘油容易通过瘘口引起肺栓塞或门静脉栓塞。
（2）化疗药：目前常用来与碘油携载的化疗药主要为蒽环类（如阿霉素、表阿霉素）、铂类（如顺铂、奥沙利铂）。
（3）明胶海绵颗粒：既往使用自制明胶海绵块粉碎成细碎屑，但以上两种方法均难保证颗粒大小均匀和尺寸要求。目前市场上有不同规格的制式的明胶海绵颗粒，直径从 150～350μm 到 1400～2000μm 大小不等，方便术中使用。
（4）PVA 颗粒或微球：为永久性栓塞颗粒。
（5）弹簧圈：为中央型栓塞材料，主要用在严重的中央型动静脉的栓塞。
（6）NBCA 胶或 ONYX 胶：可用在各种类型的动静脉分流的栓塞，但技术上有难度。
3. 术前患者准备 HCC 合并动静脉分流的术前准备同 TACE。

四、操作技术

原则上，在条件允许的情况下先封堵瘘口再行 TACE 治疗。微导管超选至瘘的供血分支，依据瘘口部位、瘘口大小、血流方向和大小进行选择恰当的栓塞材料和介入方法。

1. HCC 合并 HA-PVS 的介入治疗　周围型 HA-PVS 的治疗原则：较小且分流量较少的周围型 HA-PVS，未合并门静脉主干癌栓，因其血液分流量小，可常规进行 TACE 治疗。因为 TACE 时仅有小部分栓塞剂进入门静脉，使肿瘤周围门静脉的小分支栓塞，形成肿瘤的双重栓塞，肿瘤坏死更加完全。当血液分流量大时，则先封堵瘘口，封堵后一定要复查 DSA，确认无 HA-PVS 才能进行肿瘤实质的栓塞治疗，避免发生异位栓塞。

中央型 HA-PVS 的治疗原则：可先用微导管超选择越过瘘口进入到远侧动脉，透视下直接缓慢给药行部分 TACE 治疗，给药后期，随着血管阻力的增大，当有较多碘油自瘘口流失时就需退至瘘口处，用明胶海绵将瘘口封闭，减少血液对碘油的冲洗。如血液分流量不大，导管跨过瘘口困难，则由于肿瘤有窃血效应，可于透视下在瘘口前缓慢给药，药物基本跨过瘘口进入肿瘤动脉内，这时按常规方案化疗栓塞，疗效较好。如果血液分流量大时，常规 TACE 下药物进入肝动脉的少，不仅肿瘤达不到栓塞的效果，反而会加重肝脏的损害，易诱发肝昏迷；当分流量过大，门静脉血流为离肝性时，则栓塞剂有可能进入门静脉甚至食管静脉，引起异位栓塞。因此应尽量采用 3F 同轴微导管，越过 HA-PVS 的动脉瘘口再行 TACE。由于避开了门静脉分流，在此处造影可获得清晰的肿瘤供血动脉及实质期染色图像，化疗药物及栓塞剂的分布、沉积良好。TACE 后再将导管退至瘘口附近，准确测量瘘口大小，观察动静脉分流情况，选择合适大小的栓塞材料栓塞。栓塞后再次行血管造影时，若肝动脉、门静脉不显影或显影暗淡则表明栓塞成功。选择性 TACE 后再栓塞瘘口是因为此时肿瘤已经栓塞，血流再分布使栓塞材料更易于到达瘘口。如不能跨过瘘口，此时宜先用明胶海绵条有效堵塞瘘口后，方可行肿瘤的 TACE 治疗，否则大量碘油与化学药物进入正常肝组织导致不可逆性肝损害，逆流入胃肠、胰腺等脏器则引起异位栓塞。对于无法跨过瘘口的病例，若门静脉主干未完全闭塞或虽完全闭塞但侧支丰富，应先堵塞瘘口再栓塞肿瘤，这种情况下，门静脉的侧支循环在 TACE 后仍能维持肝脏的血供，肝脏亦能从门静脉血中提取高比率的氧以满足肝脏需要。若门静脉主干完全闭塞而侧支形成不明显，患者一般情况差，堵塞瘘口后不宜栓塞，否则会诱发肝昏迷，此时宜先行药物灌注治疗，待门静脉主干癌栓缩小后，再行栓塞治疗。若肝功能较好，可适量进行碘油栓塞及动脉灌注，达到既未严重阻断肝脏血供，又对肿瘤本身进行了有效的栓塞。

混合型分流根据术中造影按实际情况分别或同时采用前两种方法。

2. HCC 合并 HA-HVS 的介入治疗　对于 HCC 合并肝静脉分流，栓塞剂肯定能通过瘘口直接进入肺动脉内，虽然报道肺组织内有大量吞噬细胞，可清除少量碘化油乳剂，但为了避免引起肺栓塞，在 HA-HVS 瘘口未完全有效栓塞以前禁忌用碘油等末梢栓塞剂。直径小于 100μm 的微球使用要注意导致肺栓塞的风险，因此对于直径大于 5cm 的肿瘤建议应用 100μm 以上的微球，对于合并动静脉分流的患者建议使用更大尺寸的微球。微球的栓塞也要求尽可能超选择栓塞，以避免过多肝功能的损害。怀疑有 HA-HVS 时，在给予碘油时一定要透视观察有无碘油进入肺循环内。栓塞剂的选择和技术运用与 HA-PVS 相同。

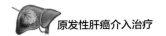

五、术后处理

术后给予抗炎、保肝、对症止痛和支持治疗，国内外文献并不支持预防性应用抗生素。

六、疗效评价

术后通过对患者空腹谷丙转氨酶、甲胎蛋白等的实验室检查以及 CT 增强检查，观察患者肝功能、肿瘤大小和腹水情况。尤其通过增强 CT 检查了解肝动静脉瘘的好转情况。

七、并发症处理原则和预防

HCC 并动静脉分流栓塞治疗并发症基本同 TACE。因术中栓塞往往使用大颗粒栓塞剂，造成肝动脉栓塞范围大，患者较 TACE 易合并肝脓肿，如形成肝脓肿需要穿刺引流。对于肝动脉 - 静脉分流的的患者，术后注意心率、呼吸等变化，如出现明显肺栓塞表现，及时吸氧、改善呼吸等对症处理。

八、结语

HCC 合并动静脉分流的患者治疗目的是在治疗 HCC 的同时，阻断肝动脉 - 静脉分流，改善肝脏循环状况，缓解和消除门静脉高压所致的消化道出血和腹水等症状，同时可以进一步超选择栓塞肿瘤的供血动脉，保护正常肝组织，并减少肿瘤通过瘘口扩散的概率。HCC 合并 AVS，增加了介入栓塞治疗的难度和危险。但是，只要患者一般状况许可，在详尽了解瘘的类型、分流量大小、PVTT 及门静脉侧支循环形成等情况后，制订合理的治疗方案，治疗仍是安全可行的，一般不会引起严重的肝功能损害和肝功能衰竭。

典型病例六十

例 3-1-4（图 3-1-4）

【病史】

患者，男，56 岁，既往乙肝病史。因上腹部不适而行 B 超检查时发现肝右叶占位，查腹部 CT 动态增强示：①右肝占位，考虑肝恶性肿瘤，动脉期可见明显粗大门静脉提前显影，考虑肝动 - 门静脉分流；②肝硬化。AFP 56μg/L，结合病史、影像检查及化验检查，诊断肝恶性肿瘤。

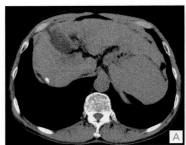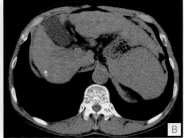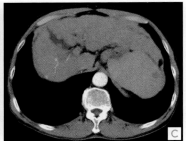

图 3-1-4　影像学资料 A～C

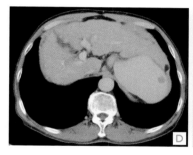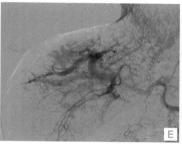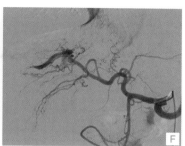

图 3-1-4　影像学资料 D ~ F（续）

【治疗经过及随访】

入院后完善检查，无明显禁忌，行 TACE，术中造影可见右肝明显的动 - 门脉分流形成，给予 PVA 颗粒栓塞及碘油栓塞，术后 1 个月复查肝内病灶局部少量碘油沉积，AFP 32μg/L，再次行 TACE。经 3 次 TACE 治疗后，目前随访肝功 B 级，AFP 正常，肝内病变稳定，无明显生长。

【附图说明】

A ~ D. 上腹部 CT 动态增强提示肝右后叶片状略强染色，门静脉提前显影；

E. DSA 可见肝右叶明显的动 - 门静脉瘘形成，肝内病变可见染色；

F. 栓塞后可见肝内少量碘油沉积，动 - 门静脉瘘瘘口消失。

【病例讨论】

该患者肝动脉 DSA 可见肝内明显动脉门脉分流形成，分流大，需微导管超选瘘口先行栓塞，否则碘油及化疗药物将完全分流至门静脉内，从而引起门静脉压力进一步增高和肝功能损害加重。封堵瘘道是成功进行 TACE 的前提。

典型病例六十一

例 3-1-5（图 3-1-5）

【病史】

患者，男，74 岁，既往乙肝病史。因上腹部疼痛不适 2 周，B 超查体时发现肝右叶巨块型占位并肝静脉、下腔静脉癌栓形成，上腹部 CT 平扫：①肝右叶巨块型占位，下腔静脉肝段异常密度；②肝硬化。AFP 123μg/L，结合病史、影像检查及化验检查，诊断肝恶性肿瘤。

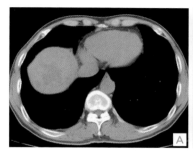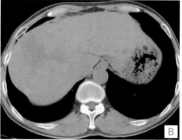

图 3-1-5　影像学资料 A、B

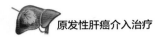
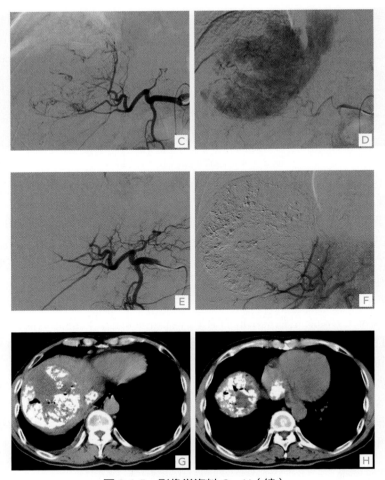

图 3-1-5　影像学资料 C～H（续）

【治疗经过及随访】

　　入院后完善检查，肝功 Child-Pugh A 级，行 TACE，术中造影可见右肝肿瘤染色，可见右侧膈动脉供血，并见肿瘤内弥漫的细小肝动 - 静脉分流形成，还可见癌栓向心房内延伸，给予 150～350μm 明胶海绵颗粒栓塞及碘油化疗药物混合液栓塞，1 周复查可见肝内病变碘油沉积好，肝静脉及下腔静脉癌栓内可见明显碘油沉积。

【附图说明】

　　A、B. 上腹部 CT 平扫提示肝右后叶巨块型占位，下腔静脉增粗；

　　C、D. DSA 可见肝右叶明显的动 - 静脉瘘形成；

　　E、F. 栓塞后可见肝内大量碘油沉积，瘘口消失；

　　G、H. 7 个月后复查可见肝内大量碘油沉积，肿瘤部分坏死，癌栓内可见明显碘油沉积。

【病例讨论】

　　该患者 DSA 造影可见肝内明显动脉 - 静脉分流形成，分流量不大，且瘘口细小，如先行碘油栓塞可能导致碘油经瘘口瘘至肺内引起肺栓塞，如单纯选择栓塞颗粒栓塞瘘口可能导致碘化油和化疗药无法进入肿瘤内。结合造影图像，选择小直径海绵颗粒加碘油的混合液进行栓塞则碘化油能很好地沉积在癌栓及肿瘤内，且未造成明显肺栓塞。

（张　伟　杨莉莉　李子祥）

参考文献

1. Tanaka A, Takeda R, Mukaihara S, et al. Treatment of ruptured hepatocellular carcinoma. Int J Clin Oncol,2001,6（6）:291-295.

2. Kew MC, Hodkinson J. Rupture of primary hepatic carcinoma as a result of blunt abdominal trauma. Am J Gastroentero,1991,86（8）:1083-1085.

3. 林俊清. TACE 联合 ^{125}I 放射性粒子治疗门静脉癌栓的疗效评价. 北京：协和临床学院，2011:1-26.

4. 王勇, 刘会春, 李宗狂, 等. 经皮胆道支架联合 ^{125}I 粒子腔内植入治疗恶性梗阻性黄疸的初步研究. 中华放射学杂志,2014,48（5）:403-407.

5. Nagasue N, Inokuchi K, Kobayashi M, et al. Hepato portal arteriovenous fistula in primary carcinoma of the liver. Surg Gynecol Obstet,1977,145（4）:504-508.

6. Kanematsu M, Imaeda T, Yamawaki Y, et al. Rupture of hepatocellular carcinoma:predictive value of CT findings. Am J Roentgenol,1992,158（6）:1247-1250.

7. Zhu LX, Ueng XP, Fan ST. Spontaneous rupture of primary hepatic carcinoma and vascular injury. Arch Surg,2001,136（6）:682-687.

8. Qin LX, Tang ZY. Primary hepatic carcinoma with obstructive jaundice: diagnosis, treatment and prognosis. World J Gastroenterol,2003,9（3）:385-391.

9. 翁志成, 杨维竹. 联合微球和碘化油化疗栓塞治疗巨块型肝细胞癌的疗效评价. 中华放射学杂志,2011,45（3）:274-278.

10. 刘焕亮, 石荣书, 陈卫斌. 多侧孔导管在胆道梗阻性疾病介入操作中的运用. 医学影像学杂志, 2013,23（6）:921-923.

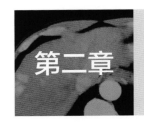

第二章　肝外并发症的介入治疗

第一节　肺转移的介入治疗

原发性肝细胞癌（HCC）肺转移比较常见，多表现为原因不明的咳嗽、咳痰带血等症状，可有局部疼痛或神经受压症状，偶伴有胸腔积液，严重影响患者生活质量。HCC 肺转移治疗包括放疗、化疗、外科手术切除及介入手术治疗。HCC 肺转移对于放疗、化疗有效率低。肺转移灶常为多发，外科手术价值较低，因此介入手术治疗成为 HCC 肺转移的首选治疗方案。介入治疗手段包括放射性粒子植入、消融术（微波消融、射频消融、氩氦刀冷冻消融及血管或瘤内无水酒精注射）、支气管动脉栓塞术。本文重点介绍放射性粒子植入术和支气管动脉栓塞术。

一、HCC 肺转移的放射性粒子植入术

（一）原理

^{125}I 放射性粒子由 ^{125}I 同位素和钛合金外壳组成，直径 0.8mm，长度 4.5mm，壁厚 0.05mm。^{125}I 半衰期为 60 天，有效辐射距离为 1.7cm。在 3 个半衰期内 ^{125}I 放射性粒子可发挥其杀灭肿瘤细胞的作用。目前在肺转移瘤的治疗中，放射性粒子可在 CT 引导下直接被置入瘤体内部，也可在支气管镜直视下或支气管腔内超声引导下被置入瘤体内，或是通过将携带放射性粒子的气道支架置入至肿瘤腔内发挥其近距离放疗作用。

与外照射治疗相比，放射性粒子为持续性低剂量照射，其生物学效应可显著增加。在治疗前，临床医生根据治疗计划系统计算，并严格按照治疗计划系统置入放射性粒子，故该方法是一种精确的适形内放疗，在保证肿瘤组织得到较高剂量放疗的同时，对周围正常组织的损伤非常小。由于 ^{125}I 放射性粒子的有效穿透距离为 1.7cm，属于近距离放疗，故其可实现精确放疗且避免外照射的相关并发症（特别是放射性肺炎和放射性食管炎）。对于已接受外照射治疗的肿瘤复发患者，放射性粒子置入仍是可选择的治疗方法之一，可对复发病灶起到很好的局部控制作用。

放射性粒子置入属微创操作，并发症相对较少，可在局麻下进行，这为许多心肺功能差的老年患者提供了一个治疗选择。同时，临床医生借助 CT 和治疗计划系统可精确定位肿瘤，在置入放射性粒子后，立即进行 CT 扫描，必要时可以立即进行补种，不留治疗盲区。

（二）病例选择

1. 适应证

（1）经影像学或病理学确诊的转移瘤。

（2）单侧病灶数目少于 3 个。

（3）双侧病变，每侧少于 3 个，应分次治疗。

（4）病灶直径小于 7cm。

（5）预计存活期大于 3 个月。

2. 禁忌证

（1）恶病质、体质较差者。

（2）严重心肺肝肾功能不全者（进针路径存在肺大疱是绝对禁忌）。

（3）全身广泛转移者。

（4）不能配合、难以耐受手术者。

（5）严重凝血机制障碍者。

（三）器械要求和术前准备

1. 器械及药品穿刺手术包、穿刺针、粒子植入枪、^{125}I 放射性粒子、胸腔抽气及闭式引流术的物品准备。术前需行胸部 CT 检查，将图像传至放射性粒子计算机治疗系统（TPS）进行三维图像重建，计算出肿瘤治疗剂量，确定手术粒子数目。

2. 患者准备完善各项辅助检查，排除手术禁忌，对于肺气肿患者，肺功能检测是必需的。凝血不佳者可给予保肝、维生素 K1 等改善血凝功能。患者术前常规建立静脉通道。术前术区常规消毒，术前 4 小时常规禁饮食。焦虑患者可给予镇静药物，术前常规给予磷酸可待因止咳处理。

（四）操作技术

1. 制定治疗计划术前给予常规 CT 平扫，定位栅格置于进针部位，训练患者呼吸，选择合适的体位、进针点，确定术中治疗计划。术前常规给予口服磷酸可待因 30 ~ 90mg，避免手术中肺内出血刺激支气管引起的剧烈咳嗽。术中给予患者吸氧（鼻氧管或面罩吸氧）、镇静、镇吐、镇痛、止血、心电监测、血压监测、呼吸及血氧饱和度监测。

2. 术中植入粒子常规皮肤消毒，铺无菌洞巾，局部麻醉，在 CT 引导下按手术计划分步法进针至靶区。进针方式可多点平行进针（即放射源直线排列、相互平行且距离相等），亦可单点扇形进针，为避免气胸，尽量单点进针，避免反复穿越胸膜，进针路径不可穿越叶间裂。以 0.5cm 间隔将粒子植入到病灶内，逐粒释放粒子，释放粒子后即可行 CT 扫描以观察粒子的位置、间隔，必要时补放粒子，直至粒子布源满意。手术结束后再次 CT 扫描，明确有无出血、气胸等严重并发症。术后即刻返回病房，返回途中应医护人员全程护送。

（五）术后处理

术后患者常规给予止咳、止血、补液、补充营养等处理，术后患者至少 12h 内常规生命体征监护、绝对卧床（穿刺点向下）、吸氧及避免剧烈咳嗽。

（六）疗效评估

HCC 肺转移瘤放射性粒子植入效果较好，常规术后 1、2、4、6 个月行胸部增强或平扫 CT 检查，根据术后 CT 扫描情况决定下一步治疗方案。肿瘤的局部控制率可以达到 60% ~ 80%，对于缓解症状、改善生存质量及延长生存期效果明显。

（七）并发症处理及预防

肺部放射性粒子植入的常见并发症主要为出血、气胸及感染。选择合理的穿刺途径是减少手术出血的最重要的措施，穿刺路径必须避开大血管，最大限度减少创伤。穿刺过程

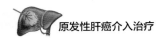

应分步进行，针尖到达靶点至少分 2 ~ 3 步，全程 CT 监视，若发现进针方向偏离，及时纠正。少量出血可对症应用止血药物，术中穿刺出血可应用明胶海绵颗粒封堵针道。大量出血则须行急诊介入诊疗或外科手术止血。怀疑术后出血者须复查血常规及胸部 CT。气胸（尤其是迟发性气胸）并肺功能不佳者，有时是致命的并发症，术前常规给予口服磷酸可待因 30 ~ 90mg，避免手术中肺内出血刺激支气管引起的剧烈咳嗽，术后绝对卧床 12 小时。预防感染的重要措施是无菌操作，必要时术前、术后可预防性应用抗生素。

（八）结语

放射性粒子植入患者一般具有良好的耐受性，术中止疼几乎可以满足所有患者需要。HCC 肺转移的局部肿瘤控制率与放射性 ^{125}I 的辐射剂量存在明显的相关性，6 个月后的局部控制率可以 60% ~ 80%。但是，肺部同一部位的肿瘤多次放射性粒子植入需要更加小心仔细，因为存在局限性支气管坏死的风险。

典型病例六十二

例 3-2-1（图 3-2-1）

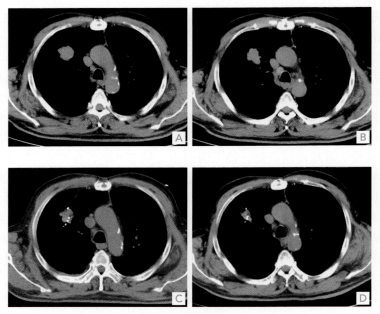

图 3-2-1　影像学资料 A ~ D

【病史】

患者，男，76 岁，HCC 并肺转移 1 年余。

【诊疗经过及随访】

患者 1 年前常规体检发现 HCC 并肺转移，肺部病灶给予植入 20 粒 ^{125}I 放射性粒子，4 月后复查病灶明显缩小。

【附图说明】

A、B. 粒子植入前的胸部 CT，可见右肺上叶结节；

C、D. 粒子植入后 4 个月复查 CT，可见右肺上叶结节缩小。

【病例讨论】

该患者为 HCC 肺转移，因患者年龄大、体质弱而放弃外科手术切除治疗，遂行 CT 引导下经皮穿刺 ^{125}I 放射性粒子植入治疗。治疗后复查 CT 示 ^{125}I 放射性粒子布局合理，无出血等并发症，4 月后病灶明显缩小。对仅有数个转移灶的肺转移瘤患者，^{125}I 放射性粒子植入治疗局部控制率高，副反应轻，可考虑作为首选方法。

二、肺转移瘤的热消融治疗

（一）原理

肿瘤热消融是针对某一脏器中特定的一个或多个肿瘤病灶，利用热产生的生物学效应直接导致病灶组织凝固性坏死的一种治疗技术。目前国内外应用于肺部转移瘤最广泛的主要是射频消融术（radiofrequency ablation，RFA）、微波消融术（microwave ablation，MWA）以及冷冻消融术（cryoablation）。局部热消融术作为一种微创技术可以有效地治疗肺部转移瘤。

本章节主要以射频消融为例具体阐述：RFA 是目前治疗实体瘤应用最广泛的消融技术，其原理是将射频电极穿刺入肿瘤组织中，在 200 ~ 650kHz 的高频交变电流作用下，肿瘤组织内的离子相互摩擦、碰撞而产生热生物学效应，局部温度可达 60 ~ 120℃，当组织被加热至 60℃以上上时，可引起肿瘤细胞的凝固性坏死。

（二）病例选择

1. 适应证

（1）完全性消融的适应证：完全性消融是指通过热消融治疗，使局部肿瘤病灶组织完全坏死，并有可能达到治愈的效果。

某些生物学特征显示预后较好的肺内转移瘤（如果原发病能够得到有效治疗，可进行肺转移瘤的消融治疗）：单侧肺病灶数目 ≤ 3 个（双侧肺 ≤ 5 个），多发转移瘤的最大直径 ≤ 3cm，单侧单发转移瘤的最大直径 ≤ 5cm，且无其他部位的转移。对于双侧肺肿瘤，不建议双侧同时进行消融治疗。

（2）姑息性消融的适应证：治疗的目的在于最大限度减轻肿瘤负荷、缓解肿瘤引起的症状和改善患者生活质量，对于达不到完全性消融条件的患者，其适应证可以较完全性消融适当放宽。如肿瘤最大径 >5cm，可以进行多针、多点或多次治疗，或与其他治疗方法联合应用。如肿瘤侵犯肋骨或胸椎椎体引起的难治性疼痛，对肿瘤局部骨侵犯处进行消融，即可达到镇痛效果。

2. 禁忌证

（1）病灶周围感染性及放射性炎症没有很好控制者，穿刺部位皮肤感染、破溃。

（2）有严重出血倾向：血小板计数小于 50×10^9/L 和凝血功能严重紊乱者（凝血酶原时间 >18 秒，凝血酶原活动度 < 40%）。抗凝治疗和 / 或抗血小板药物应在经皮消融前至少停用 5 ~ 7 天。

（3）消融病灶同侧恶性胸腔积液没有很好控制者。

（4）肝、肾、心、肺、脑功能严重不全者，严重贫血、脱水及营养代谢严重紊乱，无法在短期内纠正或改善者，严重全身感染、高热（>38.5℃）者。

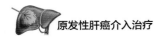

（5）晚期肿瘤患者功能状态卡氏评分（KPS）＜ 70 分（ECOG评分＞ 3）及精神病患者。

（三）器械要求和术前准备

1. 器械要求消融设备　射频消融仪、射频消融电极针、冷循环、定位器等；监护和抢救设备：术中用多功能心电监护仪、便携式心脏除颤器、喉镜、气管插管、人工呼吸气囊、各种引流管和闭式引流瓶、抢救车、各种沙袋等监护和抢救设备；材料：一次性无菌穿刺包（尖刀片、纱布、洞巾、换药碗、血管钳）；各种无菌手套、手术衣、手术单、口罩、帽子；各型号注射器（5～50ml）、输液器；碘伏、棉棒、纳米敷贴、医用胶布、活检穿刺针、标本瓶、标记笔等。

2. 术前准备　详细了解病情，确认诊断。必要时重新做相关的影像学检查。实验室检查：①血常规、血生化、肝肾功能、凝血系统；②肺功能检查；③心脏彩超、心电图等。仔细观察 CT 图像，寻找最佳入路，模拟定位，制订消融方案。根据患者具体情况提前治疗基础疾病，如冠心病、高血压、糖尿病、慢性支气管炎、肺气肿等。向患者或家属分析病情，讲清治疗目的及可能出现的并发症、注意事项、预后情况等，签署《知情同意书》。术前让患者尽量放松情绪，消除恐惧、紧张心理，作必要的呼吸训练。术前 6 小时禁食（如果全身麻醉需要禁食 12 小时），术前半小时用镇静剂（如地西泮：10mg，肌内注射）、强止痛药物（如吗啡：10mg，皮下注射），建立静脉通道。

（四）操作技术

1. 术前定位　选择合适的体位，将定位标志粘在肿瘤所在区域的体表处，CT 扫描确定最佳进针点及进针路线。根据肿瘤大小、位置选择合适的消融电极针，预定最大输出功率和消融时间。

2. 麻醉　①全身麻醉：需要专业麻醉师。患者取合适体位，并且要适当固定。开放静脉通路后，先缓慢静脉注射舒芬太尼 1μg/kg，再缓慢静脉注射异丙酚 1.5～2.0mg/kg，注射速度 4mg/s，用药过程中密切观察患者的反应，待患者安静入睡后，即停止注药。并在穿刺处用 2% 利多卡因 10ml 局麻皮肤至胸膜。治疗过程中视时间的长短及患者反应酌情追加异丙酚，用量为首剂量的 1/3 或 1/2，速度更缓慢。治疗过程中监测血压，心率及血氧饱和度，用鼻导管吸氧，保持呼吸道通畅。②局部麻醉：穿刺点选在术前体表定位处，常规皮肤消毒，铺无菌洞巾，2% 利多卡因局麻皮肤至胸膜。在无专业麻醉师的情况下通常选用局部麻醉。

3. 穿刺麻醉　满意后，用手术刀片在穿刺处破皮，将消融电极针按照术前计划的最佳路径逐层穿刺，然后 CT 扫描观察消融电极针的尖端是否到达预定的病灶位置。如果到达预定的病灶位置即可进行消融治疗。

4. 消融　确定射频消融电极针的尖端到达预定的病灶位置后，接通冷循环管道及循环泵，连接电源，按照预定消融功率和消融时间，开启电源进行消融。消融完毕后，行针道消融，然后关闭电源拔出射频消融电极针，局部消毒，无菌敷贴包扎。

5. 消融后处理　消融后即刻 CT 扫描，观察消融后病灶的大小、形态、与邻近器官的关系，是否有气胸、出血等情况。如果患者血压、心率、呼吸频率及血氧饱和度正常，无咯血、气促、胸闷、呼吸困难及其他症状，可以返回病房。返回病房后继续心电监护，氧气吸入，并且术后需要充分补液，碱化尿液，预防感染，同时注意观察患者生命体征、各种症状、尿量及尿色等。

（五）术后处理

术后患者常规给予止咳、止血、补液、补充营养等处理，术后患者至少 12h 内常规生命体征监护、卧床休息、吸氧及避免剧烈咳嗽。注意患者是否有气促、胸闷、呼吸困难等症状，如果出现这些情况，可能有严重气胸的发生，此时要及时处理。

（六）疗效评估

术后的前 3 个月，每个月复查一次胸部增强 CT。以后每 3 个月复查胸部增强 CT 或 PET/CT 和肿瘤标志物。主要观察局部病灶是否完全消融、肺内有无新发病灶及肺外转移等。胸部增强 CT 是目前评价消融效果的标准方法，有条件的可使用 PET/CT。两者相结合可以更准确地判断消融后的疗效。

以消融后 1 个月时的病灶为基线判断疗效。①完全消融（出现下列表现任何一项）：病灶消失；完全形成空洞；病灶纤维化，可为瘢痕；实性结节缩小或无变化，但 CT 扫描无造影剂强化征象；肺不张，肺不张内的病灶 CT 扫描无造影剂强化征象；②不完全消融（出现下列表现任何一项）：空洞形成不全，有部分实性或液性成分，且 CT 扫描有造影剂强化；部分纤维化，病灶部分纤维化仍存有部分实性成分，且实性部分 CT 扫描有造影剂强化；实性结节，大小无变化或增大，且伴 CT 扫描造影剂有强化征象。

（七）并发症处理及预防

经皮肺肿瘤消融术是一种相对安全的局部治疗手段，大咯血、窒息、肺栓塞等严重并发症极少发生。常见轻微并发症主要有疼痛、胸膜反应、少量肺内出血、血痰、少量胸腔积液、消融后综合征等。按照发生时间分为即刻并发症（消融后 <24 小时）、围术期并发症（消融后 24 小时 ~30 天）及迟发并发症（消融后 >30 天）。

1. 疼痛　在局麻条件下手术，一般均有不同程度的疼痛（尤其是邻近胸膜的病变行消融治疗时常常需要止痛治疗）。如果疼痛剧烈，可以增加阿片类止痛药物的剂量，同时可以给予适量镇静剂。手术后疼痛一般为轻度疼痛，可持续数天，也有人持续 1~2 周，很少出现中度以上的疼痛，可以用非甾体类药物止痛。

2. 消融后综合征　约 2/3 患者可能发生，是由于坏死物质的吸收和炎性因子的释放引起。主要症状为低热、乏力、全身不适、恶心、呕吐等，一般持续 3~5 天，少部分可能会持续 2 周左右。这种情况对症处理即可，必要时除给予非甾体类药物外，可以适量短时应用小剂量糖皮质激素，同时要加强支持治疗。

3. 气胸　气胸是消融后最常见的并发症，发生率为 10%~60%。大部分气胸是自限性的，不需要治疗即可自愈，需要胸腔闭式引流的不超过 10%。如果患者经过胸腔闭式引流仍然有气体漏出，可以持续负压吸引、行胸膜固定术、气管镜下注入硬化剂、气管内置入阀门等。另外，要注意迟发性气胸的发生，一般认为消融后 72h 后发生的气胸称为迟发性气胸。

4. 胸腔积液　消融后常见少量胸腔积液，发生率为 1%~60%，被认为是机体对热损伤的交感反应，需要穿刺置管引流的胸腔积液占 1%~7%。导致胸腔积液发生的危险因素有：大病灶、一次消融多个病灶、病灶靠近胸膜（< 10mm）、消融时间长等。

5. 出血　消融中出血的发生率为 3%~8%，但是大咯血的发生率极低。如果出现中等以上的咯血后应立即消融，同时静脉输注止血药。由于消融本身可以使血液凝固，随着消融治疗的进行出血会逐渐停止，故在具体消融治疗过程中大出血的发生率并不高。在穿刺过程中应尽量避免穿刺到较大血管或者不张的肺组织等。术后咯血，多具有自限性，可持续 3 ~ 5 天。保守治疗无效者，可行介入栓塞止血或剖胸探查。

6. 胸膜反应 消融过程中刺激了支配壁层胸膜的迷走神经，兴奋的迷走神经可使心率减慢、甚至心跳停止。出现这种情况要暂停消融，要充分局部麻醉，并适当应用阿托品、镇静剂等药物。

7. 感染 消融手术引起的肺部感染的发生率为 1% ~ 6%。术前 30 分 ~ 1 小时可以预防性应用抗生素，24 小时内再用一次。在下列情况下消融手术后预防性应用抗生素可以适当延长到 48 ~ 72 小时：年龄 > 70 岁、长期慢性阻塞性肺气肿患者、糖尿病控制欠佳患者、肿瘤直径 > 4cm、免疫力低下等。若消融手术后 5 天体温仍然 > 38.5℃，首先要考虑肺部感染，要根据痰液、血液或脓液培养的结果调整抗生素。如果发生肺部或胸腔脓肿可以置管引流并冲洗。

8. 其他少见并发症 支气管胸膜瘘、急性呼吸窘迫综合征、非靶区热灼伤、肿瘤针道种植、神经损伤（臂丛、肋间、膈、喉返等神经）、肺栓塞、空气栓塞、心包填塞等均有个案报道，需个别特殊处理。

（八）结语

影像引导下的经皮热消融技术具有创伤小、疗效明确、安全性高、患者恢复快、操作相对简单、适应人群广等特点。在肺转移瘤的治疗中得到了越来越广泛的应用，其地位有可能成为继手术、放疗、化疗之后的一种新的治疗模式。但是从临床实践的角度看，有关热消融技术治疗转移性肺部恶性肿瘤患者的例数与手术、放疗和化疗相比相对较少，需要进一步开展工作以改变传统肿瘤工作者对热消融技术的认知，使得该治疗方法得以普及和规范化应用。

典型病例六十三

例 3-2-2（图 3-2-2）

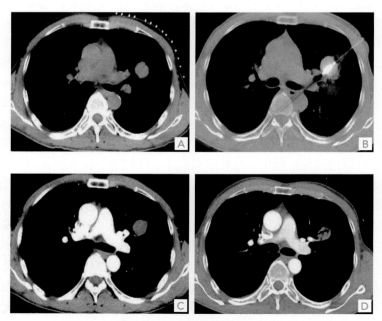

图 3-2-2　影像学资料 A ~ D

【病史】

患者，男，58岁，肝癌病史8年，多次介入治疗后肝内病灶稳定，左肺上叶单发转移病灶。

【诊疗经过及随访】

患者肺内病灶单发，遂行CT引导下微波消融术，术中行2位点消融治疗，消融功率/时间：60W/5min、60W/3min，术后3个月后复查CT病灶无强化，完全灭活。

【附图说明】

A. 消融治疗前，左肺转移瘤病灶；

B. 行CT引导下微波消融治疗；

C. 消融术后1个月复查，左肺病灶无强化；

D. 消融术后3个月复查，左肺病灶无强化。

【病例讨论】

该患者为肝癌介入治疗后左肺单发转移病灶，行经皮穿刺CT引导微波消融治疗，治疗后病变组织完全灭活。肺转移瘤局部热消融治疗控制率高，创伤小，副反应轻，疗效确切，可作为肺转移瘤局部治疗手段之一。

三、肺转移瘤致大咯血的支气管动脉栓塞术

肺脏是晚期HCC多发转移的最好发部位之一，临床症状主要有咳嗽、咯血、气急、胸痛、发热等。大咯血是指患者24小时内咯血量大于500ml或单次咯血量超过300ml，是HCC肺转移的少见但往往是致命的并发症，内科保守治疗死亡率较高，超过50%。对于单一病变的大咯血患者，可以考虑手术切除出血部位，但HCC伴肺转移大咯血的患者多为HCC晚期患者，肝、肺功能往往不佳，难以耐受外科手术。由于肺转移瘤供血动脉多为支气管动脉，因此经支气管动脉栓塞术是治疗HCC肺转移大咯血的有效治疗方法。

（一）原理

选择性动脉造影目前已成为诊断支气管动脉出血的安全而有效的重要手段，术中支气管动脉出血点明确后，经导管选择性注入明胶海绵或者聚乙烯醇颗粒（PVA）等栓塞剂即可止血，如果存在支气管动脉-肺循环短路，可选用弹簧圈进行栓塞。近年来氰基丙烯酸异丁酯（NBCA）被越来越多地应用在肺大咯血的栓塞止血治疗中，取得了肯定的疗效。

（二）病例选择

1. 适应证

（1）急性大咯血，内科治疗无效，不具备外科手术指征者。

（2）反复大咯血，内科治疗无效者。

2. 禁忌证

（1）恶病质、体质较差者。

（2）严重心肺肝肾功能不全者。

（3）严重感染。

（4）不能平卧者。

（5）严重凝血机制障碍者。

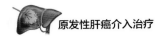

（三）器械要求和术前准备

1. 介入器材 穿刺针、导管鞘、造影导管、导丝、微导管系统等。造影导管可选择MIK 导管、胃左动脉导管、SIM 1 型导管或眼镜蛇导管。

2. 栓塞材料

（1）明胶海绵颗粒：明胶海绵是中期栓塞剂，多选择直径大于 350μm 的颗粒作为支气管动脉的栓塞剂。也可术中自行用剪刀将外科止血海绵块剪成碎块，混入造影剂或生理盐水后，再用三通阀和注射器反复推拉，把明胶海绵块粉碎成细碎屑，但难以保证颗粒大小均匀。

（2）PVA 颗粒：PVA 是永久性栓塞剂，直径大小的选择同明胶海绵颗粒。

（3）弹簧圈：属中央型栓塞材料，较少使用，仅在有明显动静脉瘘时采用。

（4）NBCA 或聚乙烯乙烯醇（ONYX）：该类组织胶最早主要用在脑动静脉畸形的栓塞中，近年来越来越多地用在外周血管的出血性疾病的栓塞止血中，包括支气管动脉的栓塞，止血效果可靠，只要技术运用得当，临床应用是安全的。

3. 术前患者准备 术前做胸部 CT 检查，如果病情允许最好做增强 CT 和血管重建，以期发现异常起源的支气管动脉，实验室检查包括：肝肾功、血常规、血凝常规等。对于紧张焦虑的患者可以给予一定的镇静药物，常规应用止咳药物。

（四）操作技术

股动脉穿刺采用 Seldinger 技术穿刺后置入动脉鞘。先用猪尾导管行主动脉弓造影，大致观察支气管动脉和肋间动脉分支和走向，再根据主动脉造影所见选择支气管动脉造影导管。选择性插管成功后常规行手推造影，注意手推压力不能太高，对比剂优选非离子型，浓度低于 50%，以防横断性脊髓炎的发生。通常需要应用微导管行进一步超选择性插管和栓塞，避免误栓脊髓动脉。支气管动脉多支供血和变异起源较多，应注意耐心寻找。

（五）术后处理

术后给予抗炎、止疼、促凝和支持治疗，常规应用抗生素预防肺内感染。患者应绝对卧床 6 ~ 24 小时（视所用动脉鞘的直径而定），必要时给予心电监护。

（六）疗效评价

支气管动脉栓塞对于 HCC 肺转移的大咯血效果十分明显，技术成功率和临床有效率高。24 小时内有 50% 的患者完全止血，30% 左右的患者部分好转，20% 左右的患者无效。无效的患者多数是支气管动脉造影未能发现出血动脉的患者，再次栓塞止血多能奏效。

（七）并发症处理原则和预防

支气管动脉栓塞治疗咯血的并发症较少。脊髓损伤是支气管动脉栓塞的严重并发症，但实际发生率很低，术中识别脊髓动脉和防止误栓是避免脊髓损伤的关键。

（八）结语

支气管动脉栓塞治疗 HCC 肺转移引起的大咯血非常有效，手术比较安全，并发症极少，总有效率可以达到 80% ~ 90%。近期的研究表明，支气管动脉栓塞后再出血的概率较低，患者的生活质量较高，但长期生存率仍取决于患者原发疾病的有效治疗。

第二节　腹部淋巴结转移的介入治疗

原发性肝癌最主要的淋巴转移途径为肝门淋巴结、腹腔干淋巴结和腹主动脉旁淋巴结，偶尔可转移至锁骨上淋巴结、颈部淋巴结，常为多组、跳跃式淋巴结转移。如果发生淋巴结转移，淋巴结就会肿大，由于大多数是该区域多个淋巴结肿大，可以融合成团，肝门淋巴结转移会压迫肝门的胆管，引起阻塞性黄疸，腹主动脉旁淋巴结转移或者胰周淋巴结转移会压迫腹腔神经丛，引起腰背部疼痛。大部分患者一旦出现淋巴结转移，表示已失去手术切除机会，全身化疗疗效有限，外放疗是一种可供选择的治疗方案，但仅为姑息治疗方法。

一、原理

介入微创手术治疗目前是 HCC 淋巴结转移的首选治疗方案。常用的治疗手段包括 ^{125}I 放射性粒子植入、消融术。由于病灶区解剖结构复杂，紧邻大血管及神经，消融术的应用受到了极大的限制。^{125}I 放射性粒子植入具有创伤小、操作安全、疗效好、并发症少等优点，是淋巴结转移最常用的治疗方案，这里只介绍腹部淋巴结的 ^{125}I 放射性粒子植入治疗。

二、病例选择

1. 适应证
（1）经影像学或病理学确诊的淋巴结转移瘤。
（2）不能手术或不接受手术者。
（3）放疗后复发者。

2. 禁忌证
（1）严重肝功能不良者（尤其是大量腹水者）。
（2）严重凝血机制障碍者。
（3）全身广泛转移者。
（4）严重心肺肾功能不全者。
（5）不能配合、难以耐受手术者。

三、器械要求和术前准备

1. 介入器械及药品准备　穿刺手术包、穿刺针、粒子植入枪、电脑治疗计划系统（TPS）及适当数量的 ^{125}I 放射性粒子。术前需行病变区增强 CT 检查，将图像传至 ^{125}I 放射性粒子计算机治疗系统进行三维图像重建，计算出肿瘤治疗剂量，确定手术粒子数目。

2. 患者术前准备　完善各项辅助检查，排除手术禁忌。凝血不佳者可给予保肝、维生素 K1 等改善血凝功能。穿刺途径须经胃肠道者应给予禁食、清洁肠道及预防性应用抗生素，术前禁饮食至少 4 小时。

四、操作技术

1. 制订治疗计划　术前给予常规 CT 平扫，定位栅格置于进针部位，训练患者呼吸，

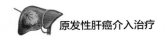

选择合适的体位、进针点，确定术中治疗计划。给予患者吸氧、镇静、镇吐、止疼、止血、心电检测、血压监测、呼吸检测及血氧饱和度监测。

2. 术中植入粒子 常规皮肤消毒，铺无菌洞巾，局部麻醉，在 CT 引导下按手术计划分步法进针至靶区。进针方式可多点平行进针（即放射源直线排列、相互平行且距离相等），亦可单点扇形进针。以 0.5cm 间隔将 ^{125}I 放射性粒子植入到病灶内，逐粒释放粒子，释放粒子后即可 CT 扫描，观察粒子的位置、间隔，必要时补放粒子，直至粒子布源满意。手术结束后再次 CT 扫描，明确有无出血等严重并发症。术后即刻返回病房，给予吸氧、止血、生命体征监测、卧床、禁食等处理。

五、术后处理

术后常规给予止血、补液、抗感染、止疼等药物治疗，患者应给予生命体征监测，绝对卧床至少 24 小时。

六、疗效评价

HCC 腹部淋巴结转移粒子植入术后疗效评估应该包括三个方面：

1. 对比患者术前、术后 CT、MRI、PET/CT 及超声等影像学检查，评估患者病灶体积变化。

2. 对比患者术前术后临床症状、肿瘤标志物等，评估患者生存质量。3. 随访生存时间。国内研究认为，放射性粒子植入术后患者症状改善明显，腹痛缓解，患者转移灶体积多有缩小。患者生存时间的延长主要取决于原发病的治疗情况。

七、并发症的处理及预防

腹部淋巴结 ^{125}I 放射性粒子植入的常见并发症主要为出血、腹腔感染。合理的穿刺途径选择是减少手术出血的最重要的措施，穿刺路径必须避开重要脏器及大血管，最大限度地减少创伤。穿刺过程应分步进行，针尖到达靶点至少分 2～3 步，全程 CT 监视，发现进针方向偏离，及时纠正。少量出血可对症应用止血药物，术中穿刺出血可应用明胶海绵颗粒封堵针道。大量出血则须行介入栓塞或外科手术止血。怀疑术后出血者须随时复查血常规及腹部 CT。预防感染最重要的措施是无菌操作，进针路径须经肠道者必须清洁肠道并口服庆大霉素等抗菌药物。

八、结语

^{125}I 放射性粒子植入是目前对腹部淋巴结转移最有效的介入治疗手段，对于局部淋巴结的控制率较高，延长了患者的带瘤生存时间。^{125}I 放射性粒子植入具有创伤小、操作简单、并发症少、可重复进行等优点，效果明显。

典型病例六十四

例 3-2-3（图 3-2-3）

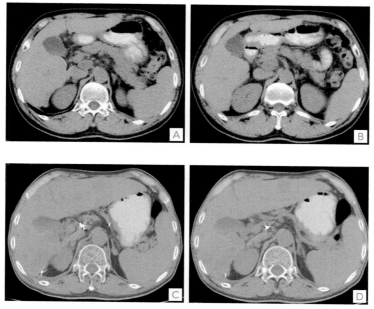

图 3-2-3　影像学资料 A ~ D

【病史】

患者，男，59 岁，发现 HCC 并多发淋巴结转移 2 年 6 个月。

【诊疗经过及随访】

患者 2 年 6 个月前常规体检上腹部 CT 提示肝占位并多发淋巴结转移，行 7 次 TACE 术，后行 ^{125}I 放射性粒子植入治疗。

【附图说明】

A、B. 粒子植入术前，CT 显示下腔静脉前方肿大淋巴结；

C、D. 粒子植入术后 2 个月复查 CT，示淋巴结明显缩小，仅见金属粒子聚集影。

【病例讨论】

该患者为 HCC 多发肝内转移，并肝门部淋巴结转移，无外科手术指征，外放疗时间长、不良反应大。经皮穿刺行 CT 引导下 ^{125}I 放射性粒子植入（粒子 30 粒）。治疗后 2 个月复查 CT 示淋巴结明显缩小。

第三节　骨转移的介入治疗

对 HCC 患者的尸体检查表明，肝外转移发生率达 64%，骨转移发生率为 6% ~ 28%，近年来 HCC 骨转移发生率呈不断上升趋势。HCC 骨转移本身较少引起死亡，但由其所致的骨骼剧烈疼痛及相关功能障碍严重影响患者的生活质量，因此，应尽早明确诊断并进行合理治疗。

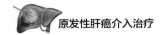

一、原理

HCC 骨转移部位主要在人体中轴骨骼，这可能是因为成人中轴骨内含有红骨髓，而红骨髓在骨代谢中起一定作用，该区域的细胞外基质可促进骨转移的形成。HCC 骨转移的上述特征严重影响患者的生存质量（由椎骨转移引起的病理性骨折甚至会导致截瘫）以及后续治疗的实施，故对骨转移灶实施积极的治疗具有重要意义。

HCC 骨转移主要为多发性骨转移，多呈混合型骨破坏，部位分布以脊柱为主。骨转移的主要症状为疼痛，轻则影响睡眠，重则影响活动能力，严重影响了患者的生活质量。目前在治疗骨转移方面，内科的治疗方法主要为使用磷酸盐类的药物，该药物虽可降低骨转移所导致的骨不良事件，但在骨痛的控制上疗效仍较为欠缺。由于 HCC 对化疗药物不敏感，其发生肝外转移采用全身化疗或局部灌注化疗效果差，因此采用局部干预成为首选的治疗方法。外照射是其主要治疗方法，但其预后大多不良。因此，当前顽固性骨疼痛已然成为肿瘤科医生急需解决的问题之一。

近年来，采用瘤体内植入 ^{125}I 放射性粒子及瘤体内注入高黏度骨水泥治疗恶性肿瘤骨转移，取得了较好的疗效。^{125}I 放射性粒子治疗肿瘤的物理及生物学特性已在相关章节叙述。

经皮穿刺瘤体内注入骨水泥治疗骨转移瘤是指在 DSA 或 CT 引导下，对恶性肿瘤骨转移骨质破坏灶内注入高黏度骨水泥，通过骨水泥的粘合性及骨水泥凝固成形后的抗压性，能增加骨质的强度和局部稳定性，防止继续受压变形和骨折移位，同时还有局部治疗与止痛作用。局部治疗的机制主要包括：①热效应：骨水泥在硬化过程中聚合反应产生热能，温度可达 70℃以上，造成肿瘤及周围组织坏死；②细胞毒效应：骨水泥中化学成分的细胞毒性可直接杀死局部癌细胞，减少肿瘤细胞向周边侵犯；③占位效应：骨水泥的填充占位可破坏肿瘤局部血供，使转移灶缺血坏死或缩小。止痛作用机制为：①通过骨水泥注入后，其热效应、细胞毒效应、占位效应均可使周围组织的神经末梢敏感性降低、坏死而止痛；②骨水泥的注入加强了椎体强度，减少了破坏区对局部神经的刺激而止痛。骨成形作用机制：骨转移瘤内注入骨水泥后，可增加病骨的稳定性。原因是骨水泥具有固化稳定性能，起支撑作用。注入骨水泥后短时间内骨水泥便硬固成团块，增加了骨破坏区域骨质强度，提升了骨的支撑力。固定了破坏区内的微小骨折，减少再骨折的发生。对椎体转移并发压缩性骨折患者，骨水泥椎体成形术可增加椎体的耐压强度。

二、病例选择

1. 放射性粒子植入治疗的适应证

（1）孤立转移灶不能手术或不愿手术治疗者。

（2）有多个部位的可数骨转移者。

（3）不能耐受或不愿意行外放射治疗或外放射治疗后复发者。

（4）其他治疗手段后需结合放射性粒子植入序贯综合治疗者。

（5）需要放射性粒子植入缓解局部症状者。

2. 骨水泥治疗的适应证

（1）溶骨性骨转移瘤。

（2）单发或少发骨转移瘤。

（3）尚未发生病理性骨折或椎体压缩骨折的骨转移瘤。

（4）伴有椎体压缩骨折，但椎体后缘骨壳尚完整的骨转移瘤。

三、器械要求和术前准备

1. 一般术前准备　经临床、检验、影像学；术前 1 周内完善常规检查如：血常规、尿常规、血凝常规、传染病标志物检查、肝肾功能检验、血糖检验，心电图检查，心肺功能检查等，部分患者需行动态增强 CT 或 MRI 检查观察病灶情况；术前 4～6 小时禁食；术前半小时给予预防性应用止血、镇痛等药物，术前紧张者可肌注地西泮 10mg；术前签署相应知情同意书。

2. 器械及药品准备　穿刺手术包；相应型号的穿刺导引针；无菌注射器，无菌手套、消毒液、纱布、敷贴等；2% 普鲁卡因或者利多卡因（局麻用）；0.9% 生理盐水 500ml；骨钻、骨穿针；放射粒子药品及植入器械；骨水泥及骨水泥针；吸氧及心电监护设备；抢救药品、吸氧面罩、球囊、除颤仪等设备。

四、操作技术

1. 制订治疗计划　术前行螺旋 CT 扫描（层厚 5mm）以获得治疗靶区图像，在每一层面划定肿瘤靶体积。采用 TPS 确定植入放射性粒子数目、剂量、放置部位及穿刺路径。计划靶体积（PTV）为大体肿瘤体积（GTV）外扩 1～1.5cm 的范围，PTV 边缘由 80%～90% 等剂量曲线覆盖。依据肿瘤 3 个相互垂直的直径并予以 100～140Gy 的处方匹配周边剂量（MPD）。应用 TPS 绘制等剂量曲线图（DVH）、等剂量曲线不同的百分比。

2. 术中植入粒子　在 CT 引导下，按照 TPS 计划既定的穿刺点及进针路径穿刺病灶，必要时采用骨钻或骨穿针钻孔辅助穿刺，粒子植入针尖端进入肿瘤最远端。CT 扫描确定植入针位置合适后开始排布粒子。回撤粒子植入针，每隔 1.0～1.5cm 放置一颗 ^{125}I 粒子。布针原则为平行或扇面布针，确保无"冷区"。

3. 术后质量控制　粒子植入治疗后行 CT 扫描，观察有无出血等并发症，以及进行术后验证、剂量学评估，以保证整个靶区放射剂量充足和周围正常组织得到保护。

4. 骨水泥治疗的技术要点　根据手术部位的不同，在 CT 治疗床上患者一般取仰卧位或俯卧位，由于术中体位需保持稳定，所以一般不采用侧卧位。CT 扫描定位后，常规局部消毒、铺巾，利多卡因局部麻醉至骨膜。根据定位图像参考术前手术方案制订穿刺计划，确定穿刺针进针方向、角度和深度，避开重要组织、大血管、神经等重要结构。穿刺时应循序渐进，反复 CT 扫描，确保穿刺针方向与计划一致，当穿刺针尖近骨膜时，常常需要骨科锤敲击，之前应给患者提示以取得配合，防止突然敲击时患者体位变动造成穿刺通道改变，影响手术。当穿刺针进入骨破坏部位后，慢慢调整针尖，一般使针尖位于与穿刺针同轴方向上骨破坏灶前 2/3 位置，此时经穿刺针建立工作通道，使通道穿过骨质进入破坏灶近端即可，CT 扫描确认无误后调制骨水泥，待骨水泥至"牙膏状"时注入 1.5ml 推送器，经工作通道到达破坏灶远端后缓慢注入骨水泥，在推注同时缓慢后退推送器，推注时应边推边询问患者感觉，及时察觉异常，当骨水泥注入达到计划容积的 2/3 时，应扫描观察骨水泥在病灶内的分布、有无外渗等，如无异常则将推送器退至与工作通道平齐

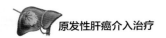

（骨破坏边缘）后将剩余计划容积注入病灶内。注入完毕后，待 5min 骨水泥凝固后，旋转推送器，与工作通道一并拔出，局部消毒压迫包扎，复查 CT 显示骨水泥分布情况正常后即可返回病房，平卧 6 小时，并常规应用抗生素 3 天。根据骨破坏灶容积的不同，注入骨水泥的量有所不同，一般以不向病灶外渗漏为原则，推注时应缓慢保持一定压力，不应采取冲击式推注，防止从工作通道周边溢出，或突破薄弱位置进入他处形成压迫。一般椎体破坏骨水泥注入量为 2～6ml 不等，其他部位根据病灶大小注入骨水泥量有所不同，但一般很少超过 10ml。

五、术后处理

根据放射性粒子植入术中患者有无并发症情况，给予患者术后卧床休息、限制活动 3～12 小时，给予不同程度禁饮食，给予补液、止血、镇痛、吸氧、心电监护等处理，密切观察患者生命体征变化，及时处理迟发不适症状，术后需住院 3～5 天。另外，放射性粒子植入术后患者需穿戴防护服，以尽可能减少对其他相关人员辐射伤害，时间为 2～3 个半衰期。

骨水泥治疗术后患者均 24 小时卧床，椎前缘破坏者术后予小剂量地塞米松连用 3 天，防止可能出现的并发症。

六、疗效评估

放射性粒子植入治疗 HCC 后，疗效评定应包括三方面：

1. 对比术前、术后临床症状的改善程度及患者功能状态评分，监测患者生活质量。
2. 通过 CT、MRI、超声或 PET/CT 等检查监测肿瘤影像学变化情况，观察近期疗效。
3. 随访生存率，评价远期疗效。

近期疗效评价按 WHO 相关肿瘤评定标准：肿瘤消失维持 1 个月为完全缓解（complete response，CR），体积缩小 50% 以上维持 1 个月为部分缓解（partial response，PR），缩小不足 50% 为无变化或稳定（no change，NC or stable disease，SD），肿瘤体积增大 > 25% 或有新病灶出现为进展（progressive disease，PD），有效为 CR+PR。远期疗效评价通过肿瘤进展时间（time to progression，TTP）、治疗失败时间（time to failure，TTF）、中位进展时间（median time to progression，MTP）、无复发生存期（disease free survival，DFS）体现。

Rogers 等术中对 24 例患者的 25 个病灶进行 ^{125}I 放射性粒子植入治疗，其中 22 例同时接受外照射治疗，2 年和 3 年的局部控制率分别为 87.4% 和 72.9%。朱丽红报道 14 例转移复发性骨肿瘤治疗后疼痛完全率达 81%。张福君报道治疗 22 例患者的 32 个骨肿瘤病灶中，完全缓解 4 个、部分缓解 18 个、稳定 10 个，总缓解率 68.7%。黄学全报道 28 例患者 ^{125}I 放射性粒子植入术后 3～7 天疼痛缓解，28 例 116 个病灶中局部控制（LC）93 个，NC17 个，PD 6 个，总有效率 80.2%。

大多数学者认为骨水泥成形术作为一种微创手术能带来即时和长期的止痛效果并有低的并发症，一般在术后 4～72 小时 80% 以上的患者疼痛显著减轻或消失，因止痛及骨关节稳定性加强而活动能力加强，生活质量明显提高。Afshin 等十年回顾，83% 骨肿瘤患者认为椎体部位骨水泥成形术能明显改善生活质量并有良好的镇痛效果。另一组患者疼痛消失或明显减轻达 84% 且持续达 1 年，行后凸成形术患者椎体增高 42%（SD=21%），后凸矫正 4.1 度（SD=3.7 度）。Kelekis 等报告骨盆成形术的镇痛效果是 92%；一项多中心研究（髋臼 12 例，髂骨 2 例，骶骨 4 例）：81.8% 患者疼痛症状改善，行走功能加强；另一多部位临床研究（股骨 4 例，胫骨 2 例，肩胛骨 2 例，肋骨 1 例，骶骨及髋部 9 例），100% 患者在 24 ~ 72 小时内疼痛明显减轻。

七、并发症处理原则和预防

放射性粒子植入治疗 HCC 骨转移相对安全、微创，严格遵守治疗规范和原则，很少会出现严重并发症，可能发生的并发症包括：

1. **出血** 部分患者在术中、术后可发现局部少量出血，无需特殊处理，可进一步观察，若出血量大，应用药物止血、输血等对症处理，大出血难以控制时，可急诊介入或外科手术干预。

2. **疼痛** 对于术中疼痛，在局麻下大部分患者均可耐受至治疗结束，个别患者可于术中应用吗啡 10mg 镇痛；术后疼痛给予对症处理后多可缓解。

3. **恶心呕吐** 术中及术后可出现恶心呕吐，给予对症治疗后多缓解。

4. **术后发热** 肿瘤坏死物质入血所致吸收热经对症处理后可恢复正常；若为感染性发热，应及时给予抗感染治疗。

5. **粒子移位** 部分患者因人体活动和器官的运动，引起粒子迁移，注意观察粒子的走向，若不影响重要器官功能，一般不需作特殊处理，可继续观察。在剖腹植入粒子时如粒子位置不当、移位或脱落可造成胃肠吻合口漏和肠穿孔，严重时需外科手术干预。

6. **WBC 计数下降** 约 12% 的患者术后数天或数周内 WBC 计数可下降至 3×10^9/L 左右，口服升白细胞药物后可回升至正常范围。

7. **放射性肝损伤** ^{125}I 放射性粒子射程短，能量低，对正常肝组织的损伤轻微，极少发生放射性肝损伤。

8. **穿刺针道种植转移** 放射性粒子植入术后数周后复查 CT 动态增强或 MRI 动态增强检查，图像上出现沿原穿刺针走行区或皮下出现异常强化灶。因此穿刺路径尽可能选择多经正常肝组织穿刺，另外拔针时可以在穿刺路径内注入少量化疗药物，如氟尿嘧啶等。

9. **骨水泥渗漏** 骨水泥成形术一般存在不同程度的渗漏，因而可能压迫周围血管神经和重要脏器。脊柱转移瘤应用球囊后渗漏率恶性肿瘤为 5% ~ 8%，其中 3% ~ 6% 发生短暂的神经根损伤症状，用药后常能缓解，其中 2% ~ 3% 的患者需手术减压。

10. **肺栓塞** 主要见于血供丰富、引流过快的病灶；注射骨水泥过早、压力过大或穿刺针于引流静脉内。有人建议应用侧方开口的注射管以减少骨水泥静脉渗漏；有人建议在对侧椎弓根放置一根针管以减低灌注压，防止因高压使椎体内髓样物进入循环系统出现肺栓塞。

11. **继发性邻近骨骨折** 骨水泥固定后椎体邻近部位继发骨折的发生率为 0 ~ 52%。

12. **其他** 有肋骨骨折的报道，甚至还有胸骨骨折的报道，可能与操作时体位不当、患者存在肋骨破坏或骨质疏松有关；骨水泥过敏：注入骨水泥时一过性血压降低等表现；暂时性局部疼痛加重及发热，考虑为局部反应性炎症，1 ~ 3 天后可自然减轻；穿刺部位血肿等。

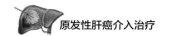

八、结语

HCC 骨转移介入治疗方案中，经皮穿刺高黏度骨水泥瘤体内注射，是将骨水泥注入椎体以期缓解疼痛和防止椎体塌陷，适用于溶骨性转移瘤所致骨稳定性下降及顽固性疼痛。介入化疗已成为一种有效的治疗方案，动脉介入化疗能提高局部药物浓度，减低毒副作用。在血管解剖了解清楚的情况下，应尽量对增粗和肿瘤染色的靶血管行栓塞治疗。^{125}I 放射性粒子在治疗骨等肝外转移瘤方面亦有独特的优势。但是，这些均属局部、姑息性治疗手段，仅对局部病灶起治疗作用，不能控制再发新转移灶。因此还需与外放疗、全身化疗、靶向治疗以及其他介入治疗手段相结合，才能取得较好疗效。

总之，CT 导向下 ^{125}I 放射性粒子植入技术及瘤体内高黏度骨水泥注入是 HCC 伴骨转移瘤较为理想的姑息性治疗方法，具有适应证广、创伤小、并发症少、对原发病灶的治疗影响小、恢复快、可重复进行植入等优点，值得推广和应用。

典型病例六十五

例 3-2-4（图 3-2-4）

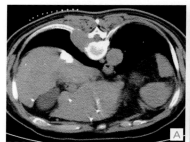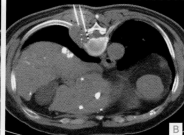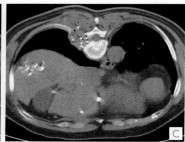

图 3-2-4　影像学资料 A～C

【病史】

患者，男，67 岁，患者发现乙肝病史 10 余年，发现 HCC 7 年余，发现骨转移 1 个月。

【诊疗经过及随访】

患者自发现 HCC 后连续行 6 次 TACE 治疗，1 个月前发现脊柱旁肋骨转移，已行双磷酸盐治疗，因背部疼痛剧烈，根据患者及家属要求，遂给予经皮穿刺放射性粒子植入治疗。

【附图说明】

A. 术前定位；

B. 术中植入 ^{125}I 放射性粒子；

C. 术后复查，^{125}I 放射性粒子布源均匀。

【病例讨论】

患者 HCC 治疗后，出现右侧肋骨转移，因距离脊髓较近，无法行外放疗治疗，遂行经皮穿刺 ^{125}I 放射性粒子植入治疗，手术过程顺利，术后复查 CT 示粒子布局合理，无出血等并发症发生。实践证明，HCC 骨转移瘤 CT 引导 ^{125}I 放射性粒子植入治疗微创、安全、可靠。

典型病例六十六

例 3-2-5（图 3-2-5）

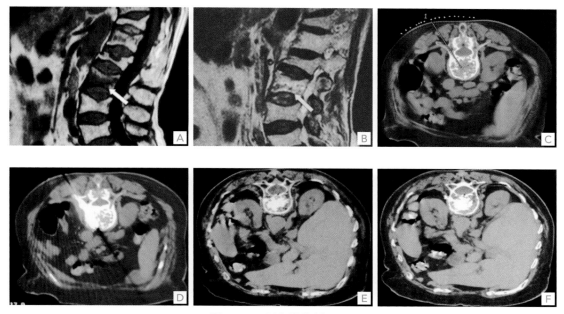

图 3-2-5 影像学资料 A～F

【病史】

患者，男，59 岁，HCC 综合介入治疗 1 年余，无明显诱因后背痛 1 个月余，行腰椎磁共振检查发现 L4 椎体转移瘤。

【治疗经过及随访】

行 CT 引导下骨水泥椎体成形术，术后复查 CT，椎体成形良好，腰痛明显减轻。

【附图说明】

A、B. 腰椎磁共振检查发现 L4 椎体转移瘤（箭头所示）；

C、D. CT 引导下骨水泥椎体成形术；

E、F. 术后 1 个月 CT 复查示椎体成形良好，患者腰痛症状明显减轻。

【病例讨论】

HCC 合并椎体转移瘤临床较为少见，往往因腰背部疼痛不适发现，甚至出现压缩骨折、瘫痪，无外科手术治疗指征，CT 引导下骨水泥椎体成形术可有效缓解疼痛，减少压缩性骨折风险。

第四节　脑转移的介入治疗

HCC 肝外转移途径主要包括血液、淋巴液和直接浸润及种植转移，多种转移方式可以同时出现。肺是肝外转移最常见的脏器，其后依次是腹腔腹膜后淋巴结、骨、肾上腺及脑等。

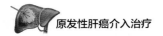

一、原理

HCC 出现脑转移少见，有文献报道，0.28% ~ 0.9% 的 HCC 患者发生脑转移；由于定期随访和检查，对进入临床研究的 HCC 脑转移发生率为 7%。且常伴有颅外其他部位转移灶，以肺转移多见。由于脑转移瘤血供丰富和 HCC 终末期患者凝血功能差，HCC 患者常以中枢神经系统症状为表现，病情进展快，中位生存期短。

HCC 患者发生脑转移时，通常患者处于肿瘤晚期，一般缺乏外科手术切除指征。另外，由于 HCC 对化疗药物不敏感，同时能通过血脑屏障进入脑内的化疗药物非常有限，因此 HCC 脑转移的局部治疗主要采取放射治疗。由于 CT 引导下 ^{125}I 放射性粒子植入具有的独特生物学优势（已在相关章节叙述），下面具体介绍 CT 引导 ^{125}I 放射性粒子植入技术在 HCC 脑转移瘤治疗方面的具体应用情况。

二、病例选择

（一）放射性粒子植入治疗的适应证

1. 患者一般情况

（1）患者一般情况较好，无明显心、肺、肾等重要脏器器质性病变；或心、肺、肾等重要脏器有器质性病变，但功能状况尚可；或心、肺、肾等重要脏器有器质性病变，功能状况较差，无法或不能耐受外科切除手术。

（2）不愿外科切除手术、外放射治疗、靶向药物治疗及全身化疗者。

（3）无明显脾大及脾功能亢进（WBC 计数低于 3×10^9/L，血小板计数低于 50×10^9/L）的临床表现。

2. 患者局部情况

（1）局部晚期无法手术切除者。

（2）单发病灶直径 ≤ 6cm。

（3）病灶单发或少发。

（4）术后、放化疗后肿瘤残存或复发。

（二）放射性粒子植入治疗的禁忌证

1. 一般状况较差，预计生存时间 <3 个月。

2. 严重出血倾向。

3. 全身衰竭或 KPS 评分小于 60 分。

4. 肿瘤弥漫或数量超过 3 个。

5. 肿瘤最大直径大于 6cm 或体积大于 120ml。

6. 存在显著脑水肿或脑疝患者。

7. 有广泛室管膜下或脑膜转移。

8. 肿瘤累及脑干或基底神经节结构，转移灶弥漫或体积巨大者。

三、器械要求和术前准备

（一）一般术前准备

术前 1 周内完善常规检查如：血常规、尿常规、血凝常规、传染病标志物 4 项、肝肾功能、血糖、心电图、心肺功能等；术前需行颅脑动态增强 CT 或 MRI 检查观察病灶情况；术前 4 ~ 6 小时禁食；术前半小时手术野备皮，并给予预防性应用止血、镇痛等药物，术前紧张者可肌注地西泮 10mg；术前签署相应知情同意书。

（二）器械及药品准备

穿刺手术包、无菌注射器、无菌手套、消毒液、纱布、敷贴等；2% 普鲁卡因或者利多卡因（局部麻醉用）；0.9% 生理盐水 500ml；专用穿刺针（可以在普通粒子植入针的基础上磨平尖端，以在穿刺过程中尽量不损伤血管和神经）；手动或者电动骨钻、与术前计划相匹配型号的钻头（2 ~ 5mm 直径）；放射粒子药品及植入器械；吸氧及心电监护设备；抢救药品、吸氧面罩、球囊、除颤仪等设备。

四、操作技术

（一）制订治疗计划

术前行螺旋 CT 扫描（层厚 5mm）以获得治疗靶区图像，在每一层面划定肿瘤靶体积。采用 TPS 确定植入放射性粒子数目、剂量、放置部位及穿刺路径。计划靶体积（PTV）为大体肿瘤体积外扩 1 ~ 1.5cm，PTV 边缘由 80% ~ 90% 等剂量曲线覆盖。依据肿瘤 3 个相互垂直的直径并予以 100 ~ 140Gy 的处方匹配周边剂量。应用 TPS 绘制等剂量曲线图、等剂量曲线不同的百分比。

（二）术中植入粒子

1. 麻醉方式　局麻或者静脉麻醉。

2. CT 引导定位方法　根据病灶不同位置和术前计划，选取适当体位，如俯卧、左侧卧、右侧卧、仰卧、斜卧等。扫描前用定位栅格贴于靶区对应皮肤大体位置，定位后做标记，常规消毒，铺无菌巾，局麻，扩皮、钻孔。

3. 植入过程　在确保安全的情况下，尽量采用多点，多层面进针，以尽可能满足"巴黎原则"的粒子植入要求（放射源呈直线排列，相互平行且距离相等）。根据病灶的位置，兼顾最近距离、最佳层面、无重要器官（如脑内大血管、静脉窦、脑重要功能区、脑室系统等），在 CT 引导下将 18G 穿刺针进至靶点，如有囊液应先抽出，一方面减轻占位效应，另一方面，有利于粒子的固定。然后用植入枪依次释放籽源，以 0.5 ~ 1.0cm 间隔将 ^{125}I 粒子植入到瘤体内，即刻 CT 扫描观察，退针调整角度后再次进针，同法逐颗释放粒子。必要时多点平行进针。

（三）术后观察及质量控制

术后即刻扫描观察有无出血，粒子的位置，多窗宽窗位观察，必要时补充布源，满意后结束手术重新扫描病灶。常规穿刺点处腱膜缝合，以免脑脊液漏出，术后绝对卧床 24 小时，常规给以抗炎、脱水、降颅压、止血治疗 3 ~ 5 天。

粒子植入治疗后行 CT 扫描进行术后验证、放疗质量评估，以保证整个靶区放射剂量充足和周围正常组织得到保护。

五、术后处理

根据放射性粒子植入术中患者有无并发症情况，给予患者术后卧床休息、限制活动12 小时，给予不同程度禁饮食，给予补液、止血、镇痛、吸氧、心电监护等处理，密切

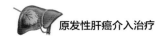

观察患者生命体征变化，及时处理迟发不适症状，术后需住院 3 ~ 5 天。另外，放射性粒子植入术后患者需穿戴防护服，以尽可能减少对其他相关人员辐射伤害，时间 2 ~ 3 个半衰期。

六、疗效评估

从肿瘤大小的变化和脑水肿的变化得到，脑水肿的变化直接反映颅内肿瘤的生物学行为的变化，即肿瘤的恶性程度。任何治疗结果和有效治疗评估应该考虑患者本身和肿瘤有关因素。年龄小于 50 岁，肿瘤体积小于 20ml、直径小于 4cm，肿瘤的分级越低，疗效更优。

应用 ^{125}I 放射性粒子 RTOG 递归区分分层分析研究表明，^{125}I 放射性粒子治疗使符合治疗的患者获益。根据两个随机研究表明，完全随机化研究进一步证实短距离照射疗效真实可靠。

据报道，单纯立体定向放射治疗的局部控制率、中位生存时间及生存质量改善与立体定向放射治疗＋全脑放疗者相同，如有新病灶出现后行立体定向放疗或全脑照射，肿瘤均得到较好的控制，这样就使近 80% 单发脑转移瘤患者避免了全脑照射可能引起的副作用。Bogart 等通过手术加 ^{125}I 放射性粒子术后植入法治疗非小细胞肺癌颅内单发转移瘤，较常规全脑照射相比，前者更有利于保护脑组织，避免急慢性脑组织损伤。

七、并发症处理原则和预防

（一）并发症

颅内压增高、肿瘤坏死引起严重脑水肿、脑疝、颅内出血（包括硬膜外血肿、硬膜下血肿、脑内血肿、针道出血等）、脑动脉闭塞、癫痫发作、神经功能损害加重、无菌性脑脓肿、无菌性脑膜炎、伤口感染/裂开、愈合延迟、头皮裂伤、头皮血肿、脑积液渗出、长期激素依赖、渐进性老年痴呆症、精神病症状、面部疼痛、肺栓塞、粒子脱落、局部脑坏死等。

（二）并发症的预防要点

减少穿刺次数，选取合理进针点，避免突然用力。定体位、定角度、分步进针，这是顺利完成治疗的前提，另外根据病灶的位置，兼顾最近距离、最佳层面、无重要器官非常重要。出现针道出血的概率与脑组织被穿破的次数呈正相关，因此，穿刺时，要尽量提高穿刺成功率，减少穿刺次数。角度调整：组织间植入 ^{125}I 放射微粒子，不同于活检穿刺，要求所释放粒子具有一定的空间分布，因此，释放针的角度调整非常必要。

钻孔注意事项：由于定位的要求，钻头的方向要与扫描平面平行，而该进针点往往与颅骨的弧凸面不垂直，二者之间呈一定角度，钻孔时不好固定钻头，易造成相应处筋膜撕裂，此时可先垂直钻孔，待颅骨上形成小孔，钻头不易滑动，重新调整钻头方向钻透颅骨即可。钻头型号的选择：原则上应尽量选择直径较小的钻头，以减少并发症，但考虑到要调整植入针角度的需要，对于体积较大的肿瘤或者较表浅的位置，应选择直径较粗的钻头。

（三）常见并发症的处理

1. 颅内压增高的处理

一般处理：密切观察神志、瞳孔、血压、呼吸、脉搏及体温变化，必要时监护颅内压，从而指导治疗。频繁呕吐者应禁食，给予补液。对意识不清的患者及咳痰困难者要考虑作气管切开术。给予氧气吸入有助于降低颅内压。

病因治疗：颅内出血量大时，考虑外科手术。当引起脑疝时，应分秒必争进行紧急抢救或手术处理。

降低颅内压药物治疗：常用口服药物：氢氯噻嗪 25～50mg，每日 3 次；乙酰唑胺 250mg，每日 3 次；呋塞米 20～40mg，每日 3 次。常用注射药物：20% 甘露醇 250ml，快速静脉滴注，每日 2 次；呋塞米 20～40mg，肌肉或静脉注射，每日 1～2 次。

激素的应用：地塞米松 5～10mg 静脉或肌内注射，每日 2～3 次；氢化可的松 100mg 静脉注射，每日 1～2 次；泼尼松 5～10mg 口服，每日 1～3 次，可减轻脑水肿，有助于缓解颅内压增高。

冬眠低温疗法或亚低温疗法：有利于降低脑的新陈代谢率，减少脑组织的氧耗量，防止脑水肿的发生与发展，对降低颅内压亦起一定作用。

巴比妥治疗：大剂量异戊巴比妥钠或硫喷妥钠注射有利于使颅内压降低。但需在有经验的专家指导下应用。在给药期间，应作血药浓度监测。

辅助过度换气：目的是使体内二氧化碳排出。

抗生素治疗：控制颅内感染或预防感染。预防用药选择广谱抗生素，术中和术后应用为宜。

对症处理：疼痛给予镇痛剂，但应忌用吗啡和哌替啶等类药物，以防止对呼吸中枢的抑制作用，而导致患者死亡。有抽搐发作的病例，应给予抗癫痫药物治疗。烦躁患者给予镇静剂。

2. 脑疝的处理

在明确脑疝诊断的同时应按颅内压增高的处理原则快速静脉输注高渗降颅内压药物，以缓解病情，争取时间。当确诊后，根据病情迅速完成开颅手术前准备，尽快手术去除病因，如清除颅内血肿等。如难以确诊或虽确诊而病因无法去除时，可选用下列姑息性手术，以降低颅内高压和抢救脑疝：侧脑室体外引流；脑脊液分流术；减压术等。

3. 颅内血肿的处理

密切观察意识、瞳孔、生命体征及中枢神经系统体征变化；复查颅脑 CT 检查、行颅内压监测或脑诱发电位监测；积极处理高热、躁动、癫痫等，有颅内压增高者，给予脱水等治疗，维持良好的轴位循环和脑灌注压；注重昏迷患者护理及治疗，首先保证呼吸道通畅；有手术指征者尽早手术，已有脑疝时，先给予 20% 甘露醇 250ml 及呋塞米（速尿）40mg 静脉推注，立即手术。

4. 头皮血肿、头皮裂伤、脑脊液外渗的处理

头皮血肿的处理时，较小的头皮血肿在 1～2 周可自行吸收，巨大的血肿可能需 4～6 周才吸收。采用局部适当加压包扎，有利于防止血肿的扩大。若压迫止血失败时，可行缝合止血。头皮裂伤处理应对头皮裂伤按照压迫止血、清创缝合原则处理。如有脑脊液外渗，须按开放性脑损伤处理，即行头皮缝合，将开放性脑损伤变为闭合性脑损伤。

八、结语

^{125}I 放射性粒子在治疗肺、骨、淋巴结、肾上腺及脑等肝外转移瘤方面有着独特的优

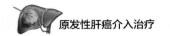

势。但是，^{125}I 放射性粒子属局部、姑息性内放射治疗手段，仅对植入病灶起治疗作用，不能控制再发新转移灶；由于初始剂量较低，对生长迅速的肿瘤疗效欠佳；因此还需与放疗、化疗、靶向治疗以及其他介入治疗手段相结合，才能取得较好疗效。

总之，CT 导向下 ^{125}I 放射性粒子植入技术是 HCC 伴有脑转移瘤较为理想的姑息性治疗方法，具有适应证广、创伤小、并发症少、对原发病灶的治疗影响小、恢复快、可重复植入等优点，值得推广和应用。

典型病例六十七

例 3-2-6（图 3-2-6）

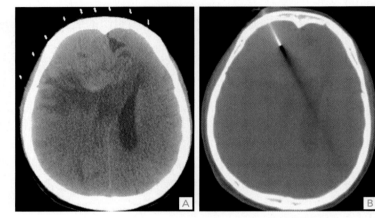
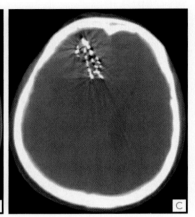

图 3-2-6　影像学资料 A～C

【病史】

患者，男，68 岁，发现乙肝 10 余年，3 年前查出 HCC，1 年前出现双肺转移，4 个月前出现脑转移。

【诊疗经过及随访】

患者自发现 HCC 后，肝内病变连续行 3 次氩氦刀冷冻消融治疗及 7 次 TACE，1 年前发现双肺转移瘤，行经皮穿刺放射性粒子植入治疗；4 个月前出现脑转移瘤，行射波刀治疗后肿瘤进展，之后行放射性粒子植入治疗。

【附图说明】

A. 术前定位；

B. 术中进针；

C. 术后复查。

【病例讨论】

患者 HCC 治疗后，出现脑转移，行外放射治疗后肿瘤继续进展，经患者及家属要求，给予行经皮穿刺颅骨钻孔 ^{125}I 放射性粒子植入治疗，手术过程顺利，粒子分布合理，术后复查无出血等并发症。临床实践证明，HCC 脑转移行 ^{125}I 放射性粒子植入治疗是安全、有效的。

（孟　聪　张　浩　刘士锋　胡效坤）

参考文献

1. Beyer DC, Puente F, Rogers KL. Prostate brachytherapy:comparison of dose distribution with different ^{125}I source designs. Radiology,2001,221（3）:623-626.
2. 胡效坤，王明友，杨志国. CT 导引下经皮穿刺组织间植入 ^{125}I 放射微粒子治疗中心型肺癌的应用研究. 中华放射学杂志,2004,38（9）:910-915.
3. 张福君，李传行，吴沛宏. 肝癌肝移植术后复发及肝外转移瘤 ^{125}I 粒子植入治疗. 中华医学杂志,2007,87（14）:956-959.
4. Bottomley D, Ash D, Qaisieh B. Side effects of permanent ^{125}I Prostate seed implants in 667 patients treated in Leed. Radiotherapy and Oncology,2007,82（1）:46-49.
5. 郑广钧，柴树德，毛玉权，等. CT 引导下放射性粒子植入治疗肺转移癌. 中国微创外科杂志,2008,8（2）:125-129.
6. 顾仰奎，黄金华，范卫君. 原发性肝癌肺转移瘤 ^{125}I 放射性粒子植入治疗疗效分析. 中山大学学报（医学科学版），2008,29（3s）:64-66.
7. 范卫君，叶欣. 肿瘤微波消融治疗学. 北京：人民卫生出版社，2012.
8. Guenette JP, Lopez MJ, Kim E. Solitary painful osseous metastases: correlation of imaging features with pain palliation after radiofrequency ablation-a multicenter American college of radiology imaging network study. Radiology,2013,268（3）:907-915.
9. 罗开元，毛文源，李波. ^{125}I 粒子组织间永久植入治疗恶性肿瘤的疗效观察. 中华外科杂志,2003,4（2）:122-123.
10. 张久权，黄学全，张璟，等. CT 导向下 ^{125}I 粒子植入治疗多发骨转移瘤. 中华医学杂志，2008,88（19）:2739-2742.

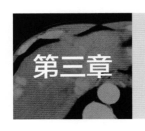

第三章　原发性肝癌合并症的介入治疗

第一节　原发性肝癌并脾亢进的介入治疗

原发性肝细胞癌（HCC）常发生在肝炎肝硬化基础上，门静脉高压持续存在，脾脏继发性充血肿大并出现脾亢进（脾亢）；而脾亢进又主动参与了肝硬化的病理过程，对肝硬化的形成具有明显的促进作用。二者相互作用，使 HCC 合并肝硬化患者免疫功能低下、凝血功能障碍、腹水增多，食管胃底静脉曲张破裂出血及合并感染、肝昏迷、肝功能衰竭的风险增加，不利于 HCC 的长期控制。对于脾亢进的治疗，传统外科脾切除术后机体免疫力下降，患者感染率和总体病死率明显升高；同时，脾切除可导致血小板持续性升高、机体高凝状态，易引起门静脉血栓形成和下肢静脉血栓形成，不利于 HCC 的整体控制。经导管动脉内化疗栓塞（TACE）联合部分性脾栓塞术（partial splenic embolization，PSE）治疗 HCC 合并脾亢进，高效、微创，既有利于保障 TACE 的治疗效果、改善免疫功能，同时消除脾亢进、减低门静脉压力、减轻甚至消除上消化道出血、腹水等严重并发症，能有效提高患者生活质量及生存率。近年来，经皮穿刺射频消融术也成为新的研究热点。不断有学者将消融治疗应用到脾亢进的微创治疗中，但此类治疗尚处于实验、探讨阶段，消融范围和疗效尚需进一步研究。目前 PSE 仍是临床应用最为广泛的治疗脾亢进的方法。

一、原理

脾动脉在进入脾门前多先分为上、下两支，或上、中、下三支，再分为二级分支或三级分支进入脾门，相邻脾叶、段、亚段动脉间血管吻合极少，形成一个近乎无血管区的平面，这为 PSE 术提供了血管解剖学基础。PSE 广泛应用于临床的优势在于：①通过栓塞部分脾动脉分支，使相应区域的脾脏组织发生缺血梗塞，最终将被纤维组织增生所代替，削弱了脾脏的吞噬和破坏血细胞的能力，使外周血象得到改善。②部分脾栓塞保留了脾脏免疫功能，有利于患者免疫功能的改善。③ PSE 可使脾静脉血流明显减少进而使门静脉压力降低。文献报道当脾栓塞达到 70% 时可使门静脉压力降低 20%，明显改善了脾亢相关症状。④因脾动脉血流分流减少而使肝动脉血流增加可改善肝营养状况，利于联合栓塞后肝功能的恢复及功能的发挥。

1973 年 Maddison 首先应用 PSE 取代外科脾切除，1979 年 Spigos 等首次应用明胶海绵颗粒进行 PSE。经过多年的临床实践和经验积累，PSE 技术日趋成熟，对于 HCC 合并脾亢进的治疗效果理想。在提高血细胞、改善门脉压力方面有着非常肯定的疗效，有"内科性脾切除"之称。

二、病例选择

（一）适应证

1. 符合脾亢诊断标准

（1）诊断脾肿大Ⅰ度以上。

（2）CT或者超声提示肝硬化，脾脏大于5个肋单元或者厚度大于4cm。

（3）白细胞（WBC）计数小于$3.0×10^9$/L；血小板（PLT）计数小于$100×10^9$/L。

2. 符合TACE治疗指征[参考国家卫生计生委办公厅印发的《原发性肝癌诊疗规范（2017年版）]

（1）不能手术切除的中晚期HCC，无肝肾功能严重障碍，包括这几种：①巨块型肝癌：肿瘤占整个肝脏的比例<70%。②多发结节型肝癌。③门静脉主干未完全阻塞，或虽完全阻塞但肝动脉与门静脉间代偿性侧支血管形成。④外科手术失败或术后复发者。⑤Ⅱb期、Ⅲa期和Ⅲb期的部分患者，肝功能分级Child-Pugh A或B级，ECOG评分0～2。⑥肝肿瘤破裂出血或肝动脉-门脉静分流造成门静脉高压出血。

（2）肝肿瘤切除术前应用，可使肿瘤缩小，有利于二期切除，同时能明确病灶数目。

（3）可以手术切除，但由于其他原因（如高龄、严重肝硬化等）不能或不愿接受手术的Ib期和Ⅱa期患者。

（4）控制局部疼痛、出血以及栓堵动静脉瘘。

（5）肝癌切除术后，DSA造影可以早期发现残癌或复发灶，并给予介入治疗。

（二）禁忌证

1. 肝功能严重障碍（Child-Pugh C级），包括黄疸、肝性脑病、难治性腹水或肝肾综合征。

2. 凝血功能严重减退，且无法纠正。

3. 顽固性腹水伴原发性腹膜炎。

4. 合并活动性感染且不能同时治疗者。

5. 严重的高血压、心脏病及糖尿病未得到有效控制的患者。

6. 血浆白蛋白极度低下。

7. 继发性脾肿大、脾功能亢进，其原发性疾病已达终末期。

8. 脓毒血症（因为脾栓塞有发生脾脓肿的高危险性）。

9. 含碘造影剂严重过敏。

10. 有与TACE治疗相关的禁忌证：①门静脉主干完全被癌栓栓塞，且侧支血管形成少；肝脏肿瘤占全肝比例≥70%（如果肝功能基本正常，可考虑采用少量碘油乳剂分次栓塞）。②肝脏肿瘤远处广泛转移，估计生存期<3个月者。③恶病质或多器官功能衰竭者。④外周血白细胞和血小板显著减少，白细胞<$3.0×10^9$/L（非绝对禁忌，如脾功能亢进者，与化疗性白细胞减少有所不同），血小板<$50×10^9$/L；肾功能障碍：肌酐>2mg/dl或者肌酐清除率<30ml/min。

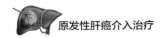

三、器械要求和术前准备

（一）栓塞材料

1. 明胶海绵

（1）优点：属于中期栓塞剂，因价格低廉、制备方便而应用最为广泛。14～90天可被组织吸收，在其被吸收前部分脾组织缺血坏死已经形成。可以根据要求不同自行制备成直径为 0.5～2mm 的颗粒或条状使用。目前临床上已有制式明胶海绵颗粒制剂，可根据需要自行选择颗粒直径。

（2）缺点：明胶海绵条也很少能进入脾脏红髓小动脉内，不易达到功能区栓塞。

2. 聚乙烯醇（polyvinyl alcohol，PVA）颗粒

（1）优点：为永久性末梢栓塞材料，易于经导管注入，栓塞水平可达脾窦水平，使脾功能区完全梗死，不易发生再通。

（2）缺点：术后脾脏疼痛剧烈且持续时间长。

3. 栓塞微球（embosphere）

（1）优点：一种新型的栓塞材料，丙烯酸与凝胶聚合而成的球形体，带有多个微小的渗水孔，生产工艺上采用精细校准，球形结构，直径一致，不易簇集和破损，不易堵管，弹性及可塑性好，属永久性栓塞剂。直径 700～900μm 的微球比较合适 PSE。

（2）缺点：术后脾区疼痛。

4. 不锈钢圈和可脱球囊

（1）优点：能永久闭塞较大的血管，可用于脾动脉主干或较粗分支的栓塞。

（2）缺点：价格昂贵，栓塞后易形成侧支循环导致脾亢进的复发。

（二）术前准备

1. 术前 2～3 天口服抗生素清洁肠道菌群，抗生素可选择庆大霉素、吡哌酸等肠道菌群敏感药物。

2. 血细胞降低明显者，适当应用升高白细胞、血小板药物以升高血细胞。

3. 对症处理，保肝、降黄、改善肝功能及凝血功能。

四、操作技术

（一）经导管动脉内栓塞术

基本技术操作同 TACE，采用 Seldinger 技术经股动脉穿刺，先行选择性脾动脉插管造影，了解脾脏大小及血管情况，然后根据脾脏大小和病情确定栓塞范围。可选用超选择性或非超选择性栓塞方法进行栓塞，栓塞剂中应混合适量抗生素（如庆大霉素）以预防感染。

（二）栓塞方法

1. 超选择性栓塞法　即脾中或脾下极动脉栓塞法，将导管超选择至脾中或下极动脉，注入栓塞剂使之闭塞，多选择明胶海绵颗粒进行栓塞。安全性高，并发症少，可明确栓塞位置，避免过度栓塞，亦可防止栓塞脾上极动脉后并发的左下肺炎，但栓塞后疼痛较明显。缺点为因脾下极动脉供血面积存在差异，不易评估栓塞面积。

2. 非选择性栓塞法（低压流控法）　即脾周围栓塞法，应用低压流控技术，在脾动脉主干远端注入栓塞剂，选择适当大小颗粒或微球，栓塞剂随机栓塞相应直径的脾动脉分支，操作简单，可较均匀地栓塞外周组织，形成盔甲纤维组织包裹，术后疼痛反应较轻。多与 TACE 联合进行以减轻脾功能亢进。对于脾栓塞程度的大小，由于缺乏精确的计算方法，术中即时正确判断栓塞的范围仍是临床上的一个难题。

3. 脾动脉主干栓塞法　联合应用弹簧圈、可脱球囊闭塞脾动脉主干的方法，类似于脾动脉结扎术，主要应用于合并脾动脉瘤、外伤性脾破裂出血或临时性降低门静脉压力、防止上消化道出血等情况。栓塞后脾脏不易产生梗死，且容易形成侧支循环，导致脾亢复发。不作为 HCC 合并脾亢的常规栓塞治疗。

（三）栓塞范围

1. 栓塞范围的选择　从理论上说，PSE 疗效与栓塞范围大小呈正相关，栓塞范围小则无法取得满意效果；栓塞范围大，则栓塞后综合征严重，并发症发生率增高。一般认为脾栓塞范围应控制在 40%～70%，应视患者的疾病、全身情况及耐受程度考虑。HCC 合并脾亢的患者为取得升高血象、提高机体对化疗的耐受性及改善 HCC 的治疗效果，栓塞范围在 30%～40% 为宜，尽量不超过 50%，且 PSE 和 TACE 应分次或同步进行。以控制门脉高压为目的的栓塞，栓塞范围控制在 60%～70%，栓塞范围接近 70% 时，远期疗效较好，但易出现严重并发症。栓塞范围超过 80% 时，脾脓肿及免疫力降低所致的感染、败血症、大量胸腹水等并发症的发生率明显升高，同时门静脉血流显著降低和血小板急剧升高会增加门静脉血栓风险，增高病死率。对于合并巨脾、体质弱、肝肿瘤体积大及肝功能受损明显者，建议一次脾栓塞范围不超过 40%，可采取反复、多次的限制性部分脾栓塞来达到有效栓塞效果。

2. 栓塞范围的评估

（1）目测法：应用最为广泛，分次少量注入栓塞剂，反复行脾动脉造影观察脾动脉血流变化情况，凭经验估计和控制脾脏栓塞程度。当脾动脉血流速度稍有减慢，栓塞范围为 30%～40%；血流明显减慢，栓塞范围 50%～60%；血流短暂停留呈蠕动前进为 70%～80%；血流淤滞时，栓塞范围已达 80% 以上。此方法缺乏客观依据，易受主观因素影响。当脾动脉发生痉挛时，栓塞范围的判断也会受影响。故估算的栓塞范围与实际情况存在偏差。

（2）VDT（video dilution technique）法：首先超选择性脾动脉插管，分次经导管注入明胶海绵颗粒。然后在每次栓子注入后，立即注入对比剂行脾动脉 DSA，同时采集图像。测出每帧图像中兴趣区的平均密度值（灰阶值），绘出每次造影的 VDT 时间密度曲线。随着栓塞的增加，脾动脉内相应的血流量逐渐减少，而时间密度曲线下的面积也越来越大。Link 总结公式：$Q=K×M/A$，估算脾脏栓塞体积（Q 是脾动脉血流量，K 是一个常数，M 为注入的对比剂量，A 为时间密度曲线下的面积）。

（3）PSE 术前后做 CT 或 ECT 扫描：比较栓塞前后脾脏体积的变化，即可对栓塞范围进行比较准确地评估。用 CT 评估需在术后 1 周左右进行（此时才出现脾梗死的形态学变化），而应用 ECT 评估可在栓塞后即进行。CT 加权法计算术后脾脏栓塞的百分率公式为：$E=1-\sum（S'n×T'n）/[\sum（Sn×Tn）]$，E 是栓塞百分率，S'n 为栓塞后第 n 层残留脾组织的面积，T'n 为栓塞后第 n 层残留脾组织的层厚；Sn 为栓塞前第 n 层脾组织的面积，Tn 为栓塞前第 n 层脾组织的层厚。各层的脾组织面积可通过 CT 工作站测得。

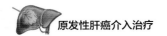

五、术后处理

术后常规注射或口服广谱抗生素 1 周预防脾脓肿，并使用保肝药物和激素以减轻栓塞后综合征反应。

给予积极降温、止痛、促进胃肠蠕动等对症药物治疗，对于持续发热者，及时复查腹部 CT 或 B 超以明确有无合并脾脓肿。

六、疗效评价

（一）外周血象变化

术前 1 天，术后第 3 天、第 7 天、第 14 天、第 28 天检测患者白细胞计数、红细胞计数、血小板计数。

1. 白细胞计数最早发生反应，24～48 小时开始升高，术后 1～2 周达到高峰并稳定这一水平。

2. 血小板计数于术后 12～24 小时开始升高，可以在 2 周内持续升高，一般 3 周左右达高峰，两个月后可稳定在比栓塞前高 2 倍的水平。血小板计数上升率与脾梗死体积正相关。1～6 个月逐渐有所下降，但仍在正常范围。

3. 红细胞计数术后短期升高不明显。红细胞数目的增加，一方面因为 PSE 术后红细胞生存时间的延长，另一方面 PSE 可使曲张静脉出血的发生率降低，经过长期观察红细胞也可发生缓慢升高。

（二）影像学评估

1. PSE 术后早期脾脏呈现多灶性楔状缺血区，1 周后发生凝固坏死及点状出血。

2. 术后 2～4 周 CT 扫描可显示梗死形成，为分界清楚的花斑状梗死灶（肉芽组织形成）。

3. 1 个月内几乎没有脾脏皱缩，2 个月后显示液化组织吸收，整个脾脏体积显著变小（纤维化）并保持稳定；外周的纤维瘢痕似盔甲般限制脾组织再生。

4. PSE 术后脾功能亢进的复发率大约为 30%，术后远期脾肿大常预示脾功能亢进复发。

（三）免疫功能检测

术前 1 天、术后第 7 天、术后第 28 天抽取外周静脉血检测 T 细胞亚群 CD4$^+$T 细胞比例、CD8$^+$T 细胞比例及 CD4$^+$/CD8$^+$ 比值，以了解患者免疫状态的变化。

（四）生化检测

术前、术后第 7 天、第 28 天检测谷丙转氨酶、谷草转氨酶、总胆红素水平、白蛋白、血凝指标。PSE 术后脾静脉血流的减少，可使得肝动脉、肠系膜上动脉的血流得到代偿性增加。新的循环方式将给肝脏带来更多的营养，同时肝脏从肠道获得的细胞活素也就增多。免疫机制也可能对肝功能的改善起到一定的作用。

七、并发症处理原则和预防

（一）常见并发症及副反应

1. **栓塞后综合征** 最常见的并发症之一，表现为腹痛（82.4%）、发热（94.1%），恶心、呕吐，此与脾组织缺血坏死和脾包膜紧张有关。左上腹疼痛可持续 8～18 天，而严重疼痛多数仅有 2～6 天。给予积极对症止痛、降温等处理，多可逐渐缓解。

2. 穿刺部位出血和血肿　局部压迫止血时间过短、下肢制动欠佳及患者凝血机制异常所致。局部加压包扎后，多无需进一步处理，可缓慢自行吸收。

3. 肺炎、肺不张　脾脏上极梗死可刺激左膈肌和胸膜产生反应性胸水，并可因脾区剧烈疼痛导致呼吸运动受限、支气管引流不畅导致肺不张和肺炎发生。如无明显感染征象，无需进一步处理，随脾脏坏死吸收可缓慢缓解。如合并有明显肺部感染表现，需给予积极对症治疗。

4. 反应性胸腹水　少量积液无需处理，中等量以上胸腔积液，则需要行胸腔穿刺引流，以促进患者恢复。

（二）严重并发症

1. 脾脓肿　此为较严重的并发症，主要是无菌操作不严格或肠道细菌经门静脉返流入脾脏栓塞区所致，较小的脓肿和液化坏死经保守治疗多可痊愈，直径大于 4cm 的脾脓肿可采用 B 超或透视定位穿刺引流或脾切除治疗。术前预防应用抗生素及保持大便通畅，减少肠道细菌和毒素的吸收可减少脾脓肿的发病率。

2. 脾静脉 / 门静脉血栓形成　术后红细胞和血小板的急剧增高还可以导致脾静脉或门静脉血栓形成。

3. 异位栓塞　栓塞剂反流或误栓可引起急性胰腺炎、胃溃疡、上消化道出血等症状。超选择插管至脾门区动脉内及低压漂流法技术缓慢注入栓塞剂可以避免异位栓塞。

4. 其他　麻痹性肠梗阻、腹腔感染、脾破裂、肝肾功能损伤，肝昏迷等，较为少见。

（三）并发症的预防原则

术后并发症主要取决于栓塞方法、栓塞程度及患者术前的肝功能状态，预防并发症应注意：

1. 尽量超选插管，脾动脉栓塞时导管应越过胰背动脉，以减少异位栓塞。

2. 脾中、下极动脉栓塞能有效减轻术后栓塞综合征，且易于掌握栓塞面积。

3. 依据患者的肝功能个体差异掌握合适的栓塞范围，提倡分次限制性脾栓塞，每次严格控制栓塞范围，尽量不要超过 60%。

4. 术中严格无菌操作，栓塞颗粒应用抗生素浸泡，或栓塞后行脾动脉灌注抗生素，术后加强抗感染治疗。

5. 围术期注意积极保肝、纠正凝血功能等对症治疗，必要时及时补充白蛋白、加强营养支持治疗。

八、结语

TACE 联合 PSE 治疗 HCC 合并脾亢患者有利于提高 TACE 的治疗效果、改善免疫功能、消除脾功能亢进，减低门静脉压力、减轻甚至消除上消化道出血、腹水等严重并发症，有效提高患者生活质量及生存率。射频、微波、冷冻等局部消融治疗具有创伤小、并发症少、操作简单等优点，在 HCC 合并脾亢进的治疗方面前景广阔。

典型病例六十八

例 3-3-1（图 3-3-1）

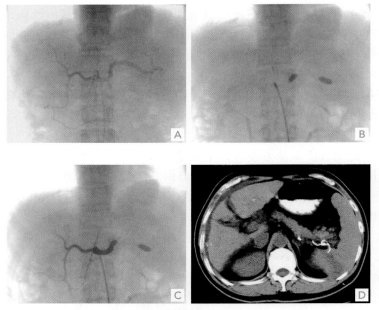

图 3-3-1　影像学资料 A～D

【病史】

患者，男，62 岁，慢性乙型肝炎 30 余年，"进行性腹胀伴乏力 5 个月，呕血、黑便 1 周"入院，腹部增强 CT 检查示：肝硬化、脾大、门静脉高压、胃周静脉曲张、腹水、肝右叶恶性肿瘤，胃镜检查示门脉高压性胃病，食管胃底静脉曲张破裂（红色征重度）。

【诊疗经过及随访】

先行脾动脉主干栓塞断流术，术后消化道出血症状明显好转，术后 1 个月、2 个月分别行 TACE 治疗肝脏肿瘤，同时口服索拉非尼靶向药物抗肿瘤药物治疗，随访半年肝脏病灶稳定。

【附图说明】

A. 将导管选择性插入腹腔干造影明确脾动脉供血情况；

B. 将 8F Guiding 导管放置在脾动脉主干开口处，透视下选用 12mm×50mm、12mm×50mm 弹簧圈 2 枚，11mm×9mm、11mm×9mm 球囊 2 枚对脾动脉主干进行栓塞；

C. 术毕造影示脾动脉血流停滞，脾脏供血由侧支血管参与部分代偿；

D. 术后 1 个月复查腹部 CT 示脾脏部分坏死，脾动脉主干内见金属弹簧圈及高密度球囊影。

【病例讨论】

该患者因消化道出血入院，初次诊断为消化道出血、肝恶性肿瘤。肝恶性肿瘤无手术切除及介入治疗机会，先给予脾动脉主干栓塞以短期内降低门静脉高压，为进一步治疗肝脏恶性肿瘤提供时机。但脾动脉主干栓塞后脾脏不易产生梗死，且容易形成侧支循环，导致脾亢进复发，所以脾动脉主干栓塞仅可作为肝恶性肿瘤合并急性消化道出血的补充治疗，不宜作为 HCC 合并脾亢进的常规栓塞治疗。

典型病例六十九

例 3-3-2（图 3-3-2）

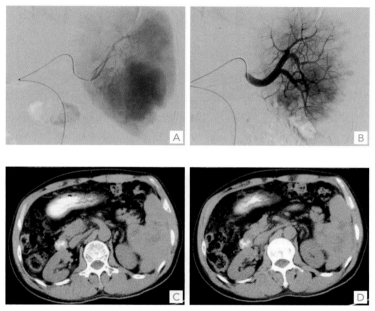

图 3-3-2　影像学资料 A ~ D

【病史】

患者，男，58 岁，慢性乙型肝炎 25 年，HCC 4 次 TACE 后，影像学检查提示肝脏占位有活性，合并脾脏功能亢进，血小板计数 40×10^9 个 /L。

【诊疗经过及随访】

患者后多次行 TACE 联合部分性 PSE，每次于 TACE 后将导管超选择性送至脾动脉主干远端，应用自制高压消毒明胶海绵颗粒进行非选择性栓塞，每次栓塞 30% ~ 40%，每次 TACE 治疗间隔为 3 个月。术后 2 ~ 3 周血小板计数可升高至 $60 ~ 80 \times 10^9$ 个 /L，术后 2 ~ 3 月逐渐降至术前水平。随访 3 年，肝脏恶性肿瘤病灶稳定。

【附图说明】

A. 将导管超选择性送至脾动脉主干远端造影显示脾脏轮廓；

B. 应用明胶海绵颗粒进行非选择性栓塞，后造影显示栓塞范围 30% ~ 40%；

C、D. 术后 2 周复查腹部 CT 可见脾脏散在梗死灶。

【病例讨论】

该患者肝炎肝硬化合并肝恶性肿瘤病史较长，长期抗恶性肿瘤治疗后脾亢症状逐渐加重，于 TACE 治疗同时给予联合行非选择性 PSE 30% ~ 40%，在治疗肝恶性肿瘤的同时适

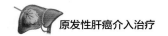

度缓解脾亢症状，其优点在于分次、小面积、非选择性 PSE 后反应较轻，患者耐受性好，可取得肝恶性肿瘤与脾亢同时治疗的效果，缺点在于小面积栓塞后脾亢进症状缓解时间较短，脾脏代偿增生较快，2 ~ 3 个月后血小板计数又降至术前水平。

典型病例七十

例 3-3-3（图 3-3-3）

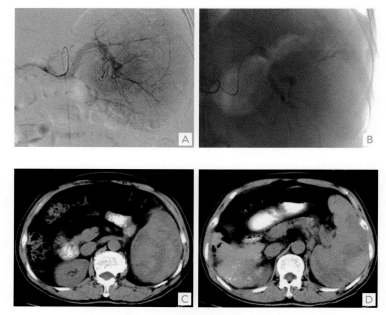

图 3-3-3　影像学资料 A ~ D

【病史】

患者，男，65 岁，慢性乙型肝炎 30 余年，HCC 2 次 TACE 术后行肝脏肿瘤 Ⅱ 期切除术，术中因大出血未能联合切除脾脏，术后 6 个月肝脏新发恶性肿瘤病灶，行 TACE 联合部分性 PSE 治疗 2 次，脾脏栓塞范围 30% ~ 40%，栓塞后脾亢进症状有所缓解，2 ~ 3 个月后血小板计数再次降至术前水平。多次 TACE 治疗后，患者肝动脉纤细、迂曲，不适宜再次行 TACE 治疗，检验示血小板计数 30×10^9 个 /L。

【诊疗经过及随访】

患者先行脾动脉非选择性栓塞，应用 150 ~ 350μm 明胶海绵颗粒栓塞范围达 70%，术后 2 周复查血小板计数升至 90×10^9 个 /L，后行 CT 引导下肝脏肿瘤微波消融术，术后随访 5 个月肝脏病情稳定，血小板计数维持在（60 ~ 70）$\times 10^9$ 个 /L。

【附图说明】

A. 腹腔干造影显示脾脏轮廓；

B. 将微导管超选择性送至脾动脉主干远端，应用 150 ~ 350μm 明胶海绵颗粒进行非选择性栓塞，后造影显示栓塞范围约 70%；

C、D. 术后 2 周复查腹部 CT 可见脾脏多发片状梗死灶。

【病例讨论】

该患者多次 TACE 联合部分性 PSE，因肝脏血管改变不宜再次行 TACE 治疗，而脾亢症状仍较严重，为配合非血管介入治疗 HCC，给予脾动脉非选择性大面积栓塞，术后血小板计数升高明显且维持时间较长，为 HCC 的进一步治疗提供了时机。

第二节　原发性肝癌合并消化道出血的介入治疗

尽管 TACE 已成为中晚期 HCC 的主要治疗手段，但 TACE 的反复实施所带来的肝脏损害必然会加速患者肝硬化门脉高压的发展，从而增加消化道出血及难治性腹水等并发症的发生频度，这不仅严重影响了 HCC 患者的生存质量，而且已成为导致死亡的主要原因之一。介入治疗 HCC 合并门静脉高压食管胃底静脉曲张破裂出血，已成为临床重要的治疗手段，目前主要采用经皮经肝穿刺门静脉行食管胃底静脉栓塞术、经颈静脉肝内门体支架分流术（transjugular intrahepatic portal systemic stent-shunt，TIPSS）治疗。

一、TIPSS

（一）原理

TIPSS 是通过在肝内建立门体分流来治疗肝硬化门脉高压的一项介入诊疗新技术。其主要原理是经颈静脉入路采用特殊穿刺装置和普通球囊导管及血管内支架在较大的肝静脉和肝内门静脉之间建立一个有效的分流通道，使一部分门脉血流直接进入体循环，从而可达到降低门脉压力，控制和防止食道胃底静脉曲张破裂出血和促进腹水吸收的目的。

（二）病例选择

在实施 TIPSS 前，充分了解肝脏病变情况，严格选择适应证则有助于减少 TIPSS 的并发症，提高临床效果。TIPSS 前，所有患者均需全面进行肝脏影像学和生化学检查。其目的：了解肝内病灶的大小和部位，看是否影响 TIPSS 分流道的建立和能否殃及肝内病变。若肝内病变恰好影响 TIPSS 分流道的建立，则应首先设法处理或设法避开肝内病灶。否则应视为 TIPSS 的非适应证。因为，TIPSS 分流道不应穿越或殃及 HCC 病灶。明确肝脏动脉供血情况。HCC 患者能否行 TIPSS 治疗的另一个决定性因素就是肝脏的肝动脉供血是否存在。若因外科手术（肝动脉结扎）或 TACE 治疗已有肝动脉闭塞者，应视为 TIPSS 的禁忌证。否则将产生严重不良后果。根据肝功能状况，选择适应证和制订治疗方案。对于肝功能为 Child C 级患者来说，最好能先进行保肝治疗。然后择期进行 TIPSS 治疗。对于肝功能为 Child B 级或 C 级及需急诊 TIPSS 者，在 TIPSS 术式选择上应尽量采取以门脉断流术为主，肝内分流为辅的方法。这样有利于 TIPSS 后肝功能和一般状态的恢复。

1. 适应证

（1）HCC 合并难以控制的食管、胃底静脉曲张破裂出血。

（2）食管、胃底静脉曲张破裂出血经内镜治疗后复发。

（3）门脉高压性胃病。

（4）顽固性腹水。

（5）肝性胸水。

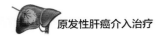

2. 禁忌证

TIPSS 技术无绝对禁忌证，但下述情况因易引起并发症而作为相对禁忌证。

（1）右心或左心压力升高。

（2）心功能衰竭或心脏瓣膜功能衰竭。

（3）肝功能进行性衰竭。

（4）重度或难以纠正的肝性脑病。

（5）难以控制的全身感染或败血症。

（6）难以解除的胆道梗阻。

（7）肝脏多囊性病变。

（8）原发或转移性恶性肿瘤范围巨大。

（9）重度或难以纠正的凝血功能障碍。

（10）若因外科手术（肝动脉结扎）或 TACE 治疗已有肝动脉闭塞者，应视为 TIPSS 的禁忌证。

（11）肝内病变恰好影响 TIPSS 分流道的建立。

（三）器械要求和术前准备

1. 患者准备 择期患者术前准备：心肺肝肾功能检查，功能不全者予以纠正；凝血时间检查，不良者予以纠正；血常规检查，失血性贫血者应予以纠正；肝脏彩色超声检查，增强 CT 及三维重建，或 MRI 检查，必要时可先行间接门脉造影。重点了解肝静脉与门静脉是否闭塞，二者空间关系以及拟建分流道路径情况。门脉分支的拟穿刺部位如无肝实质包裹则不能行该手术；术前 3 天预防性应用抗生素及做肠道清洁准备；术前 2 天低蛋白饮食，避免应用含氨浓度高的血制品；穿刺部位备皮；碘过敏试验；术前 6 小时禁食水；向患者本人及家属说明手术目的、方法和可能出现的各种并发症并签署患者知情同意书。同时强调术后长期保肝、抗凝治疗的必要性，以及随访和分流道再次介入手术修正的重要性；术前给予镇静，必要时可给予止痛处理。

急诊患者术前准备：急诊患者应尽可能完成择期患者的术前准备，尤应行急诊 CT 以明确肝脏及门脉血管情况可否行 TIPSS，并于术中行间接门脉造影，以确定穿刺角度、方位。

2. 器材及药品准备

（1）门脉穿刺系统：如 RUPS-100（COOK 公司）和 RTPS-100（COOK 公司）肝脏穿刺套件。

（2）球囊导管：直径 8～10mm。

（3）管腔内支架：目前主张选择直径 8～10mm 的激光切割镍钛合金自膨式支架及覆膜支架。

（4）造影导管、0.035 英寸的超滑导丝、超硬导丝、穿刺针、导管鞘等常规器材。

（5）术中用药：①局麻药，常用 1% 普鲁卡因或 2% 利多卡因。②抗凝剂，常用肝素钠。③对比剂，常用非离子型对比剂。④镇痛镇静剂。

（四）操作技术

1. 颈内静脉穿刺术 患者仰卧，头偏向左侧或右侧。以右或左侧胸锁乳突肌中点的外缘即胸锁乳突肌三角区的头侧角为中心，行常规皮肤的消毒和局部麻醉。在拟穿刺点皮肤横切口 3mm 后，充分扩张皮下通道，采用静脉穿刺针呈负压状态进针，行颈内静脉穿刺术。穿刺针呈 45°角进针，针尖指向同侧乳头方向，进针深度 3~5cm。穿刺成功后，将导丝送入下腔静脉，并用扩张鞘扩张局部穿刺通道；引入静脉长鞘，通过导丝及肝静脉管选择性插入肝静脉，一般选择右肝静脉进行测压、造影，在少数情况下，选择左或中肝静脉具有优势。

2. 经肝静脉门静脉穿刺术 当静脉长鞘送入靶肝静脉后，根据造影确定门脉穿刺点，一般选择距肝静脉开口约 2cm 处作为穿刺点，此点向前距门脉右干约 1.5cm，向下距门脉右干 2~3cm；在少数肝硬化后严重肝萎缩或大量腹水的患者，应适时选择更高或更低的位置。调节穿刺针进行门脉穿刺。当穿入肝内门脉 1 级或 2 级分支后，将导丝引入门脉主干，将 5F 穿刺针外套管沿导丝送入门脉，置换超硬导丝，沿超硬导丝将肝穿刺装置插入门脉主干后，保留带标记长鞘导管，经此导管插入带侧孔造影导管行门脉造影及压力测定。

3. 肝内分流道开通术 门脉造影后，将超硬导丝送入肠系膜上静脉或脾静脉，沿该导丝置换球囊导管行分流道开通术，先后充分扩张分流道的门静脉入口段、肝实质段、肝静脉出口段。

4. 管腔内支架置入术 分流道开通后，沿导丝将装有管腔内支架的输送器送入分流道，精确定位后释放，一般推荐选用直径 8~10mm，长度 60~80mm 的自膨式金属内支架，再置入 40~60mm 长的覆膜支架覆盖肝实质分流道。

5. 食管下段胃底静脉硬化栓塞术 肝内分流道建立后，对胃冠状静脉、胃短静脉及所属食管、胃底静脉血流仍然较明显或有活动性出血患者，可同时行此项治疗。其步骤为：经 TIPSS 入路送入单弯导管，根据门脉造影情况，将导管插入胃冠状静脉等侧支血管，经导管注入硬化栓塞剂。常用栓塞剂推荐钢圈、NBCA（氰基丙烯酸异丁酯）。

（五）术后处理

1. 注意监测患者生命体征，发现异常及时对症处理。

2. 常规应用广谱抗生素以预防感染。

3. 注意肝肾功能变化，加强保肝及水化保肾治疗。

4. 规范抗凝治疗。

5. 降低血氨、促代谢治疗。

（六）疗效评价

1. 技术成功标准 肝内分流道成功建立，管腔内支架释放准确，展开程度达到目的要求，分流道通畅。

2. 临床疗效判定 临床症状缓解或治愈。

（七）并发症处理原则和预防

1. 心包填塞 为 TIPSS 操作时器械损伤右心房所致。术中应谨慎操作，避免动作粗暴。如发生应紧急做心包引流或心包修补术。

2. 腹腔内出血 术前充分研究肝静脉、门脉立体关系，减少盲穿次数。有条件者在超声指引下穿刺，推荐术中经肝静脉 CO_2 造影显示门脉系统的方法。若术中患者出现急性失血性休克表现，应及时行肝动脉造影，明确有无肝动脉损伤，必要时应行肝动脉栓塞术止血。若为门脉损伤导致的腹腔内出血，往往比较凶险，患者可很快出现失血性休克表现，在抗休克的同时行外科门脉修补术。

3. 胆系损伤 穿刺损伤肝内胆管或分流道阻塞了肝内胆管，术后可出现胆系出血或

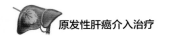

梗阻性黄疸，发生率较低，对症处理多可缓解。

4. 术后感染　以胆系及肺部感染多，强调围术期抗生素的应用。

5. 肝性脑病　术前肝功能储备的评估是预防肝性脑病的关键，分流量的控制和充分的肠道准备是围术期的重要环节，辅以保肝降氨治疗。

（八）结语

目前，尽管国内外关于 HCC 伴肝硬化门脉高压患者行 TIPSS 治疗的临床研究极少，而且从理论上讲 HCC 患者行 TACE 后再行 TIPSS 治疗有导致肝脏缺血、坏死和发生急性肝功衰竭的风险。但从我们的 TIPSS 治疗和临床观察结果来看，此类患者只要仍有一定程度的肝动脉供血就不是 TIPSS 的禁忌证。相反，TIPSS 的实施还可以通过门脉高压的明显改善提高生存质量，延长生存时间。这就为此类患者的临床治疗开辟了一条新途径，也扩大了 TIPSS 治疗的适应证。

二、经皮肝穿胃冠状静脉栓塞术

（一）原理

经皮经肝穿刺胃冠状静脉栓塞术（percutaneous transhepatic varices embolization，PTVE）是经皮经肝脏穿刺至肝内门静脉分支，选择性的进行胃冠状静脉插管，栓塞曲张的食管胃底静脉而达到治疗食管胃底曲张静脉出血的一种有效的介入性治疗方法。临床研究证实 PTVE 在治疗食管胃底静脉曲张出血，降低病死率等方面有明显疗效。

（二）病例选择

1. 适应证

（1）难以控制的食管、胃底静脉曲张破裂出血。

（2）食管、胃底静脉曲张破裂出血经内镜治疗后复发。

（3）门脉高压性胃病。

（4）顽固性腹水。

（5）肝性胸腔积液。

（6）Budd - Chiari 综合征。

2. 禁忌证

无绝对禁忌证，但下述情况因易引起并发症而作为相对禁忌证。

（1）肝功能进行性衰竭。

（2）重度或难以纠正的肝性脑病。

（3）难以控制的全身感染或败血症。

（4）肝脏多囊性病变。

（5）原发或转移性恶性肿瘤范围巨大。

（6）重度或难以纠正的凝血功能障碍。

（7）肝内病变恰好影响无合理肝脏穿刺通道的建立。

（三）器械要求和术前准备

1. 患者术前准备

（1）心肺肝肾功能检查，功能不全者予以纠正。

（2）凝血时间检查，不良者予以纠正。

（3）血常规检查，失血性贫血者应予以纠正。

（4）肝脏彩色超声检查，增强 CT 及三维重建，或 MRI 检查，必要时可先行间接门脉造影。重点了解肝静脉与门静脉是否闭塞，二者空间关系以及拟建分流道路径情况。门脉分支的拟穿刺部位如无肝实质包裹则不能行该手术。

（5）穿刺部位备皮。

（6）碘过敏试验。

（7）术前 6 小时禁食水。

（8）向患者本人及家属说明手术目的、方法和可能出现的各种并发症并签署患者知情同意书。

（9）术前给予镇静，必要时可给予止痛处理。

（10）急诊患者应尽可能完成择期患者的术前准备，尤应行急诊 CT 以明确肝脏及门脉血管情况可否行门静脉穿刺，并于术中行间接门脉造影，以确定穿刺角度、方位。

2. 器械准备 PTCD 穿刺套件、0.035 英寸泥鳅导丝，导管鞘，猪尾巴导管，4F 或 5F 单弯导管、同轴微导管。栓塞剂采用弹簧圈、明胶海绵、NBCA 或聚乙烯乙烯醇（ONYX 胶）、无水酒精。

（四）操作技术

用 22G 微创针自腋中线 7～9 肋间经皮经肝穿刺门静脉右支成功后，拔出针芯，经导针插入 0.018 英寸加硬短导丝至脾静脉或肠系膜上静脉，退出套针，经导丝置入 PTCD 套鞘，拔出鞘芯，将外套管置入门脉主干，造影确认位置正确无误后交换置入 5F 的中长鞘（长度 25cm）。经鞘管插入猪尾导管，并经 0.035 英寸导丝引导下，置入脾静脉内造影，造影范围包括脾静脉，肝内外门静脉，上消化道静脉分流道全程，以详细了解门脉分流道数量、位置及周围脏器解剖关系等，造影后监测门静脉压力。然后更换 4～5F 单弯导管，尽量选择同轴微导管插入到曲张静脉中（包括胃冠状静脉、胃短静脉、胃后静脉），选择组织胶或弹簧圈对分流道行栓塞，对于严重曲张或瘤样扩张的分流静脉先予弹簧圈栓塞，以降低流速后再行远段栓塞，至对比剂停滞，提示栓塞完全。对于自发脾肾分流道形成者，应予保护，避免栓塞剂通过分流道进入肾静脉和下腔静脉。栓塞后再次行门静脉测压，最后用组织胶或明胶海绵条栓塞穿刺道。

（五）术后处理

1. 注意监测患者生命体征，发现异常及时对症处理。

2. 常规应用广谱抗生素以预防感染。

3. 注意肝肾功能变化，加强保肝及水化保肾治疗。

4. 降氨、促代谢治疗。

（六）疗效评价

用液体组织胶或弹簧圈永久性完全栓塞胃冠状静脉主干，阻断门静脉和奇静脉之间的反常血流而达到迅速有效的止血目的，曲张静脉被完全阻断或血流量明显减少，降低再出血风险。同时又增大门脉压力的作用，门静脉压力的增加有继续引发新的静脉曲张的可能，增加再出血的危险度，但对改善肝脏血流灌注是有益的。所以应辩证看待此种压力变化，可联合行 TIPSS 以克服这一不利因素。PTVE 阻断了曲张的食管胃底静脉的血流，增加了门静脉压力，促进肝血流灌注，理论上有利于肝胞再生和有效改善肝脏功能。

（七）并发症处理原则和预防

1. 门静脉压力增高引发或加重门静脉高压性胃病　曲张的胃底食管静脉（丛）被栓塞后，一般在两周左右容易发生再出血，可能是因为由于曲张的主要静脉被栓塞后，门静脉压力又增高，新的侧支循环建立，引起小的静脉再次出血，但一般出血量较少。

2. 其他不良反应　包括穿刺通道出血、栓塞剂反流、插管损伤导致门静脉血栓形成、异位栓塞（肺栓塞、脑栓塞）等，拔管前仔细栓堵穿刺通道，缓慢注射栓塞剂，仔细分析门体循环，一般都能避免。其他轻微并发症有发热、腹水渗漏等，应给予对症处理。

（八）结语

随着介入放射学技术的不断成熟，经皮门静脉穿刺插管成功率提高；DSA 的普及使得对门静脉系统的血流动力学研究及侧支血管的观察更加容易和客观，可联合 TIPSS 术治疗门静脉高压症，减少 HCC 合并消化道出血概率，为 HCC 的进一步介入治疗提供机会。

典型病例七十一

例 3-3-4（图 3-3-4）

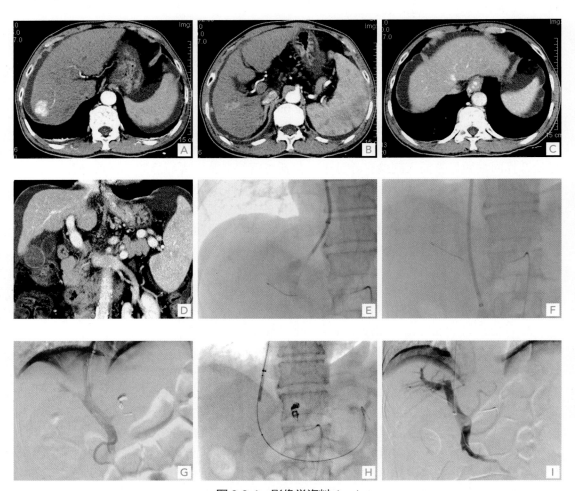

图 3-3-4　影像学资料 A～I

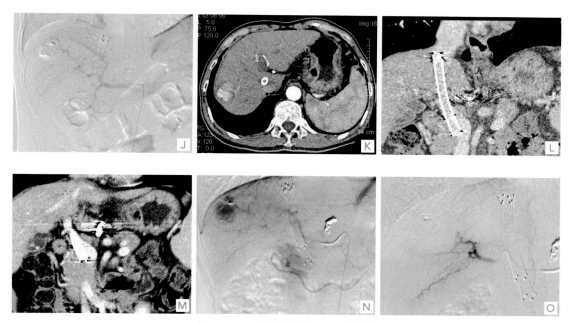

图 3-3-4 影像学资料 J～O（续）

【病史】

患者，男，60 岁，既往乙肝病史。无明显诱因出现呕吐鲜红色血液约 1000ml，至当地人民医院就诊，查腹部 CT 示：①右肝占位，考虑 HCC；②肝硬化并门脉高压、脾大、腹水，伴食道下段 - 胃底静脉曲张。

【治疗经过及随访】

急行 TIPSS+ 胃冠状静脉栓塞及 TACE，术后 1 个月复查肝内病灶仍有强化，再次行TACE。

【附图说明】

A、B. 上腹部 CT 动态增强提示肝 S6、S7/8 段原发性结节型 HCC；

C、D. 食管静脉、脾静脉曲张；

E～I. TIPSS 及胃冠状静脉栓塞过程；

J. 肝内病灶栓塞过程；

K～M. 术后 1 个月复查上腹部 CT 动态增强 HCC 肝内病灶呈部分碘油沉积，TIPSS术后，支架位置可，支架内血流通畅；

N、O. 第 2 次 TACE 过程。

【病例讨论】

TIPSS 及胃冠状静脉栓塞治疗门静脉高压所致的上消化道出血疗效可靠，同时腹水吸收明显加快，为 TACE 控制肿瘤提供有效保障。

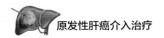

典型病例七十二

例 3-3-5（图 3-3-5）

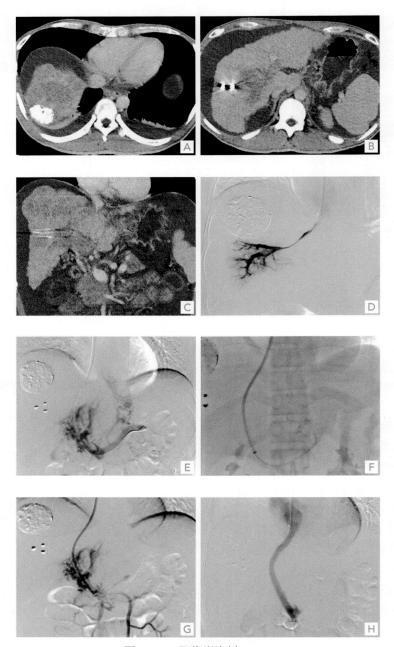

图 3-3-5　影像学资料 A～H

【病史】

患者，男，35 岁，既往乙肝病史，肝癌。肝癌多次介入治疗后（TACE、放射性粒子植入术），突发呕血、黑便。复查上腹部 CT：肝 S7 段 HCC 介入术后改变，瘤周及肝右叶复发灶较前增大；肝右静脉受侵可能；门静脉左、右支及主干癌栓形成，并门静脉海绵样变。

【治疗经过及随访】

急诊行 TIPSS 治疗缓解门静脉高压。

【附图说明】

A～C. 上腹部 CT 动态增强提示肝内多发病灶、门静脉左、右支及主干癌栓形成，并门静脉海绵样变；

D. TIPSS 途径穿刺门静脉；

E. 门静脉造影示门静脉海绵样变性，胃冠状静脉明显迂曲、扩张，见丛状迂曲血管延伸至食道周围，并可见奇静脉显影，回流至上腔静脉；

F. 经微导管置入钢圈栓塞胃冠状静脉，造影示胃冠状静脉基本闭塞；

G. 门静脉海绵样变性，肠系膜上静脉显影；

H. 支架植入后造影。

【病例讨论】

TACE 是中晚期 HCC 的主要治疗手段，但反复治疗会加速肝硬化门脉高压的发展，从而增加消化道出血及难治性腹水等并发症的发生，已成为导致死亡的主要原因之一。TIPSS 治疗可降低门脉高压，提高生存质量，延长生存时间。

典型病例七十三

例 3-3-6（图 3-3-6）

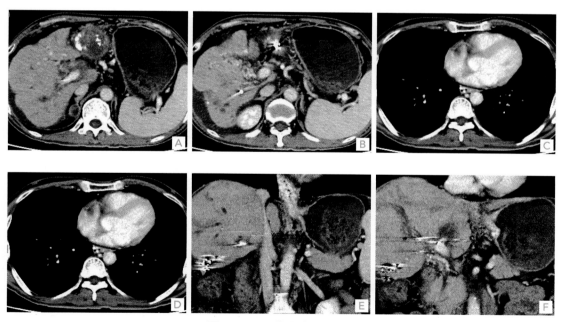

图 3-3-6　影像学资料 A～F

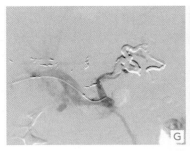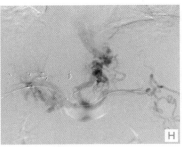

图 3-3-6　影像学资料 G、H（续）

【病史】

患者，男，55 岁，HCC 介入治疗后（TACE、消融、放射性粒子植入术），复查上腹部 CT：肝门部侵犯，门脉主干、左右支广泛癌栓形成，门静脉海绵样变，食管 - 胃底静脉曲张。

【治疗经过及随访】

行 PTVE，从而减少消化道大出血的发生。

【附图说明】

A、B. 上腹部 CT 动态增强提示肝门部侵犯，门脉主干、左右支广泛癌栓形成，门静脉海绵样变肝内多发病灶、门静脉左、右支及主干癌栓形成，并门静脉海绵样变；

C、D. 食管下端静脉曲张；

E、F. 食管胃底静脉曲张，门静脉海绵样变性；

G. 经皮肝穿门静脉造影示胃冠状静脉迂曲、增粗；

H. 组织胶栓塞后迂曲静脉团消失。

【病例讨论】

HCC 多有乙肝后肝硬化的背景，肝硬化失代偿期门静脉高压、食管 - 胃底静脉曲张容易并发消化道出血，PTVE 可减少 HCC 合并消化道出血概率（本病例由中山大学三院介入科姜在波教授提供）。

第三节　原发性肝癌并布加综合征的介入治疗

布加综合征（Budd-Chiari Syndrome，BCS）是指肝静脉流出道狭窄或闭塞所引起的一系列临床症状，包括从小肝静脉到肝静脉（HV）入口以上的下腔静脉（IVC）与右心房连接处的任何一段血管狭窄或闭塞，无论是腔内阻塞或腔外压迫性阻塞。可分为肝静脉型、下腔静脉型和混合型（下腔静脉 + 肝静脉阻塞），根据血管阻塞的表现不同可分为膜性和节段性梗阻。

一、原理

BCS 可导致长期肝窦淤血、肝细胞缺血坏死形成肝硬化和门静脉压力增高，在此基础上诱发 HCC。HCC 侵犯静脉系统形成静脉癌栓，当癌栓侵犯到肝静脉及下腔静脉形成下腔静脉和（或）门静脉内高压，从而引起继发性 BCS。有文献报道 HCC 合并继发性 BCS

的发生率达 30%~47.5%。

单纯性 BCS 的治疗目的在于解除肝静脉流出道阻塞，使血流顺利回流入右心房，从而缓解临床症状。目前治疗方法包括药物治疗、介入治疗和手术治疗。介入治疗包括置管溶栓治疗，经皮血管腔内血管成形术（percutaneous transluminal angioplasty，PTA）、血管支架置入术、TIPSS 等。介入治疗因其创伤性小、安全性高以及成功率高等原因，目前成为 BCS 治疗的首选方法。无论是 BCS 合并 HCC 或 HCC 继发 BCS，目前临床上以介入治疗为主。

对影像学提示梗阻伴有新鲜血栓形成者，一般先采用全身药物溶栓或置管溶栓治疗，防止手术过程中造成血栓移动从而导致肺栓塞等严重并发症的发生。相对于全身药物溶栓，置管溶栓可使用小剂量高浓度药物与血栓持续充分接触，并渗透到血栓内达到逐层溶解的目的，显著提高溶栓效果，而且安全性高，全身副作用少。PTA 球囊扩张的原理就是通过扩张血管恢复阻塞部分的正常血流，达到重建生理性血流通道的目的。单纯球囊扩张后血管再狭窄者可置入血管支架，血管支架靠其机械扩张力，阻止因弹性回缩或撕裂碎片所致的复发，达到长期维持血管成型的目的。

对于 HCC 并 BCS 的介入治疗，先行 TACE 还是先处理 BCS 并无统一标准。一般认为，如果 BCS 是由肿瘤增大压迫引起，且患者无症状，可不放置支架，仅采用 TACE，观察肿瘤能否缩小，如果 BCS 是由肿瘤侵犯下腔静脉引起，主张在 TACE 治疗的同时放置下腔静脉支架或先放置支架。

国内有研究表明，因为 BCS 患者存在的肝静脉血液回流障碍，有助于对栓塞剂，特别是碘化油在病灶内沉积，同时可以延长化疗药物在肝脏内存留时间，提高整体疗效。对于肝脏恶性肿瘤较小，且 BCS 易于处理的患者，可考虑同时行 TACE 及 BCS 的介入治疗。同时要注意的是，如患者 BCS 所致循环障碍较重，肝脏恶性肿瘤介入治疗副反应较重，或肝脏代偿功能欠佳，可考虑先行解除静脉闭塞，为 HCC 的治疗创造条件。对于 HCC 侵犯静脉所致继发性 BCS，临床上静脉癌栓放射治疗效果欠佳，且周期较长，不利于 HCC 的整体控制。可先行下腔静脉血管内支架置入，保持血管通畅，同时可挤压肿瘤组织，阻碍其生长。由于癌栓主要由肝动脉供血，血管开通后序贯进行 TACE 治疗在治疗原发病灶的同时，也可利于控制癌栓的生长。

二、病例选择

1. 适应证

（1）BCS 诊断明确 BCS 的诊断需要临床表现、化验室检查结合影像学检查，而影像学检查有确诊性意义，包括 B 超、CT、MRI 及血管造影等。超声检查为首选方法，CTA 和 MRA 重建对显示病变血管的概貌及阻塞类型有一定优势，而血管造影是诊断 BCS 的金标准，可明确阻塞血管的阻塞程度和水平，同时可以测量血管的压力。

（2）符合 TACE 治疗指征（见第三章第一节）。

2. 禁忌证

（1）绝对禁忌证 下腔静脉完全闭塞伴血栓形成、下腔静脉畸形和长节段病变、破膜不能成功者。

（2）肝功能严重障碍（Child-Pugh C 级）。

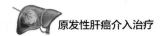

（3）凝血功能严重减退，且无法纠正。

（4）顽固性腹水伴原发性腹膜炎。

（5）合并活动性感染且不能同时治疗者。

（6）严重的高血压、心脏病及糖尿病未得到有效控制的患者。

（7）严重黄疸、血浆白蛋白极度低下。

（8）碘造影剂严重过敏。

（9）TACE 相关禁忌证（见第三章第一节）。

三、器械要求和术前准备

1. 介入器材准备　穿刺针、导管鞘、造影导管、导丝、穿刺器材、溶栓导管、球囊导管、血管支架等。

2. 患者术前准备

（1）术前腹股沟区皮肤备皮，清洁。

（2）术前 4 小时禁食水。

（3）对于紧张焦虑的患者可以给予一定的镇静药物。

（4）术前腹部增强 CT 或 MR（1 月以内，最好 2 周内）、胸片、心电图、超声心动图。

（5）实验室检查　包括肝肾功、血常规、凝血试验、感染筛查、AFP、血浆 B 型脑钠肽（BNP）、心肌酶谱等。

四、操作技术

1. 静脉置管溶栓术　可分为股静脉、腘静脉穿刺 2 种穿刺路径。腘静脉管径适中，位置表浅，定位准确，操作简便，B 超引导下穿刺成功率高。

采用 Seldinger 技术行静脉穿刺，穿刺成功后置入导管鞘，然后沿导丝置入溶栓导管，造影显示血栓的部位、长度及范围，沿导丝不断推进溶栓导管直至血栓近心端处，留置溶栓导管头端，固定导管鞘及溶栓导管，防止其脱落。导管尾端与输液管相连，24 小时内持续泵入尿激酶 20 万～50 万单位，同时输入肝素 3000～8000 单位，每日两次。一般根据患者自身的凝血条件如血小板数量、凝血酶原时间等指标确定具体的用药量，以不会导致患者出现严重出血为原则。溶栓的整个过程中需密切关注凝血酶原时间及纤维蛋白原浓度，根据凝血指标随时调整尿激酶用量防止出血，一般维持纤维蛋白原浓度大于 1g/L，活化部分凝血活酶时间（APTT）控制在 60～100 秒，APTT 延长超过正常 2 倍以上停止溶栓。每 5 天左右造影观察溶栓效果，并根据血栓溶解情况调整溶栓导管的位置，保证溶栓导管与血栓充分接触。若新鲜血栓溶解完全，可停止置管溶栓。若溶栓结束后血管通畅，则达到了治疗的目的，若仍有血管阻塞则继续后续治疗。

常用溶栓药物为尿激酶 20 万～40 万 U/d，同时给予低分子肝素 6000～15000U/d 抗凝治疗，溶栓过程中密切关注凝血指标，防止严重出血。一般溶栓时间为两周左右，直至再次造影显示新鲜血栓基本消失或明显消失，则可行进一步介入治疗。

2. PTA 联合血管支架置入术

（1）IVC 介入治疗：对于膜性阻塞，单纯球囊扩张后造影示阻塞段扩张良好、无明显回缩者，可不行血管支架置入。对于扩张后血管回缩者、节段性阻塞者，需行球囊扩张联合支架置入术。

对于不完全性膜性阻塞，主要采用经股静脉进针，应用 Seldinger 技术穿刺右侧股静脉成功后，置入 5F 导管鞘，送 5F 多功能导管到达 IVC 阻塞段远心端。先用导丝软头试探，寻找孔道，然后经孔道进行球囊扩张，根据狭窄的程度选用不同直径的球囊进行扩张，一般连续扩张 3 ~ 4 次。扩张后造影观察血管扩张情况，如有血管回缩大于 50%，则行血管支架置入治疗。

对于下腔静脉完全性膜性或节段性阻塞，需行股静脉、颈内静脉联合穿刺。膜性阻塞者首先经股静脉穿刺送入导丝、导管，先使用导丝硬头进行多点触探，寻找薄弱点进行破膜；如无薄弱点可行"中央垂直"破膜，然后行球囊扩张；对于导丝硬头无法穿透的隔膜，经右侧颈内静脉穿刺送入 5F 猪尾导管成功越过右心房到达 IVC 阻塞段近心端，用于造影及穿刺的定位标识。应用穿刺针（RUPS-100）在正侧位双向透视监视下穿刺闭塞段，破膜穿刺方向可由下向上，也可由上向下。对于 IVC 节段性阻塞者，分别经右股静脉、颈内静脉穿刺在 IVC 阻塞段两端放置 5F 猪尾导管做为标记导管，同时行端 - 端造影，明确闭塞段残根部位和穿刺点，在正侧位双向透视监视下，调整套管计针尖的位置和角度，使针尖与猪尾管在正侧位上保持在同一轴线上，以防止刺破血管壁，边缓慢推注套管针边注入对比剂，成功穿越狭窄段，后送入球囊行扩张治疗。对于狭窄部位较长者，可选择从颈静脉及股静脉同时进针行穿刺。穿刺过程中需注意下腔静脉注入右心房处存在向左前的血管弯曲，130° ~ 160°，在自下而上进针过程中需多次调整进针方向并注入对比剂观察针尖位置，使针尖与近心端猪尾管在正侧位上保持在同一轴线上，以防止刺破血管壁或误入右心房。球囊导管一般选择直径 18 ~ 30mm。扩张后血管回缩且狭窄大于 50%，可于狭窄段置入血管支架，支架直径一般超过扩张球囊的 10% ~ 15%，长度超过病变两端各 1 ~ 1.5cm。支架释放后可再用球囊进行后扩张成形。

对于 HCC 合并下腔静脉癌栓的处理，如无明显下腔静脉回流障碍，可不予处理。如果癌栓造成完全下腔静脉堵塞，引起下肢水肿和腹水时，可考虑放置下腔静脉支架。支架直径要足够大，长度也要尽量长，以防止癌栓和支架脱落。

（2）HV 介入治疗：对于不完全性膜性阻塞，一般选用股静脉穿刺，应用导丝、导管配合将使导管自狭窄近端越过狭窄段到远端，再行扩张治疗。对于膜性闭塞但隔膜薄弱或者造影示 HV 隔膜膨出者，也可经股静脉穿刺，使用 Cobra 导管在 HV 开口附近寻找 HV 开口，并不断旋转导管，利用旋转力量划破隔膜后，进行后续扩张治疗。若不能破膜，则使用破膜钢针进行破膜，破膜成功后行球囊扩张。对于经股静脉途径破膜难度大或节段性狭窄，可经颈静脉行肝静脉成形术。

对于隔膜难以穿破或节段性阻塞者，或颈静脉穿刺失败、肝静脉开口距离右心房下缘 <1cm 的 HV 阻塞，可选用经皮经肝穿刺肝静脉成形术。穿刺前先经股静脉或颈内静脉穿刺于 HV 入 IVC 入口处放置扩张球囊做为定位标识，然后在 B 超引导下，经皮经肝穿刺闭塞 HV 成功后，造影显示狭窄长度及程度，在 IVC 球囊定位下穿刺闭塞段，穿刺成功后，给予球囊扩张或支架置入。为避免扩大肝包膜的穿刺口，可选择经颈静脉途径给予球囊扩张，球囊直径一般为 10 ~ 15mm。若扩张后血流通畅，无明显血管回缩可不行支架置入；若扩张后血管再次明显狭窄，则需放置血管支架。对于 HV 节段性阻塞者，常规放置血管支架。若肝静脉阻塞严重，开通困难，则可选用尾状叶静脉扩张成形术。对于肝静脉

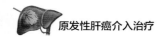

阻塞的患者，重建一支肝静脉流出道就可以改善患者的临床症状，若术前造影显示，阻塞肝静脉周围侧支循环建立良好，肝静脉血流可通过侧支循环回流入 IVC，则可以不予处理。

（3）TIPSS：适用于广泛的肝静脉闭塞型或腔内球囊扩张失败的患者，但其术后出现肝性脑病、心功能衰竭概率较高，对于合并 HCC 患者，不建议应用该治疗方法。

一般先行右侧颈内静脉穿刺，送入导管后行 IVC 造影，识别 HV 残迹和肝后 IVC 位置，以便选择合适的血管腔内位点做为肝脏穿刺点，保证能顺利的穿刺进入门静脉并且穿刺道长度适宜。然后在 IVC 内置入门静脉穿刺装置，穿刺 IVC 腔内穿刺点，在 X 线引导下经肝脏穿刺到达门静脉肝内分支，置入导丝至门静脉和肠系膜上静脉。沿导丝将血管鞘和门静脉穿刺装置推入门静脉主干，选用合适的球囊扩张门静脉和 IVC 前壁，再次行门静脉造影，证实肝内分流道无明显外溢，然后放置支架，形成门体分流道。

五、术后处理

1. 术后给予低分子肝素 5000U/q12h，皮下注射 3 ~ 5 天，规律口服抗凝药物治疗至少半年。

2. 持续监测肝功能、凝血功能、血常规，实时调整抗凝药物用量，及时处理可能出现的并发症。

六、疗效评价

在后续的 TACE 术中可行 DSA 造影观察静脉通畅情况，以及侧支循环血流减少情况。支架置入后 1、3、6 个月彩超检查明确支架开通情况及有无移位。

七、并发症处理原则和预防

1. **血管再狭窄** 单纯球囊扩张术后血管远期再狭窄率较高，通过多次反复球囊扩张也可取得长期的疗效，但需反复扩张治疗。球囊扩张联合支架置入治疗术后再狭窄率明显降低，但仍有部分患者可出现血管再次阻塞，常见原因有：术中阻塞部分扩张不充分，扩张后血管壁再次弹性回缩；术中支架未完全展开；支架较闭塞段长度短或位置放置不当未完全覆盖狭窄段；支架内血管内膜过度增生导致血管再次狭窄；术后未充分抗凝治疗，抗凝治疗不规范或抗凝时间不足 6 个月；支架直径较小。

2. **支架移位** 一般发生在选用的支架较小（一般支架直径应较局部管腔直径大20%）、长度不当或术中定位不准确时。下腔静脉支架上移会损伤右心房导致患者心律失常，严重者需外科手术取出。支架下移可阻塞肝静脉或其他静脉入下腔静脉口处，引起相应症状。

3. **支架断裂** 支架长期随着血管的舒缩运动不断活动，可导致支架的疲劳断裂，特别是移位进入右心房的支架随心脏的收缩和舒张运动持续舒缩，极易发生疲劳断裂。断裂的支架部分可随血流流入右心室或左右肺动脉分支处，从而导致循环和呼吸系统的症状，甚至危及生命。

4. **穿刺破膜相关并发症** 破膜穿刺时误穿后纵隔及心包腔出血是 BCS 介入治疗中较为常见的并发症，严重可导致心包填塞危及生命。术中破膜穿刺时应正侧位双向透视，于阻塞血管对端放置猪尾导管进行标识，在操作中可随时注射少量对比剂"冒烟"，若对比剂无短时间内弥散现象，表明无出血。破膜穿刺结束后，无论成功与否，均需透视观察心影大小和心尖搏动有无改变，及时明确心包腔内有无出血。当心包内有少量出血时，应立即停止操作，密切观察患者的呼吸、血压、心跳。中等量出血时，患者出现气急、胸闷、心率加快、脉压小于30mmHg，应立即给予吸氧，并行心包穿刺引流。心包大量出血时，心包填塞严重，患者可突发惊厥、抽搐、血压迅速降级、呼吸心跳骤停，此时应马上给予胸外按压、吸氧，待呼吸心跳恢复后，快速给予心包穿刺引流。

5. 肺梗死　溶栓过程中部分新鲜血栓的脱落可造成肺梗死。术前尽量完善相关检查，一旦出现肺梗塞应给与抗凝以及大剂量尿激酶溶栓治疗，同时给予吸氧、监测生命体征。

6. 腹腔出血　常发生于经皮经肝穿刺时，与凝血机制受损、穿刺道内径较大有关。对于凝血机制异常的患者，应尽量避免行经肝穿刺，在穿刺过程中尽量使用细穿刺针。

7. 穿刺部位出血、血肿和假性动脉瘤形成　与穿刺造成的血管损伤以及患者凝血功能受损有关，因此术后要加压包扎穿刺部位，在术后24小时内保持穿刺部位制动。

八、结语

　　HCC 合并 BCS 临床病例较少，病情多较复杂，BCS 导致的 HCC 应给予积极抗肿瘤治疗，尤其是 TACE 联合 BCS 介入治疗可获得较理想疗效，根据肝脏肿瘤大小及肝功能情况决定介入治疗顺序。对于不同狭窄类型的 BCS 应采用不同的治疗方案。对于膜型阻塞一般只给予 PTA；对于节段性阻塞以及对单纯的 PTA 治疗后再次出现狭窄的患者，行PTA 联合血管支架置入；对于有血栓形成的阻塞，急性者需先行溶栓治疗，慢性者可行血管支架置入；对于有血管阻塞，但侧支循环建立良好的患者，可不予处理。HCC 合并下腔静脉癌栓时可行下腔静脉支架置入治疗。

典型病例七十四

例 3-3-7（图 3-3-7）

【病史】

　　患者，男，54 岁，乙肝病史。因腹胀而就诊时发现 HCC 并下腔静脉癌栓，下腔静脉狭窄。

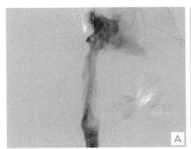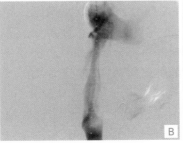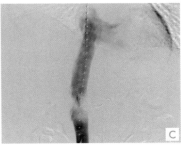

图 3-3-7　影像学资料 A～C

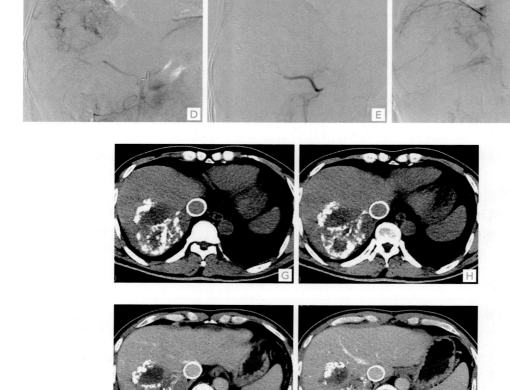

图 3-3-7　影像学资料 D～J（续）

【治疗经过及随访】

行下腔静脉支架植入 +TACE 术，术后复查，肝内病灶碘化油沉积，下腔静脉支架内畅通，后多次 TACE 治疗，并口服靶向治疗药物。

【附图说明】

A、B. 下腔静脉造影示下腔静脉肝内段充盈缺损影并局限性狭窄；

C. 下腔静脉内置入 24mm×70mm 血管支架后造影，腔静脉狭窄段通畅情况良好；

D～F. TACE 过程，肝右动脉起自肠系膜上动脉，右侧膈下动脉参与肿瘤供血；

G、H. 术后复查肝内病灶栓塞后部分碘化油沉积；

I、J. 术后 CT 复查示下腔静脉支架通畅，位置良好。

【病例讨论】

HCC 合并下腔静脉癌栓患者预后较差，肝脏恶性肿瘤介入治疗不良反应较重或肝脏代偿功能欠佳，可考虑先行解除静脉闭塞，为 HCC 的治疗创造条件（本病例由中山大学三院介入科姜在波教授提供）。

（张　伟　李学达　李子祥）

参考文献

1. Ohiro M, Wahl SM. An experimental study of a splenic inhibitory factor influencing hepatic regeneration. Surg Gynecol Obstet,1987,164:438.

2. 王宇. 门静脉高压症的外科治疗. 中华普通外科杂志,2001,16:389-391.

3. 梅雀林,李彦豪,陈勇,等. 部分脾栓塞术的质量控制. 中华放射学杂志,1998,32:776-779.

4. Xu RY, Liu B, Lin N. Therapeutic effects of endoscopic variceal ligation combined with partial splenic embolization for portal hypertension. World J Gastroenterol, 2004,10:1072-1074.

5. 刘全达,马宽生,何振平,等. 射频消融治疗继发性脾肿大,脾功能亢进可行性和安全性的实验研究. 中华外科杂志,2003,41（4）:299-302.

6. 张金山,王茂强,杨立,等. 经颈静脉肝内门腔静脉内支架分流术的临床应用（附86例随访分析）. 中华放射学杂志,1994,28（11）:800-807.

7. Deleve LD, Valla DC, Garcia-Tsao G, et al. Vascular disorders of the liver. Hepatology, 2009,49（5）:1729-1764.

8. Janssen HL, Garcia-Pagan JC, Elias E, et al. Budd-Chiari syndrome: a review by an expert panel. Hepatol, 2003,38（2）:364-371.

9. David Beckett, Simon Olliff. Interventional Radiology in the Management of Budd-Chiari Syndrome. Cardiovasc Intervent Radiol,2008,31（5）:839-847.

10. 祖茂衡. 布加综合征介入诊疗指南. 第五届中国西部介入放射学学术会议论文汇编,2007: 60-64.

原发性肝癌是最常见的消化系统恶性肿瘤之一，全球每年新发病例约 60 万人。在我国更是常见病、多发病，约占全球总发病人数的 55%。该病死亡率居我国恶性肿瘤相关死亡中占第三位，是严重危害我国人民生命健康的重要疾病之一。尽管原发性肝癌早期筛查体系在我国逐渐得到重视和推行，但仍有众多的乙肝患者没有进入定期的筛查体系，临床上初诊的原发性肝癌大多数已属中晚期，失去根治性手术切除的机会，传统的放化疗对其又不敏感。对于不能手术切除的中晚期肝癌经导管动脉化疗栓塞（TACE）姑息治疗在临床已取得瞩目成效，已成为不能手术切除的肝癌标准的治疗方法。然而 TACE 治疗远期疗效并不理想，尤其是对于多发、边缘不清、没有包膜的病灶，TACE 难以彻底栓塞肿瘤血管，肿瘤很难完全坏死。肝癌的介入治疗是目前临床最主要和最基础的工作之一，临床众多的肿瘤学专家也都在致力于研究和探讨肝癌介入治疗，每年全国许多专业学术会议讨论最多的课题也都是有关肝癌介入治疗。目前肝癌的介入治疗方法和技术种类繁多，标准不一、个体差异等诸多影响因素导致治疗效果差异甚大，如此众多的肝癌患者如何选择治疗方案？如何能有效提高中远期生存期？是现代肿瘤学专家面临的重大难题。

2015 年 4 月在我国介入前辈李麟荪先生 80 岁大寿庆典会议上，同样 80 岁高龄的我国介入前辈夏宝枢院长提出就原发性肝癌组织有关专家和临床一线医师著书立说，为医学事业发挥和挖掘自己余热的愿望，并组织省内相关专家数次讨论，以期综合国内外现有资料，利用多年的临床工作经验和现今大量一手资料，系统地阐述原发性肝癌介入治疗学的相关问题，以更好地普及、规范肝癌的介入治疗技术，使之更趋标准。此项倡议得到有关专家教授和同仁们的热烈响应。夏院长委托有关专家起草了《原发性肝癌介入治疗》的前言和编写大纲，该书重点阐述如何联合众多介入治疗方法，针对不同病人，更好地选择、优化联合技术，使治疗更理想、更完善。

进入 21 世纪，现代肿瘤学的发展迅速，介入治疗学技术发展更是突飞猛进。除了传统的血管造影机，各种先进的三维影像学设备，如 C 臂 CT、US、MDCT、MRI、PET-CT 等被引入肿瘤介入治疗领域，使现代介入治疗学的定义发生了本质的改变，其与 20 世纪介入治疗即透视和 DSA 引导下的介入放射学（interventional radiology）有了很大的区别。现代介入治疗学又被称为影像引导下的介入治疗（image-guided intervention），在各种影像技术引导下，肿瘤介入治疗技术呈现出多样化发展，满足更多临床患者治疗的需要。除了传统介入治疗 TACE 外，现代影像学引导完成的各种经皮的消融技术，如无水酒精化学消融、射频消融（RFA）、微波消融（MWA）、冷冻消融（cryoablation）、激光消融（laser ablation）、不可逆性电穿孔（IRE）技术等分别引入到肝癌的综合治疗中，大大丰富了肝癌介入治疗内容，提高了综合介入治疗效果。经动脉的介入治疗中除了传统的碘油动脉化疗栓塞术 cTACE，各种新型的灌注和栓塞材料，如载药微球 DEB、内照射栓塞材料 ^{90}Y-Embosphere、放射性核素标记的分子靶向药物 ^{131}I- 美妥昔单抗的使用，进一步提高了患者的获益率。超细同轴微导管（2.2F）技术对肿瘤的超选择栓塞和 C 臂 CT 的应用，在一定程度上也提高了精准、精细 TACE 的治疗效果。依赖于先进影像学设备、先进栓塞材料、先进介入器械的现代肿瘤介入治疗学使肝癌的治疗发生了翻天覆地的变化，除了体现在介入引导的精准性，还有介入综合技术的个体化治疗策略的选择。现代介入治疗对于原发性肝癌治疗的适应证已经远远不限于原来认为的中晚期不可切除的原发性肝癌。对于早期直径小于 3cm 的小肝癌，"精准影像引导"的经皮消融治疗可以起到外科手术切除相媲美的生存获益。对于中期不可手术切除的原发性肝癌，部分患者通过精细 TACE，联合经皮消融治疗，仍然可以获得再次根治性治疗机会。对于更晚期患者，通过个体化选择联合多种介入治疗技术或联合系统治疗，如分子靶向治疗、多学科治疗模式的应用等，患者的总生存期也较以前单一介入治疗方式明显提高。

现代肿瘤介入治疗技术的长足进步使我们重新思考和定义原发性肝癌的治疗技术和治疗模式，如何优化选择患者？如何进行介入治疗的联合应用？如何发挥肝癌的多学科治疗模式的作用？使患者获得最佳的治疗计划，进而获得最佳的生存质量获益和总生存获益。目前国际上 NCCN 指南、AASLD 指南、日本和欧洲的指南、我国的肝癌诊治专家共识等均对肝癌经动脉介入治疗、经皮消融治疗给予越来越多的肯定，但在适应证选择和联合治疗模式方面仍存在一定的分歧，工作中遇到许多困惑及其他尚未阐述的问题，甚至出现一些并发症，从而引起业内学者的疑虑和求知欲望。本书编写汇集我国多个中心对于原发性肝癌多方式介入治疗有着丰富经验的众多介入放射学专家，结合自身经历，综合国内、外现有资料及自己的经验教训，系统地阐述了原发性肝癌各种治疗方法和技术，通过众多成功病例分享和失败病例的展示，阐述了原发性肝癌各种先进介入治疗技术，突出现代影像引导技术下的"精准介入治疗"理念、介入适应证的选择、并发症及其处理、不同分期不同类型个体化肝癌介入联合治疗方式的选择和应用、介入治疗的多学科综合治疗模式等，并得到有关专家、教授和领导的大力支持。

医学教育先驱奥斯勒曾经强调："一个医师绝不只是在治疗一种疾病，而是在医治一个独一无二的人，一个活生生、有感情、正为疾病所苦的人"。本书编者都是工作在临床第一线的医师，医者仁心，他们始终铭记特鲁多的铭言"有时去治愈，常常去帮助，总是去安慰"。既追求技术层面的治愈，更提供人文关怀的帮助和安慰。编写过程也是学习过程，介入放射学毕竟是新兴学科，需要学习的东西太多。在繁忙工作之余利用点滴时间编写此书，以临床遇到的问题和经验教训总结出来，与大家共享。由于时间和能力有限，难免有不足之处，望同道赐教。同时，也希望本书能成为临床医师的良师益友，指导广大从事肿瘤介入治疗工作者的临床实践。

编写过程中，离不开有关领导，老师的支持和指导，更离不开众多同道的辛勤劳作，在此深表谢意！

李彩霞

2018 年 7 月 16 日于济南

内容简介

本书共分3篇9章45节，约30万字及百幅以上示图。第1篇对原发性肝癌概论、原发性肝癌治疗方法的选择及其随访给予综述；第2篇对原发性肝癌经动脉途径、经皮非血管途径的介入治疗及多种介入技术联合应用予以阐述并附以诸多病例讨论图文并茂，深入浅出；第3篇主要就原发性肝癌肝内、外并发症与合并症的介入治疗予以著说。该书突出的特点是综合介入治疗及众多临床病例展示及其讨论，突出现代影像学引导下的"精准介入治疗"和"个体化"治疗理念、优化综合介入治疗模式的选择。适合介入放射科、肿瘤内、外科、影像医学科和放疗科等专业的医师和研究生参考学习。

特鲁多医生有铭言"有时去治愈，常常去帮助，总是去安慰"。肿瘤治疗的理念，既追求技术层面的治愈，更提供人文关怀的帮助和安慰，本书以临床遇到的问题和经验教训总结编写此书，与大家共享。由于时间和能力有限，难免有不足之处，望同道赐教。也希望本书能成为临床医师的良师益友，供广大从事肿瘤介入治疗工作者临床实践参考。

销售分类/临床肿瘤学

ISBN 978-7-117-28329-8

策划编辑　贾　旭
责任编辑　贾　旭
封面设计　贝格万象
　　　　　姚依帆
版式设计　刘　茜

人卫智网
www.ipmph.com
医学教育、学术、考试、健康，
购书智慧智能综合服务平台

人卫官网
www.pmph.com 人卫官方资讯发布平台

关注人卫健康
提升健康素养

9 787117 283298 >

定　价：145.00 元